国家卫生和计划生育委员会"十二五"规划教材
全国高等医药教材建设研究会"十二五"规划教材

全国高等学校器官-系统整合教材

供临床医学及相关专业用

临床医学
PBL 教学案例集

主　　审　刘允怡

主　　编　李宗芳　狄　文

副 主 编　侯晓华　陈世耀　武宇明

U0207934

器官-系统
整合教材
P B L

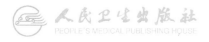

人民卫生出版社
PEOPLE'S MEDICAL PUBLISHING HOUSE

图书在版编目（CIP）数据

临床医学 PBL 教学案例集/李宗芳,狄文主编.
—北京:人民卫生出版社,2015
ISBN 978-7-117-21304-2

Ⅰ.①临…　Ⅱ.①李…②狄…　Ⅲ.①临床医学-
案例-医学院校-教材　Ⅳ.①R4

中国版本图书馆 CIP 数据核字(2015)第 260638 号

| 人卫社官网 | www. pmph. com | 出版物查询，在线购书 |
| 人卫医学网 | www. ipmph. com | 医学考试辅导，医学数据库服务，医学教育资源，大众健康资讯 |

临床医学 PBL 教学案例集

主　　编：李宗芳　狄　文
出版发行：人民卫生出版社（中继线 010-59780011）
地　　址：北京市朝阳区潘家园南里 19 号
邮　　编：100021
E - mail：pmph @ pmph. com
购书热线：010-59787592　010-59787584　010-65264830
印　　刷：人卫印务（北京）有限公司
经　　销：新华书店
开　　本：850×1168　1/16　　印张：29.5
字　　数：812 千字
版　　次：2016 年 2 月第 1 版　　2021 年 11 月第 1 版第 5 次印刷
标准书号：ISBN 978-7-117-21304-2/R·21305
定　　价：83.00 元
打击盗版举报电话：010-59787491　E-mail：WQ @ pmph. com
（凡属印装质量问题请与本社市场营销中心联系退换）

马　静（第四军医大学附属西京医院）

卢远航（武汉大学附属中山医院）

田　海（哈尔滨医科大学第二附属医院）

白　浪（四川大学附属华西医院）

刘世敏（上海中医药大学针灸推拿学院）

刘庆勇（山东大学附属千佛山医院）

刘哲宁（中南大学湘雅医学院）

刘彩霞（中国医科大学附属盛京医院）

闫振文（中山大学附属孙逸仙纪念医院）

孙乐栋（南方医科大学附属珠江医院）

李广平（天津医科大学第二附属医院）

李万里（浙江大学第二附属医院）

李申恒（南方医科大学附属珠江医院）

李　昕（天津医科大学总医院）

李宗芳（西安交通大学第二附属医院）

狄　文（上海交通大学附属仁济医院）

陆国平（复旦大学附属儿科医院）

陈世耀（复旦大学附属中山医院）

邵　莉（上海交通大学附属仁济医院）

邵增务（华中科技大学附属协和医院）

武宇明（河北医科大学）

范圣瑾（哈尔滨医科大学第一附属医院）

侍晓云（武警总医院）

郑春雷（齐齐哈尔医学院第二附属医院）

侯晓华（华中科技大学附属协和医院）

倪银星（第三军医大学第三附属医院）

徐迪世（清华大学附属玉泉医院）

曹立新（齐齐哈尔医学院第一附属医院）

蒋　安（西安交通大学第二附属医院）

谭　最（武汉大学附属中南医院）

薛海虹（上海交通大学附属新华医院）

学术秘书　蒋　安（西安交通大学第二附属医院）

器官-系统
整合教材
P B L

20 世纪 50 年代，美国凯斯西储大学（Case Western Reserve University）率先开展以器官 - 系统为基础的多学科综合性课程（organ-systems-based curriculum，OSBC）改革，继而遍及世界许多国家和地区，如加拿大、澳大利亚和日本等国家和地区的医学院校。1969 年，加拿大麦克马斯特大学（McMaster University）首次将"以问题为导向"的教学方法（problem-based learning，PBL）应用于医学课程教学实践，且取得了巨大的成功。随后的医学教育改革不断将 OSBC 与 PBL 紧密结合，出现了不同形式的整合课程与 PBL 结合的典范，如 1985 年哈佛大学建立的"新途径（New pathway）"课程计划、2003 年约翰·霍普金斯大学医学院开始的"Gene to society curriculum"新课程体系等。世界卫生组织资料显示，目前全世界约有 1700 所医药院校在开展 PBL 教学。

20 世纪 50 年代起，我国部分医药院校即开始 OSBC 教学实践。20 世纪 80 年代，原西安医科大学（现西安交通大学医学部）和原上海第二医科大学（现上海交通大学医学院）开始 PBL 教学。随后，北京大学医学部、复旦大学上海医学院、浙江大学医学院、四川大学华西医学院、中国医科大学、哈尔滨医科大学、汕头大学医学院、辽宁医学院等一大批医药院校开始尝试不同模式的 OSBC 和 PBL 教学。但长期以来，缺乏一套根据 OSBC 要求重新整合的国家级规划教材一直是制约我国 OSBC 和 PBL 教育发展的瓶颈。2011 年，教育部、原卫生部联合召开了全国医学教育改革工作会议，对医学教育综合改革进行了系统推动，提出深化以岗位胜任力为导向的教育教学改革，把医学生职业素养和临床能力培养作为改革关键点，积极推进基础医学与临床课程整合，优化课程体系；积极推进以问题为导向的启发式、研讨式教学方法改革；积极推进以能力为导向的学生评价方式；强化临床实践教学，严格临床实习实训管理，着力提升医学生临床思维能力和解决临床实际问题的能力。

2013 年 6 月，全国高等医药教材建设研究会、人民卫生出版社和教育部临床医学改革西安交通大学项目组共同对国内主要开展 OSBC 和 PBL 教学的医药院校进行了调研，并于同年 10 月在西安组织全国医学教育专家，对我国医学教育中 OSBC 和 PBL 教学现状、教材使用等方面进行了全面分析，确定编写一套适合我国医学教育发展的 OSBC 和 PBL 国家级规划教材。会议组建了"全国高等学校临床医学及相关专业器官 - 系统整合规划教材评审委员会"，讨论并确定了教材的编写思想和原则、教材门类、主编遴选原则及时间安排等。2014 年 3 月，本套教材主编人会议在西安召开，教材编写正式启动。

本套教材旨在适应现代医学教育改革模式，加强学生自主学习能力，服务医疗卫生改革，培养创新卓越医生。教材编写仍然遵循"三基""五性""三特定"的特点，同时坚持"淡化学科，注重整合"的原则，不仅注重学科间知识内容的整合，同时也注重了基础医学与临床医学的整合，以及临床医学与人文社会科学、预防医学的整合。

整套教材体现五个特点。①纵横对接：基础与临床纵向贯通，实现早临床、多临床、反复临床；预防、人文和社会科学等学科横向有机融合，实现职业素养、道德和专业素质的综合培养。②"双循环"与"单循环"的对接：根据我国医学教育目前存在的 OSBC 和 PBL 师资不足以及传统教学机构设置等实际情况，此次教材编写中，各系统基础课程教材与临床课程教材暂时分开编写，即实现所谓"双循环"。器官-系统整合教材编写和课程实施最终将实现各系统基础与临床课程的全面整合，即所谓"单循环"打通。③点与面的对接：基础或临床的每个知识点都考虑与整个系统的对接与整合，同时做到知识、创新、岗位胜任力统一。④基础与临床的对接：教材编写和教学虽然按各器官-系统的基础课程和临床课程体系进行，但基础课程教材前瞻临床问题，临床课程教材回顾基础知识，相互对接，解决临床问题。组织一个共同的编委会进行基础与相应临床课程的教材编写，基础课程教材有相应领域的临床专家参与编写，临床课程教材也有相关的基础医学专家参与编写，以解决整合与交叉重复问题。⑤教与学的对接：变教材为学材，促进学生主动学习、自主学习和创新学习。

本套教材分为三类共 27 种，分别是导论与技能类 4 种，基础医学与临床医学整合教材类 21 种，PBL 案例教材类 2 种。

导论与技能类教材包括《器官-系统整合课程 PBL 教程》《基础医学导论》《临床医学导论》和《临床技能培训与实践》。

基础医学与临床医学整合类教材包括《运动系统》《运动系统损伤与疾病》《血液与肿瘤》《血液与肿瘤疾病》《中枢神经系统与感觉器官》《神经与精神疾病》《内分泌系统》《内分泌与代谢系统疾病》《病原与宿主防御系统》《感染性疾病》《心血管系统》《心血管系统疾病》《呼吸系统》《呼吸系统疾病》《消化系统》《消化系统疾病》《泌尿系统》《泌尿系统疾病》《生殖系统》《女性生殖系统疾病》和《儿童疾病与生长发育》。

PBL 案例类教材包括《生物医学 PBL 教学案例集》和《临床医学 PBL 教学案例集》。

为便于学生同步掌握重点内容，并兼顾准备国家执业医师资格考试复习，除 2 种 PBL 案例集、PBL 教程和《临床技能培训与实践》外，每种教材均编写了与之配套的学习指导及习题集。

本套教材主要用于长学制和五年制临床医学及相关专业教学，也可作为国家卓越医生培养计划及"5+3"住院医师规范化培训教材使用。

1	基础医学导论	主审	樊小力					
		主编	俞小瑞			副主编	秦晓群	郑立红
2	基础医学导论学习指导及习题集	主编	俞小瑞			副主编	秦晓群	郑立红
3	临床医学导论	主编	和水祥	黄 钢		副主编	陶晓南	赵 光	张 明	董 健
4	临床医学导论学习指导及习题集	主编	黄 钢	和水祥		副主编	张 明	赵 光	陶晓南	董 健
5	临床技能培训与实践	主编	刘 原	曾学军		副主编	刘成玉	刘 平	鲍红光
6	运动系统	主编	刘 勇	谭德炎		副主编	蔡道章	刘仁刚
7	运动系统学习指导及习题集	主编	谭德炎	刘 勇		副主编	蔡道章	刘仁刚
8	运动系统损伤与疾病	主审	陈仲强					
		主编	贺西京	裴福兴	田 伟	副主编	陈安民	邹利光	姜林娣
9	运动系统损伤与疾病学习指导及习题集	主编	贺西京	裴福兴	田 伟	副主编	陈安民	邹利光	姜林娣
10	血液与肿瘤	主审	文继舫					
		主编	苏 敏	陈建斌		副主编	马春蕾	金捷萍
11	血液与肿瘤学习指导及习题集	主编	陈建斌	苏 敏		副主编	韩安家	马春蕾
12	血液与肿瘤疾病	主审	黄晓军					
		主编	张 梅	胡翊群		副主编	邵宗鸿	胡 豫	陈正堂
13	血液与肿瘤疾病学习指导及习题集	主编	胡翊群	张 梅		副主编	邵宗鸿	胡 豫	陈正堂	贺鹏程
14	中枢神经系统与感觉器官	主审	鞠 躬					
		主编	闫剑群			副主编	王唯析	罗本燕	安美霞
15	中枢神经系统与感觉器官学习指导及习题集	主编	闫剑群			副主编	王唯析	罗本燕	安美霞
16	神经与精神疾病	主审	李春岩					
		主编	陈生弟	高成阁		副主编	庄明华	王丽华	陈 炜
17	神经与精神疾病学习指导及习题集	主编	高成阁	陈生弟		副主编	庄明华	王丽华	陈 炜
18	内分泌系统	主编	吕社民	刘学政		副主编	乔 虹	侯 琳
19	内分泌系统学习指导及习题集	主编	吕社民	刘学政		副主编	乔 虹	侯 琳
20	内分泌与代谢系统疾病	主审	宁 光					
		主编	施秉银	陈璐璐		副主编	童南伟	沈 洁
21	内分泌与代谢系统疾病学习指导及习题集	主编	陈璐璐	施秉银		副主编	童南伟	沈 洁
22	病原与宿主防御系统	主审	曹雪涛					
		主编	徐纪茹	吕昌龙		副主编	程彦斌	吴雄文
23	病原与宿主防御系统学习指导及习题集	主编	吕昌龙	徐纪茹		副主编	程彦斌	吴雄文

24	感染性疾病	主审	李兰娟	翁心华					
		主编	杨东亮	唐 红	副主编	毛 青	蔺淑梅		
25	感染性疾病学习指导及习题集	主编	唐 红	杨东亮	副主编	毛 青	蔺淑梅		
26	心血管系统	主审	杨宝峰						
		主编	臧伟进	吴立玲	副主编	王国平	黄 岚		
27	心血管系统学习指导及习题集	主编	吴立玲	臧伟进	副主编	王国平	黄 岚	裴建明	
28	心血管系统疾病	主审	葛均波						
		主编	马爱群	王建安	副主编	肖颖彬	刘锦纷	陈晓平	夏黎明
29	心血管系统疾病学习指导及习题集	主编	郑小璞	马爱群	副主编	孙彦隽	刘志军	黄 莹	
30	呼吸系统	主编	郑 煜	陈 霞	副主编	艾 静	罗自强	郭雪君	
31	呼吸系统学习指导及习题集	主编	陈 霞	郑 煜	副主编	艾 静	罗自强	郭雪君	
32	呼吸系统疾病	主审	钱桂生						
		主编	杨 岚	沈华浩	副主编	王长征	郭述良	朱文珍	
33	呼吸系统疾病学习指导及习题集	主编	沈华浩	杨 岚	副主编	王长征	郭述良	朱文珍	
34	消化系统	主编	董卫国		副主编	魏云巍	富冀枫		
35	消化系统学习指导及习题集	主编	董卫国		副主编	富冀枫	魏云巍		
36	消化系统疾病	主编	赵玉沛	吕 毅	副主编	姜洪池	唐承薇	府伟灵	
37	消化系统疾病学习指导及习题集	主编	吕 毅	赵玉沛	副主编	张太平	胡 兵	刘连新	
38	泌尿系统	主审	郭应禄	唐孝达					
		主编	徐长福	魏 强	副主编	张 宁	赵成海	陈 斌	
39	泌尿系统学习指导及习题集	主编	徐长福	魏 强	副主编	张 宁	赵成海	陈 斌	任淑婷
40	泌尿系统疾病	主审	刘志红	孙颖浩					
		主编	陈江华	王子明	副主编	陈 楠	邹和群	安瑞华	
41	泌尿系统疾病学习指导及习题集	主编	王子明	陈江华	副主编	陈 楠	邹和群	安瑞华	
42	生殖系统	主编	李 和	黄 辰	副主编	谭文华	谢遵江		
43	生殖系统学习指导及习题集	主编	黄 辰	谢遵江	副主编	徐锡金	周劲松	郝爱军	李宏莲
44	女性生殖系统疾病	主编	李 旭	徐丛剑	副主编	刘彩霞	李雪兰	漆洪波	
45	女性生殖系统疾病学习指导及习题集	主编	徐丛剑	李 旭	副主编	刘彩霞	李雪兰	漆洪波	鹿 欣
46	儿童疾病与生长发育	主审	许积德						
		主编	孙 锟	母得志	副主编	高 亚	武军驻	黄松明	祝益民
47	儿童疾病与生长发育学习指导及习题集	主编	母得志	孙 锟	副主编	高 亚	黄松明	祝益民	罗小平
48	生物医学 PBL 教学案例集	主编	夏 强	钱睿哲	副主编	李庆平	潘爱华		
49	临床医学 PBL 教学案例集	主审	刘允怡						
		主编	李宗芳	狄 文	副主编	侯晓华	陈世耀	武宇明	
50	器官-系统整合课程 PBL 教程	主审	陈震寰						
		主编	曹永孝		副主编	梅文瀚	黄亚玲		

器官-系统
整合教材
P B L

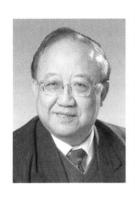

刘允怡

　　肝胆胰外科学专业教授,中国科学院院士、澳大利亚皇家外科学院荣誉院士、香港外科医学院荣誉院士。1947 年 6 月 22 日生于香港,原籍广东南海。1972 年毕业于香港大学医学院,1995 年获香港中文大学医学博士学位。现任香港中文大学医学院卓敏外科讲座教授、和声书院院长。兼任医院管理局新界东联网荣誉顾问及联合医院荣誉外科顾问医生,多份国际及中国医学杂志之编辑委员,中华人民共和国卫生部专科医师准入制度试点工作筹备委员会顾问。2012 年获选为香港医务委员会主席。曾任香港外科医学院主席、国际肝胆胰协会主席及亚太区肝胆胰协会会长。曾荣获吴阶平医学奖及英国爱丁堡皇家外科学院颁授金章和海外金章,并于 2013 年获香港特别行政区政府颁授银紫荆星章。

　　PBL 教学经验十分丰富。香港中文大学医学院在 20 年前已进行医学教育改革,以 PBL 为本,重组整个医学教育课程。目的是以学生学习解决临床课题为本,通过培养学习的方法,获得自己找寻医学知识和资料的能力。此外,把重复的授课删除,使课程变得更紧密,空出来的教学时间加进沟通、医学伦理、医学道德、医学法律和医患关系等课程。医学本科生学习临床技巧,也透过多方面的改良,学生从第一年级已开始与病人接触,用小组临床教学、视像、人体模型、会议等不同形式作教学。

　　刘教授曾任国内和国外多所著名大学或医院之名誉或客座教授。

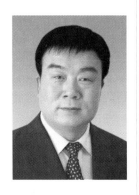

李宗芳

教授、一级主任医师、医学博士、博士生导师。"新世纪百千万人才工程计划"国家级人选,教育部"长江学者与创新团队发展计划"创新团队带头人,享受国务院政府特殊津贴专家,教育部"新世纪人才"、第五届"中国医师奖"获得者。曾先后赴美国芝加哥大学医学院、NIH、香港大学玛丽医院访问学习。现任西安交通大学第二附属医院副院长兼肿瘤病院院长,生物诊断治疗国家地方联合工程研究中心暨陕西省生物治疗与转化医学工程研究中心主任,陕西省肝脾疾病临床医学研究中心主任。

从事普通外科学专业临床及教学工作 30 年。在肝硬化门静脉高压症及脾脏疾病、消化系统肿瘤、重症急性胰腺炎的临床诊治与应用基础研究方面成绩卓著。主持、指导及参与国家级科研项目 29 项、教育部基金 11 项。其中包括国家自然科学基金重大研究计划、"973"及"十一五"国家科技支撑计划项目。申请国家职务发明专利 14 项(11 项已获得)。以第一完成人获陕西省科学技术一等奖等科技奖 6 项。发表交流论文 200 余篇,SCI 收录近 100 篇。主编(译)、参编(译)专著、规划教材 21 部。兼任国际肝胆胰协会会员,中华医学会外科学会委员、脾脏功能及脾脏外科学组副组长,中华医学会西安市外科学会、陕西省抗癌协会肿瘤生物样本库专业委员会主委,陕西省普通外科学会、腹腔镜外科等学会副主委。《中华实验外科》《国际外科学》《西部医学》杂志副主编,《中华普通外科》《中华消化外科》《中华肝胆外科》《中国实用外科》《世界华人消化》等杂志编委。

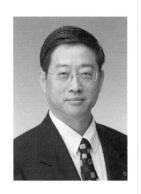

狄文

1960 年 11 月出生于上海。教授,主任医师,医学博士,博士生导师。现为上海交通大学医学院附属仁济医院副院长、医学院妇产科学系主任,上海市妇科肿瘤重点实验室主任,中华医学会妇产科学分会副主任委员、中国医师协会妇产科医师分会副会长、上海医学会妇产科学分会名誉主任委员,《中华妇产科杂志》副总编辑,卫生部规划教材《妇产科学》(五年制、八年制)副主编。2008 年入选"上海市科委优秀学科带头人"培育计划,2011 年成为"上海市领军人物"。

从事妇产科医、教、研工作逾 30 年。曾在美国从事为期 3 年的博士后研究,专攻肿瘤分子生物学研究,其研究成果"维甲酸感应基因启动子"的研究获得 1998 年世界议会基金奖。临床专长为妇科恶性肿瘤的综合诊治及妊娠合并 SLE 的综合治疗。有关上皮性卵巢癌的转移及耐药机制和靶向治疗的系列研究获得 2009 年上海市医学科技二等奖、上海科技进步三等奖、2010 年教育部科技进步二等奖。先后承担国家自然基金 5 项、科技部国际合作重点项目 1 项及省部级项目共计 30 余项。作为第一或通讯作者在国外期刊、国家核心杂志发表论文 100 余篇。发表 SCI 论文 50 余篇,主编、参编专著 30 余部。

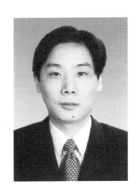

侯晓华

博士、教授、主任医师、博士生导师，华中科技大学同济医学院附属协和医院内科教研室主任、诊断学教研室主任、消化科主任、内镜中心主任。主要致力于胃肠道疾病的临床与基础研究，特别对胃肠道生理学与胃肠道功能性疾病的研究较为独到。主持国家自然科学基金 6 项（包括重点项目 1 项）、主持卫生部临床重点专科项目 2 项、主持国家临床重点专科项目 1 项，获得资助金额 1200 多万元；以第一作者和通讯作者发表 SCI 论文 80 多篇，累计引用 629 次；中文论文 400 余篇，累计引用 1860 次。以第一完成人获湖北省科技进步一等奖、二等奖和三等奖各一项。主编专著 10 部。

现任中国医师协会消化医师分会副会长、湖北省医学会副会长、中华消化系病学分会胃肠功能性疾病协作组组长、亚洲胃肠神经病和动力学会（ANMA）常委、国际胃肠电生理学会（IGES）委员，担任 *Journal Neurogastroenterology Motility* 副主编、《临床消化病杂志》《胃肠病学和肝病学杂志》和《消化病学论坛》副主编，*J Digestive Diseases*、《中华消化杂志》《中华内科杂志》、*Frontiers of Medicine in China*、《中国实用内科杂志》《胃肠病学》等 10 余家杂志编委。

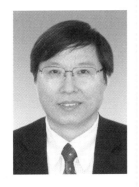

陈世耀

复旦大学附属中山医院消化科主任医师，医学博士，研究生导师。现任复旦大学中山医院内科教研室主任，消化科/内镜中心副主任。兼任中华医学会临床流行病学分会候任主任委员；消化分会临床流行病学协作组组长。上海医学会临床流行病学和循证医学分会主任委员；食管胃静脉曲张治疗分会候任主任委员。

长期从事临床一线医疗和教学工作，在临床医疗和教学实践中贯穿循证医学理念。曾在德国 Essen 大学医院、日本北里大学东病院、香港中文大学等培训，在消化病及消化内镜基础与临床研究领域开展了很多工作，消化内镜诊断治疗技术掌握全面。发表论文 130 余篇，其中第一或通讯作者 60 余篇。参与或主持多项国家级或省部级研究课题。曾获多项国家或省级奖项等荣誉。

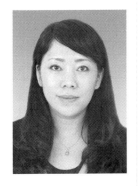

武宇明

生理学教授、博士生导师。教育部新世纪优秀人才，教育部全科医学教学指导委员会委员。中国生理学会理事，国家双语教学示范课程《生理学》主讲教师。河北省高等学校创新团队领军人才，河北省杰出青年基金获得者。河北省级精品课程负责人、省级重点学科学术带头人。教务处处长。

从事生理学教学与研究 20 余年。主持国家自然基金、教育部博士点课题、河北省杰出青年基金等多项课题，发表研究论文 30 余篇。主编了卫生部规划教材《生理学》，参编 2 部国家级"十二五"规划教材。积极推动参与教学改革。获河北省教学成果一等奖。河北省青年科技奖，指导 5 名学生被评为河北省优秀硕士论文。指导本科生的国家级大学生创新实验项目。

20 和 21 世纪是知识爆炸的年代,新知识、新理念和新科技不断涌现。这给医学教育带来了很大的难题。在有限的医学教授时间中,应加入什么新的教学材料? 应拿掉什么旧的和过时的材料? 世界不同医学院因此讨论究竟是否应进行医学教育的改革。有见及此,加拿大的麦克马斯特大学在 1969 年率先在医学院进行"基于问题的学习"(problem based learning,PBL)。在很短的时间内,这种新的医学教育模式扩展到其他国家的医学院校,例如澳大利亚的林堡纽卡斯尔大学、美国的新墨西哥大学、荷兰的马斯特里赫特大学。此后这种教学模式不但广泛被不同国家的医学院接受,还发展到教育、健康科学、数学、法律、经济商业、社会研究和工程等领域。根据 2012 年 11 月 16 日网上检索 Medicalnewstoday. com 显示大约 80% 在美国医学院使用某种形式的 PBL 教学方法。

一个如此广泛受到认同和接受的教学方法,肯定有其优点。这种学习方法跟传统的教学方法很不相同。传统的方法是通过教材和老师提供事实,然后再测试学生回忆和背诵这些事实的能力;PBL 却是通过小组教学的方法,使用开放式的案例来提出问题,推动学生小组使用协作、自我学习和检索资料来解决案例提出来的问题,然后通过讨论不同方案的利弊定出最好的执行治疗的方案。这种学习过程中老师作为学习的促进者和指导者,来教育学生怎样通过学习一个正确的学习过程来找出答案,以便将来学生在遇到新的问题,懂得怎样应对。PBL 可发展学生的批判和创新思维能力,可通过提高自己学习的方式来提高解决问题的能力,增强学生学习的推动力,教懂学生把知识转移到应用的境界,和学习正确学习的方法。

PBL 也有受到批评的地方,这包括因为小组教学和通过老师作为教学的辅导者,因此要求的教学资源更多。但在现今医疗高度发展的国家中,培训出高水平的医师是社会人士的普遍祈望,因此多花一点资源来培训一批良好医师是值得的。此外,PBL 缺乏良好的教材,是阻碍 PBL 发展的另一主要原因。一本好的医学教材要求资料准确,没有错误和重要资料的遗漏。传统的教学教材,经过这么多年的改进,已经克服了这些方面的缺点。但 PBL 作为一种新的教学方法,尚缺乏一些这方面好的教材。

为了填补这方面的空白,人民卫生出版社计划今年出版一系列教材,其中关于 PBL 教学的教材有三本,分别是:《器官-系统整合课程 PBL 教程》《生物医学 PBL 教学案例集》和《临床医学 PBL 教学案例集》。这一系列 PBL 教材的出版是我国第一套全国规划统编 PBL 教材。这一系列教材将会促进 PBL 教学在我国的推广,对我国医疗教育事业会有广泛和深远的影响。

《临床医学 PBL 教学案例集》是由西安交通大学李宗芳教授和上海交通大学狄文教授担任共同主编。承蒙他们的邀请我作为该教材的主审。这部教材的编写十分具有挑战性,它需要有大量的规划和辛勤的工作,需要在国内找到不同学科的专家写出各专科的案例。这部教材特别的地方是挑选病例十分严格。通过找出多个国内常见案例和使用一个特定的格式把 PBL 教学方法展现出来,是一部不可多得的 PBL 著作。

本书的读者对象为我国对 PBL 教学感兴趣的领导、老师、辅导员和医学生。这部书的出版是我国 PBL 医学教育中的一个里程碑。我推荐这本书给每一位有意推动我国医学教育国际化、现代化的人们。更希望无论已接受或没接受 PBL 教育的学生都能看一看这本书,因为这本书可能把一位被动的学习者,变成一个主动的学习者。

刘允怡

中国科学院院士

2014 年 10 月

随着人们对医学认识的深入，大家意识到原来的学科分类体系，在一定程度上阻碍了人们对疾病的整体认识。比如一个器官的发育、解剖、生理、病理、免疫特点在不同的学科中讲授。器官疾病的诊疗也分别在内科和外科教材中提及。但是现实情况是很多原有的所谓内科或外科病的治疗方法出现了转化，例如：糖尿病的手术治疗、胃肠肿瘤的内镜治疗等。所以为了增强医学教育的整体观，当代医学教育出现了"器官-系统"整合医学的教育趋势。它主张综合基础医学与临床医学学科之间的相关知识，同时结合医学人文教育。将"器官-系统"作为一个整体呈现在医学生面前。

而PBL(problem based learning)以问题为基础的教学方法，是推动整合医学教育的很好模式，它主张以某个疾病为切入点，扩展到该疾病相关基础和临床知识点，培养学生主动学习、资料检索、团队合作等多种素质，达到授之以渔的目的。在人民卫生出版社的支持下，经过全国高等学校临床医专业"器官-系统"整合规划教材主编人会议、《PBL教学案例集》编写会、定稿会上全体编委的讨论结果，达成共识：本教材以满足本科阶段医学生的实际需求为出发点。以"淡化学科，注重整合"和"三基"、"五性"、"三特定"为基本原则进行编写（基本理论，基本知识，基本技能；思想性，科学性，先进性，启发性，适用性；特定目标，特定对象，特定限制）。PBL系列教材包括《医学PBL教学案例编写指南》《基础医学PBL教学案例集》和《临床医学PBL教学案例集》三部，后两部教材针对医学五年制高年级以及研究生或八年制学生在学习完相关系统的基础或临床知识以后，通过PBL教学达到深化理论知识、培养临床思维能力的目的。

《临床医学PBL教学案例集》的章节安排与本系列教材一致，共十一个系统，每个系统一章，每章选择六个典型案例。同时考虑到中医系统划分的特殊性，在第十二章加入中医部分，通过六个病证，表现出中医对于疾病的认识和诊疗观念。在案例的选择上基本涵盖了本系统内的常见病、多发病，也是大纲需要重点掌握的疾病。既要体现出教材的典型性，又力求表现出临床病例的复杂和不确定性。引导老师可以将每一情境制成单页，一步步地发给大家。鉴于PBL教学在我国开展的时间不长，为了避免知识点的遗漏，并帮助学生查找资料，在全书的后半部分提供了所涵盖的问题点和推荐阅读的文献。希望在使用资料时先不要去看这一部分，培养自己发现和解决问题的能力，使用后再来订正自己在发现问题方面的欠缺。

本教材的编写过程中，编委多是临床医生，克服了时间紧、任务重的困难，牺牲了大量休息时间，认真编写，并经过格式审查、初审、互审、定稿等多次修改最终完成。特别感谢香港中文大学的刘允怡院士作为国内PBL教学的先导，为本书作序。上海交通大学狄文教授为部分章节做了细心的审核。蒋安博士作为本教材的秘书，做了大量协调和文字性工作。

由于本教材涵盖多个系统、编委学科背景多样、写作风格迥异、编写时间和水平有限，缺漏和不当之处在所难免，诚挚希望广大师生、同仁的批评指正，以便再版时修改。

李宗芳　狄文

2015 年 7 月 1 日

第一章 心血管系统疾病

案例1 突然的头痛

情 境 1

张先生,49岁,保险公司销售部经理,抽烟喝酒,工作压力大且应酬多,每周在外吃饭4次之多。昨晚陪客户吃饭喝酒,晚上2点才入睡。今晨6点就醒了,头痛,起床上厕所,站立时右腿无力,右手没劲,但能走路。他自己觉得不舒服,就叫醒老婆,张太太发现张先生说话不利索了,俩人很着急,就来医院检查。张先生当时意识清楚,疲倦无力,但不恶心、无呕吐,无意识不清、大小便失禁,无饮水呛咳、吞咽困难,无视物不清、眩晕,无耳鸣、耳聋。

医生问他血压高过吗?他想起5年前查体时曾发现过血压高,记得最高可到180/140mmHg,吃过降压药(好像是尼群地平),记不太清了,但一直没有规律服用药物控制。没有得过心脏病、糖尿病、肝炎。

患者资料	拟实施行动
推断/假设	拟学习的问题

情　境　2

入院查体：体温 36.5℃，呼吸 22 次/分，脉搏 110 次/分，血压 170/130mmHg，体胖。

医生给老张做了神经系统检查：发现老张嗜睡，反应淡漠；运动性失语，无颈强直，双侧瞳孔直径 3mm，正大等圆，直接、间接光反应灵敏，调节反射存在，眼球运动无受限，角膜反射存在；额纹对称，皱额对称有力，闭目有力；右侧鼻唇沟变浅，鼓腮漏气，示齿口角左偏；伸舌右偏；为右利手；右侧肢体肌力Ⅳ级，肌张力升高；左侧肢体肌力Ⅴ级，肌张力正常；右侧巴氏征（＋），左侧（－）；指鼻试验、轮替试验、跟膝胫试验、Romberg 征欠合作。

张太太很着急，问医生，老张这是怎么了？为啥说话不利索了？还能治好吗？

患者资料	拟实施行动
推断/假设	拟学习的问题

情 境 3

医生给老张开了头颅 CT(coronal CT imaging)等多项检查,张太太急忙陪着老张做了检查,焦急等来了结果。

头颅 CT 见:左基底节区可见高密度影,最大截面积 3.1cm×1.5cm,边界欠规则、密度较均匀,病变周围环以晕状低密度水肿带,脑干形态正常,脑室系统未见扩大变形(图 1-1-1)。提示左基底节脑出血(cerebral hemorrhage in basal ganglia)。

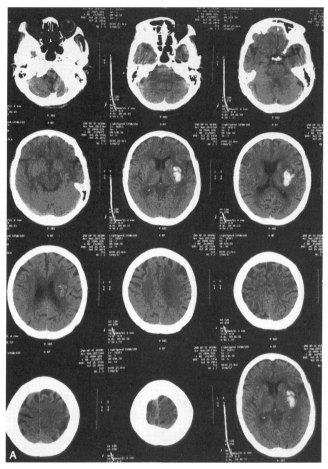
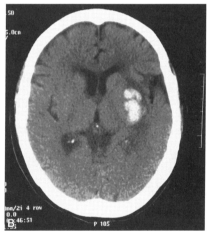

图 1-1-1 头部 CT 检查

血液学检查发现血生化:甘油三酯(TG)2.36mmol/L(正常值 0.45~1.81mmol/L)(表 1-1-1);凝血常规检查发现抗凝血酶减少(表 1-1-2)。心电图示:窦性心律,左室高电压(图 1-1-2)。心脏彩色超声:主动脉窦部及升主动脉增宽,左室壁增厚,二尖瓣及主动脉瓣轻度关闭不全,左室舒张功能轻中度异常(图 1-1-3)。

表 1-1-1 血液学检查项目

项目	结果	正常值
WBC($\times10^9$/L)	6.88	4.00~10.00
Neu%	74.80	40~75
Hb(g/L)	131	130~175
Platelet($\times10^9$/L)	177	125~300

续表

项目	结果	正常值
TBIL(μmol/L)	13.60	4.00~15.40
DBIL(μmol/L)	5.70	0.00~6.80
AST(U/L)	10.00	13.00~35.00
ALT(U/L)	7.0	7.00~40.00
GGT(U/L)	11.0	7~45
BUN(mmol/L)	2.90	2.9~8.2
Creatinine(μmol/L)	49.7	59~104
Glucose(mmol/L)	5.90	3.9~6.1
Na(mmol/L)	140.9	137~147
K(mmol/L)	3.45	3.50~5.30
Ca(mmol/L)	2.15	2.25~2.75
CHOL(mmol/L)	3.94	3.11~5.20
TG(mmol/L)	2.36	0.45~1.81
HDL(mmol/L)	1.66	1.04~1.55
LDL(mmol/L)	2.18	2.07~3.37

表 1-1-2　凝血常规

项目	缩写	结果	单位	参考区间
凝血酶原时间	PT	11.3	秒	9.4~12.5
凝血酶原活动度	PA	96	%	80~120
国际标准化比例	INR	1.02		0.80~1.20
部分凝血酶活酶时间	APTT	31.0	秒	25.4~38.4
APTT 比率	APTT-R	1.08		0.80~1.20
纤维蛋白原	Fib	2.61	g/L	2.38~4.98
凝血酶原时间	TT	14.2	秒	11.0~17.8
凝血酶原时间比率	TT-R	1.01		0.85~1.15
抗凝血酶	AT	68.0	%	83~128

尿、便常规未见异常。

双肾及肾动脉彩超:双肾未见占位性病变,双肾动脉血流未见异常。

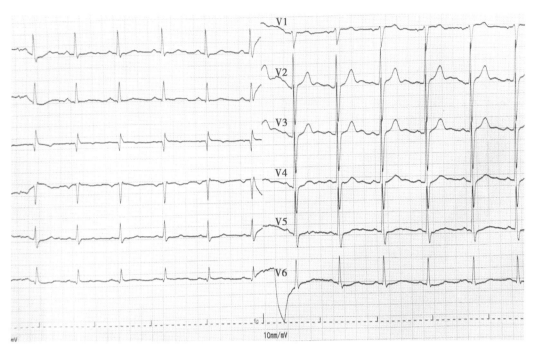

图 1-1-2　心电图检查

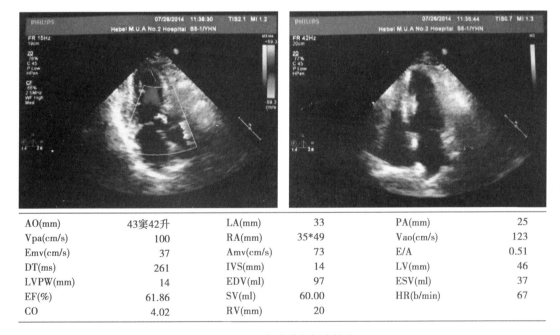

AO(mm)	43窦42升	LA(mm)	33	PA(mm)	25
Vpa(cm/s)	100	RA(mm)	35*49	Vao(cm/s)	123
Emv(cm/s)	37	Amv(cm/s)	73	E/A	0.51
DT(ms)	261	IVS(mm)	14	LV(mm)	46
LVPW(mm)	14	EDV(ml)	97	ESV(ml)	37
EF(%)	61.86	SV(ml)	60.00	HR(b/min)	67
CO	4.02	RV(mm)	20		

图 1-1-3　心脏彩色超声检查

患者资料	拟实施行动
推断/假设	拟学习的问题

情 境 4

诊断:①脑出血(cerebral hemorrhage);②高血压(hypertension)3级,极高危;③高血压性心脏病(hypertensive heart disease)。

医生告诉老张和太太,由于血压过高导致了脑出血,庆幸的是来医院及时。入院后给予脱水降颅压、营养神经、醒脑、降血压、护胃、降血脂等治疗。

治疗3周后,查体见:血压155/90mmHg,神情语利,右侧鼻唇沟稍浅,右侧肢体肌力Ⅳ$^+$级,左侧肢体肌力Ⅴ级,肌张力正常;双侧巴氏征(-),复查头颅CT见:左侧基底节区血肿密度较前明显变淡。余未见明显异常。

老张精神好多了,说话基本清楚,就是右手拿东西稍显没劲,医生说得慢慢锻炼恢复,可以出院了。嘱咐老张今后要按时服用药物,控制好血压,保持健康的生活方式,定期回医院进行复查。老张和太太都知道这次是万幸,以后要注意,可老张又想,我的工作是销售,要是不陪客户吃饭喝酒,这工作怎么做呀?

患者资料	拟实施行动

推断/假设	拟学习的问题

（武宇明）

案例 2　低血压陷阱

情　境　1

李先生,男,78 岁。主因"间断咽部紧缩感 2 年,伴背部疼痛 5 天,1 小时前意识丧失(loss of consciousness)1 次"入院。患者于入院前 2 年,间断于活动中出现咽部紧缩感,偶伴胸闷憋气,无明显心前区及后背部疼痛,休息或服用"麝香保心丸"可逐渐缓解,每次持续约数分钟,未规律诊治或服药。于入院前 5 天自觉咽部紧缩感较前加重,发作频繁,4～5 次/日,快步行走即可出现,伴胸闷憋气及后背部疼痛,同时有出汗、乏力表现,每次仍持续约数分钟,可自行缓解,仍未予治疗。于入院前 1 小时,患者坐位休息中,无明显诱因突发意识丧失、双眼上吊 1 次,伴大汗,面色苍白,无牙关紧闭及四肢抖动,无二便失禁,症状持续约数分钟,被家人发现后唤醒,无言语不利及肢体活动障碍,遂送至我院急诊。急诊室查体:血压测不到。心电图示:Ⅲ度房室传导阻滞、下壁导联 ST 段抬高,予以多巴胺升压治疗后,收入冠脉监护室(coronary care unit,CCU)。患者有支气管哮喘病史,高血压病史,无糖尿病史。

入院时体格检查:血压:80/40mmHg[多巴胺 10μg/(min·kg)静脉滴注];表情痛苦,精神恍惚,四肢湿冷,四肢随意活动良好;双肺呼吸音粗,未闻及干湿啰音;心率:54 次/分,心音低钝,心律齐;未及杂音,腹软,无压痛,肝、脾肋下未及,双下肢无水肿。神经科体检:病理征(−)。

入院时心电图示:窦性心律,Ⅱ度Ⅰ型房室传导阻滞(2:1传导),Ⅱ、Ⅲ、avF 呈 qR 型,ST 段抬高 0.3～0.5mV,T 波倒置,V_7～V_9 ST 段抬高 0.2mV,T 波倒置(图 1-2-1)。急诊化验回报见表 1-2-1。

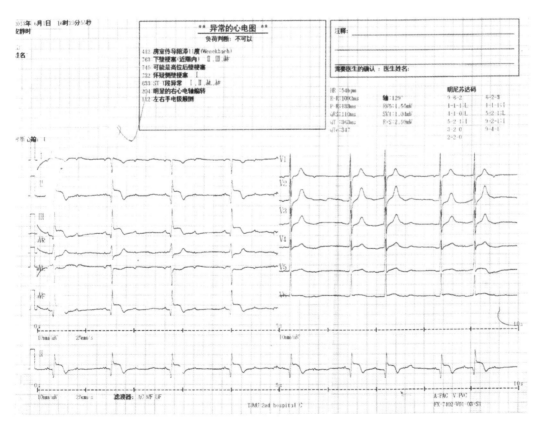

图 1-2-1　心电图检查

表 1-2-1　急诊化验结果

项目	数值	参考范围
血常规		
WBC	$12.5 \times 10^9 / L$	$(4 \sim 10) \times 10^9 / L$
HGB	$129g/L$	$120 \sim 160g/L$
PLT	$217 \times 10^9 / L$	$(100 \sim 400) \times 10^9 / L$
肾功能		
BUN	$8.0mmol/L$	$3.2 \sim 6.0mmol/L$
Cr	$143.7\mu mol/L$	$53 \sim 106\mu mol/L$
电解质		
Na^+	$143.4mmol/L$	$135 \sim 155mmol/L$
K^+	$3.9mmol/L$	$3.5 \sim 5.5mmol/L$
Cl^-	$106mmol/L$	$98 \sim 106mmol/L$
CO_2CP	$24.1mmol/L$	$22 \sim 29mmol/L$
凝血常规	未见异常	
D-dimer	$0.1mg/L$	$<0.2 \sim mg/L$

　　妻子和儿子陪同患者来院,儿子去办理住院手续了,妻子在患者身边。妻子看上去很着急,但对患者具体病情并不了解。她问接诊医生,他得的是什么病?这病严重吗?是什么原因造成的?可不可以将患者转移到普通病房休息以利于患者恢复?

　　值班医生告诉患者妻子相关病情,现患者病情危重,需要在 CCU 病房住院观察,并交代了相应的疾病风险,让家属知情签字。

患者资料	拟实施行动
推断/假设	**拟学习的问题**

　　结合患者临床表现、心电图,医生考虑患者的诊断为:冠心病,急性下壁、正后壁心肌梗死,心律失常:Ⅲ度房室传导阻滞、Ⅱ度Ⅰ型房室传导阻滞。值班医生给予患者生理盐水补液(120ml/h),多巴胺维持血压;给予负荷量阿司匹林300mg,氯吡格雷600mg嚼服。

　　值班医生将患者妻子带到谈话室,告诉她患者的病情及相应的治疗措施。患者妻子非常紧张,显得不知所措,轻声哭泣,经值班医生安慰后,稍稍镇定。鉴于患者来院较为及时,且存在Ⅲ度房室传导阻滞,值班医生建议行冠脉造影及临时起搏器置入术,并告知家属若发现血管闭塞,极可能需安置支架,手术费用约需3~4万元,需紧急筹备费用,但时间就是生命,医生可先行急诊经皮冠状动脉介入术(percutaneous coronary intervention, PCI),术后补齐费用亦可。患者妻子表示听说过支架术,但周围亲戚朋友对此治疗褒贬不一,且费用较大,需要与儿子及亲戚沟通后再决定。

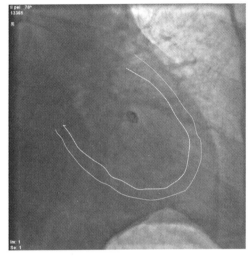

图1-2-2　透视下心包积液表现
曲线勾勒的是心包积液的范围

　　约20分钟过去了,家属告诉医生,患者本人不愿意放支架,希望行药物保守治疗,患者妹妹也打来电话表达了相似的意愿。谈话中,医生注意到患者妻子好像不太相信医生交代的危重病情。医生遂再次将病情与患者妻儿进行耐心沟通,并告知药物保守治疗、溶栓、急诊PCI各自的获益及风险。

　　经家属反复商议,终于在胸痛发作2.5小时后,家属决定行冠脉造影及临时起搏器置入术,也同意必要时放支架开通闭塞血管。

　　冠脉造影开始前,透视时,医生发现心影显著增大,心影周围有透亮环状带(图1-2-2),环状带外无舒缩运动。医生紧急叫来床旁心脏彩超,结果显示:大量心包积液(图1-2-3)。

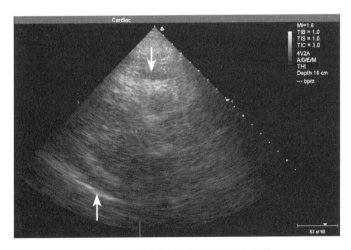

图1-2-3　超声心动图下心包积液表现
箭头所指低回声区为心包积液

　　医生一边安排心包穿刺,一边与患者家属沟通病情。家属非常紧张,问心包积液的原因是什么? 与此次急性心肌梗死(acute myocardial infarction)有关吗? 有危险吗? 该怎么治疗才好? 还能做造影、放支架吗? 医生对这些问题进行解答并安慰家属。

　　与此同时,心包穿刺引流出不凝血性液体约 150ml。数分钟后,患者血压升高至 130/80mmHg,心率:65 次/分,意识状态明显好转,遂逐步停用多巴胺。

患者资料	拟实施行动
推断/假设	拟学习的问题

情 境 3

医生考虑患者为急性下壁、正后壁心肌梗死伴低血压休克(shock),目前证实其存在心包积液(大量)、穿刺引流出不凝血约 150ml,引流后血压、心率很快企稳,因此,极可能为心脏破裂(cardiac rupture),且为心室游离壁破裂引发心包填塞(cardiac tamponade)。医生遂放弃了冠脉造影及急诊 PCI 术;停用阿司匹林和氯吡格雷等抗血小板药物,停用低分子肝素等抗凝药物;给予患者心包置管引流。心包穿刺后,患者诉心前区及后背部疼痛,与呼吸相关,心电图较前无明显变化。家属询问胸痛的原因,医生给予解释并对症处理,约 28 小时后症状逐渐消失。

此后,患者病情平稳,家属问接下来该怎么办? 什么时候能撤管(心包引流管)? 还需要放支架吗? 什么时候放支架? 还有危险吗? 医生对家属所提问题进行认真回答。家属表示愿意积极配合医生治疗。

此后,定期心包引流(表 1-2-2),患者无明显不适。入院后第 11 日的心脏彩超结果如表 1-2-3 所示。于入院后第 11 日撤除心包引流管。

表 1-2-2 每日心包引流量

日期	心包积液引流量(ml)	日期	心包积液引流量(ml)
第 1 日	200	第 6 日	20
第 2 日	120	第 7 日	20
第 3 日	30	第 9 日	未引出
第 4 日	50	第 11 日	未引出,拔管
第 5 日	40		

表 1-2-3 入院后第 11 日的心脏彩超结果

指标	结果	参考范围
左房内径	37.8mm	<35mm
左室舒张末内径	56.8mm	<55mm
左室射血分数	55%	50%~70%
左室下壁、侧壁低动力改变		
左房、左室增大,主动脉瓣钙化伴少量反流,未见心包积液		

拔除引流管后,逐步加用单硝酸异山梨酯片 20mg,每日两次,瑞舒伐他汀 10mg,每日一次,福辛普利 10mg,每日一次。与家属商议后,医生考虑到患者经济条件及家属的要求,决定先让他出院,告知其在家注意事项,需门诊复查、坚持服药,择期行冠脉造影及 PCI 术。

患者资料	拟实施行动
推断/假设	**拟学习的问题**

情　境　4

　　患者出院2周后,门诊复查行心脏彩超示:未见心包积液。医生考虑此时距离急性心肌梗死已经4周左右,梗死区修复已近完成,遂与家属商议后续治疗事宜,并加用阿司匹林100mg,每日一次,氯吡格雷75mg,每日一次。加用抗血小板治疗1周后,患者无任何不适,遂再次住院。随后的冠脉造影发现:左冠状动脉未见明显狭窄,右冠状动脉近端严重狭窄、远段完全闭塞(图1-2-4)。遂于右冠状动脉远端及近端各植入支架1枚,术后右冠状动脉血流恢复为TIMI 3级(图1-2-5)。

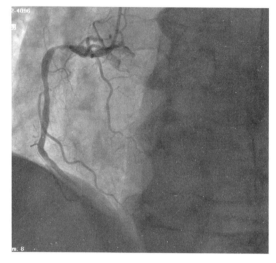

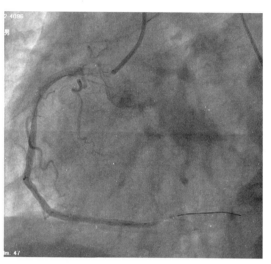

图1-2-4　右冠状动脉造影所见
造影可见第1屈膝部严重狭窄,第2屈膝部后方完全闭塞

图1-2-5　右冠状动脉PCI术后所见
可见前向血流恢复为TIMI 3级,第1屈膝部严重狭窄及第2屈膝部后方狭窄完全消失

　　支架术后,患者及家属均非常高兴,患者问医生他的病是否已经痊愈,是否还会再发作? 回家后还需注意什么? 怎么复查? 医生进行了耐心的宣教。

　　患者此次幸运出院,家属十分感激,多次表示要送钱给医生,但均被婉拒,最后赠送一面锦旗以示感谢。

患者资料	拟实施行动
推断/假设	拟学习的问题

（李广平）

案例3 扩大的心脏

情 境 1

向先生,男,49岁。主因"发现心脏扩大5年余,间断胸闷、乏力2年,加重10天"入院。患者5年前于外院行胸部X线片检查提示心脏扩大,未予重视,入院2年前自觉活动后出现胸闷、憋气,伴乏力,运动耐量下降,无胸痛及肩背部放射痛,症状多于活动后发作,休息后可以缓解,曾多次于外院治疗,无明显好转。患者于入院前10天感冒后自觉胸闷憋气较前加重,休息时亦可出现,伴乏力、出汗,伴咳嗽、咳黄痰,无夜间阵发呼吸困难,无胸痛及肩背部放射痛,无头晕、头痛,无恶心、呕吐,无意识丧失,无一过性黑矇,为求进一步治疗收入院,患者既往无冠心病、高血压、心肌病及糖尿病病史。

入院时体格检查:血压110/70mmHg,神清,平卧位,巩膜轻度黄染,口唇无发绀,颈静脉无怒张,双下肺散在湿性啰音及少许干性啰音,心率114次/分,律齐,心浊音界向左下扩大,各瓣膜听诊区未闻及病理性杂音。腹软,无触痛及压痛,肝肋下未及,双下肢无水肿。入院心电图见图1-3-1,血液学检查见表1-3-1,心脏超声检查结果见图1-3-2。

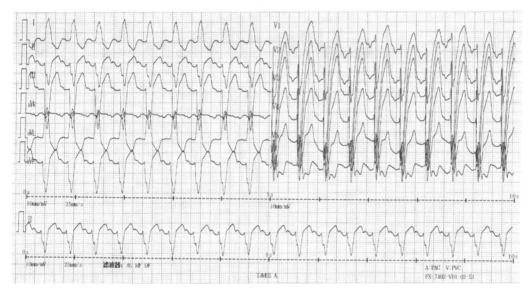

图 1-3-1 入院心电图

表 1-3-1 血液学检查项目

项目	结果		正常值
TBIL(μmol/L)	30.9	H	3.5~20.5
DBIL(μmol/L)	9.9	H	0~6.8
ALT(U/L)	18.9		0~40
AST(U/L)	20.4		5~45
BUN(mmol/L)	8.0		2.9~8.2
Creatinine(μmol/L)	56.9		59~104
Glucose(mmol/L)	5.6		3.9~6.1
Na(mmol/L)	144.1		135~149

续表

项目	结果		正常值
K(mmol/L)	5.1	H	3.5 ~ 5.0
WBC(×10⁹/L)	8.6		4.0 ~ 10.0
Hb(g/L)	156		130 ~ 175
Platelet(×10⁹/L)	267		125 ~ 350
cTnI(ng/ml)	0.02		0 ~ 0.02
BNP(pg/ml)	1420	H	0 ~ 100

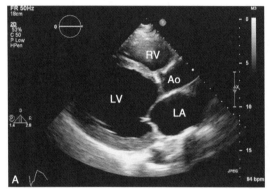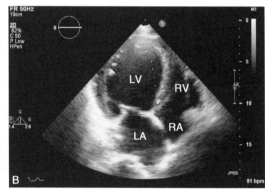

图 1-3-2　心脏超声检查
A. 胸骨旁长轴切面;B. 心尖四腔切面

患者资料	拟实施行动
推断/假设	拟学习的问题

续表

情　境　2

患者心电图检查提示窦性心动过速,完全性左束支传导阻滞(complete left bundle branch block,CLBBB),QRS 波时限增宽至 180 毫秒。实验室检查提示患者血浆 BNP 水平显著升高,考虑存在心力衰竭(heart failure)。此外,患者心脏超声检查提示全心扩大,左室弥漫性运动减低,左室收缩功能重度下降,左房内径 46mm,左室收缩末内径 77.2mm,左室舒张末内径 79.6mm,左室间隔厚度 6.7mm,左室后壁厚度 8.8mm,右室舒张末内径 30mm,左室射血分数 21.3%。结合患者临床表现、查体、心电图,实验室及心脏超声检查初步考虑患者的诊断为:扩张型心肌病(dilated cardiomyopathy)、心力衰竭、心律失常:心功能 Ⅲ 级(NYHA)、完全性左束支传导阻滞、肺部感染。

患者妻子向主治医生了解患者病情,我爱人得的是什么病呀? 这 2 年病情越来越重,还有什么好办法吗? 主治医生耐心详细地向家属解释患者的病情及下一步治疗措施。给予强心、利尿、扩血管、血管紧张素转换酶抑制剂,以及解痉化痰,控制感染治疗,经治疗 5 天后患者咳嗽、咳黄痰症状消失,但仍有活动后憋气及乏力症状,查体肺部干湿啰音消失,复查血常规:白细胞 5.6×10^9/L;中性粒细胞百分比 65.4%;考虑患者肺部感染得到控制,加用美托洛尔缓释片 23.75mg/d 治疗,并逐渐加量至 47.5mg/d,但由于患者血压偏低(90/60mmHg),血管紧张素转换酶抑制剂及 β-受体阻滞剂均无法增加剂量。

患者妻子询问病情变化及患者今后的长期预后情况,主治医生告知家属患者为扩张型心肌病导致的心力衰竭,心脏已经显著扩大,左心室射血能力明显下降,目前已经加用充分药物治疗,仍间断有症状发作,提示远期预后不好,家属问除了药物治疗外还有什么其他治疗措施?

患者资料	拟实施行动
推断/假设	拟学习的问题

情　境　3

　　该患者目前已经采用包括血管紧张素转化酶抑制剂及 β-受体阻滞剂在内的充分的内科药物治疗,但仍有憋气、乏力症状。心力衰竭患者尤其是扩张型心肌病患者,往往合并传导异常,导致房室、室间和(或)心室内运动不同步,反映到心电图上表现为完全性左束支传导阻滞。近年研究表明心脏再同步化治疗(cardiac resynchronization therapy,CRT)通过在传统右心房、右心室双心腔起搏基础上增加左心室起搏,按照一定的房室间期和心室间期顺序发放电刺激,能够恢复房室、左右室间和左心室内运动的同步性,从而改善心功能。目前推荐植入 CRT/CRTD 患者包括心电图提示窦性心律伴完全性左束支传导阻滞,QRS 时限≥120 毫秒,经充分药物治疗心功能仍为Ⅲ~Ⅳ级,左心室射血分数(LVEF)≤35%(Ⅰ类指征)。本例患者完全符合 CRT/CRTD 治疗的Ⅰ类植入指征。

　　由于 CRTD 价格昂贵,经过与患者家属的充分沟通,患者及家属签署了知情同意,患者择期进行了 CRTD 植入术,手术过程顺利,右房、右室及左室电极位置见图 1-3-3。CRTD 植入术后复查心电图提示双室起搏心律,QRS 时限缩短为 140 毫秒(图 1-3-4),患者 CRTD 植入术后症状逐渐好转,顺利出院。

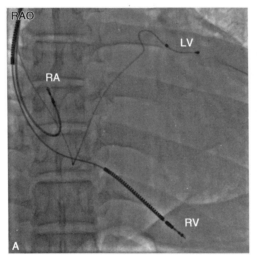
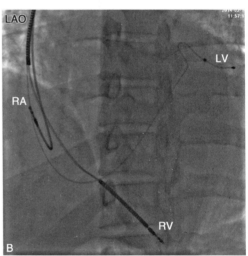

图 1-3-3　CRTD 导线植入位置 X 线影像
A:右前斜位(RAO);B. 左前斜位(LAO)

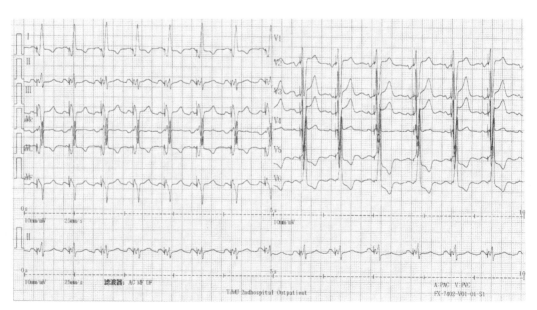

图 1-3-4　CRTD 术后心电图

情　境　4

　　患者出院后定期门诊复查，无憋气、乏力等不适主诉，血压：110/70mmHg。复查心电图为双室起搏心律，继续服用血管紧张素转换酶抑制剂，并将美托洛尔缓释片逐渐加量至95mg/d，出院后3个月复查心脏超声提示左心扩大，左室收缩功能下降，左房内径40mm，左室收缩末内径64mm，左室舒张末内径75mm，左室间隔厚度9.4mm，左室后壁厚度10.5mm，右室舒张末内径23.6mm，左室射血分数30%。患者经过3个月的心室同步化治疗，左室、左房及右室内径均有不同程度的缩小，左室射血分数显著提高。

　　患者及其家属对治疗效果很满意，询问CRTD机器的寿命如何，几年后需要更换？CRT治疗能否使扩大的心脏完全恢复正常？

患者资料	拟实施行动
推断/假设	拟学习的问题

（李广平）

案例4　劳 力 劳 心

情　境　1

　　李女士低着头,由家属扶入诊室,坐下后立刻趴在桌子上,呼吸非常急促,几乎说不出话来。家属很急切地对医生说:"医生,你快帮我们看看,她这几天收庄稼的时候就犯病了,以前干活时也有气不够用的时候,但一会儿就缓过来了,这次犯病就重了,老是咳,还咯血了呢。"另一个家属补充说:"不光白天咳,越到晚上越严重,根本躺不下,只能坐着睡一会。"这时李女士喘气缓和一些,低声补充说:"以前只要休息一会就好了,但这次不但气不够用,心还哆嗦,还吃不下饭,吃一点就顶得慌,医生啊,你帮我好好看看吧!"

　　李女士测体温 36.9℃,脉搏 97 次/分,呼吸 26 次/分,血压 117/63mmHg,口唇发绀,心律不规则,心音强弱不等,双肺呼吸音粗,肺底散在少量湿啰音,腹部无明显膨隆,在右肋弓下一横指可触及肝脏边缘,脾脏未触及,肠鸣音正常,下肢轻度水肿。

患者资料	拟实施行动
推断/假设	拟学习的问题

情　境　2

医师安排患者采血及留尿化验,同时行心电、胸部 X 线图检查。结果如下(表 1-4-1,图 1-4-1、1-4-2)。

表 1-4-1　血液学检查项目

项目	结果		正常值
WBC(×10⁹/L)	7.8		4.0~10.0
NEUT(%)	53.2		50.0~70.0
TP(g/L)	67.0		60.0~85.0
ALB(g/L)	43		35.0~55.0
LDH(U/L)	295	H	15~240
HBDH(U/L)	251	H	15~240
CK(U/L)	195		24~200

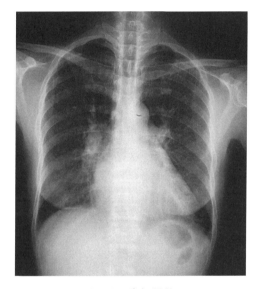

图 1-4-1　胸部 X 线图

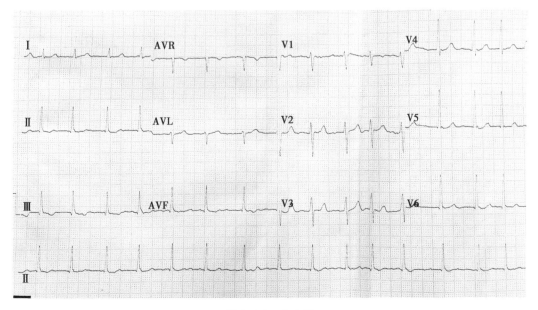

图 1-4-2　心电图

　　尿液检查结果完全正常。

　　胸部 X 线片提示:双肺纹理增粗,呈肺淤血改变,心脏呈二尖瓣型中度增大,肺动脉段突出,心脏左房、右室增大。诊断提示肺淤血(pulmonary congestion),肺动脉高压(pulmonary hypertension),心脏扩大。心电图诊断心房纤颤(auricular fibrillation),ST-T 改变。医师看到检查结果后,对李女士说:"看来你有严重的心脏病,根据症状、体征及辅助检查结果判断为风湿性心脏病(rheumatic heart disease)的可能性大。鉴于你心脏病比较重,需要住院进一步检查以明确诊断并进行治疗。"

患者资料	拟实施行动
推断/假设	拟学习的问题

案 例 3

患者住院后医生为其进行了肺功能检查、冠状动脉多层螺旋 CT 检查和心脏彩色多普勒超声检查,治疗方面给予强心、利尿、平喘、扩血管等治疗。3 天后医生查房时,李女士说:"喘气好多了,也能躺平了,但一走多了还是气不够用。"

1. 肺功能检查 诊断提示:通气功能轻度减退,轻度阻塞性通气功能障碍,小气道功能重度减退,弥散功能正常。

2. 冠状动脉多层螺旋 CT(coronary artery multislice CT)检查 诊断提示:冠脉各分支未见明显狭窄。

3. 心脏彩色多普勒超声(heart color doppler ultrasound)检查(图 1-4-3、1-4-4)。

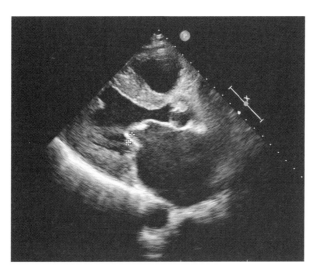

图 1-4-3 二维超声心动图

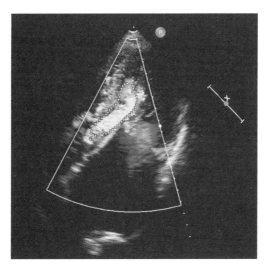

图 1-4-4 彩色多普勒超声心动图

心脏彩色多普勒超声检查提示:二尖瓣前后叶增厚,回声强,轻钙化,开放受限,开放直径 0.59cm,面积 1.05cm^2;二尖瓣口舒张期见红色花彩血流,流速 2.32m/s,压差 22.0mmHg,推算肺动脉收缩压力约为 56mmHg。诊断提示:风湿性心脏病、二尖瓣狭窄(mitral stenosis)、肺动脉高压。

情　境　4

　　医生告诉李女士,她的确定诊断是:风湿性心脏病、二尖瓣狭窄、肺动脉高压、心房纤颤。目前可以选择内科保守治疗和外科手术治疗,保守治疗只能缓解症状,随着治疗时间的延长,效果会逐步下降;外科手术是唯一根治的方法,但有一定风险,而且费用相对较高。医生让李女士及家属考虑一下。家属们在一起讨论后过来咨询:"不开刀只吃药不行吗? 吃中药或偏方能不能有效果? 有没有什么介入的方法? 手术风险有多大? 手术费用有多少? 做完手术还能活几年?"

　　经过医生和李女士及其家属的沟通,家属最后还是决定做手术。

　　医生向患者及家属介绍情况,根据患者的病情应该进行二尖瓣置换术(mitral valve replacement)。可用于置换的瓣膜有两种:机械瓣(mechanical valve)和生物瓣(biological valve),机械瓣需要终身服用抗凝药;生物瓣虽然不用长期吃抗凝药,但使用年限在 20 年左右,而且生物瓣价格相对较高。此外李女士还有心房纤颤,所以医生建议换机械瓣膜。

　　根据医生的建议,李女士在入院 1 周后在体外循环的辅助下完成手术,术后李女士进入重症监护病房(ICU)继续治疗。

患者资料	拟实施行动
推断/假设	拟学习的问题

情　境　5

　　李女士进入 ICU 后,医生对其进行呼吸机辅助呼吸,生命体征监测,调整体液、酸碱、离子平衡,维持心脏功能,抗炎对症等治疗。术后第 1~3 小时血压波动在 154/98~72/46mmHg 之间,尿量波动在 430~210ml/h 之间,经调整后血压逐渐趋于稳定。心包纵隔引流量在术后第 1 小时为 150ml,第 2 小时和第 3 小时引流量为 75ml 和 70ml,第 4 个小时引流量突然增加到 270ml,引流出暗红色不凝血,经治疗后引流量逐渐维持在 30ml/h 左右。术后 12 小时李女士突然出现心率增快,可达 135 次/分,为房颤心律,血压明显下降,降至 91/52mmHg,经治疗后心率降至 95 次/分,血压也稳定在 117/67mmHg。后来李女士恢复顺利,于术后第 2 天离开 ICU 回到病房。

　　出院前李女士问医生:"这次病治好了,太谢谢你们了! 不过我需要多长时间才能正常活动啊? 需要什么时间回来复查? 都查什么啊? 有人说换瓣之后有好多菜不能吃了,是不是啊? 是不是只要吃别的药都会和华法林起反应啊? 还有没有什么别的注意事项?"

患者资料	拟实施行动
推断/假设	拟学习的问题

案例5　"蚯蚓"引发的怪病

情　境　1

孙大娘,今年63岁,家居农村,长期干农活。自30岁开始出现左下肢静脉突起扭曲。初为小腿内侧近踝部细小静脉扩张扭曲。随着年龄增长,静脉逐渐增粗,范围不断扩大,扭曲度也不断加大,并向上部位发展,主要集中在下肢内侧,近膝部增粗扭曲尤为明显,有时出现腿部肌肉抽搐,尤以寒冷劳累后为甚,小腿皮下出现明显凹陷性水肿,晨起减轻午后加重,行走时逐渐感觉乏力、沉重,犹如灌铅一般。到45岁后,小腿中下段逐渐变黑,瘙痒,常忍不住搔抓,需用复方醋酸地塞米松乳膏止痒,但不能从根本上解决问题,皮肤变黑犹如炭一样,触及中下段小腿皮肤变硬,在变硬皮肤中间可触及呈沟状的静脉床,站立时突起,按压塌陷、柔软,偶尔局部红肿热痛,常诊断为下肢感染到医院抗生素治疗,能够缓解,曾在55岁时因瘙痒抓伤大出血呈喷射状,急诊送到医院给予加压包扎止血,抬高患肢,卧床结扎换药等处理,出血停止。后因干农活划伤也出现过类似大出血表现,近10年来左侧浅静脉曲张向上发展到大腿内侧,静脉粗细如食指大小,蜿蜒屈曲类似"蚯蚓",患者父亲、哥哥也患有静脉曲张。

患者于2013年11月25日到一家县级医院普外科就诊。体检发现生命体征正常,耳鼻口腔无异常,胸肺部及心脏均未发现异常,腹部平坦柔软,无压痛反跳痛、双下肢可见静脉曲张,左下肢色素沉着,无明显溃疡感染。Perthes试验示深静脉通畅,Trendelenburg试验解开止血带大隐静脉充盈时间约10秒,止血带未解开浅静脉充盈时间约20秒,Pratt试验提示小腿近膝部静脉充盈。入院后医生进行了血、尿常规检查(表1-5-1、1-5-2)

表1-5-1　血常规

项目	结果		正常值
RBC($\times 10^{12}$/L)	4.11		4~6
Hb(g/L)	120		120~170
WBC($\times 10^9$/L)	6.1		4.0~10.0
Neu%	73.9	H	50~70
Platelet($\times 10^9$/L)	157		100~300

表1-5-2　尿常规

项目	结果		正常值
* 小圆细胞(个/μl)	3.1	H	0~0
* 比重(SG)	>=1.030	H	1.015~1.025
酸碱度(pH)	6.0		5.5~6.5
白细胞(LEU)	NEGATIVE		NEGATIVE
酮体(KET)	NEGATIVE		NEGATIVE
葡萄糖(GLU)	TRACE		NEGATIVE
红细胞(个/μl)	8.6		0~25
白细胞(个/μl)	2.7		0~25
上皮细胞(个/μl)	8.3	H	0~6

情 境 2

于2013年11月28日在县级医院在硬膜外麻醉下行双下肢大隐静脉高位结扎并抽剥术,术后卧床休息制动,3天后双下肢出现肿胀疼痛并逐渐加重,以左下肢为甚。询问医生,答复"术后都有些肿胀的"。1周后下床行走,10天伤口拆线出院。出院后在家中做一些家务活,2013年12月14日上厕所时突感左下肢疼痛加重,尤以腘窝部和大腿部为甚,触及局部较硬,随后感胸闷、胸痛、气喘,全身出冷汗并黑蒙后晕倒,急送当地医院抢救治疗,于12月16日在当地医院行心胸CTA检查,图片见图1-5-1,行左下肢彩超检查示:"双下肢深静脉通畅,无明显异常回声"(患者无彩超图像),具体用药不详,后患者苏醒。

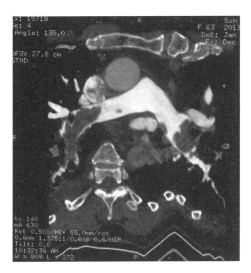

图1-5-1 胸心CTA

患者资料	拟实施行动
推断/假设	拟学习的问题

情 境 3

为行进一步治疗,患者于 2013 年 12 月 26 日到省级医院血管外科就诊,门诊以"肺栓塞,双下肢大隐静脉高位结扎并抽剥术后"收住院。2012 年曾行子宫全切及附件切除术,否认高血压、糖尿病、房颤病史,否认肝炎、结核等传染病史。测体温 T 37.5℃,脉搏 110 次/分,呼吸 24 次/分,血压 100/80mmHg,氧饱和度 80%,神志清楚,表情淡漠,精神差,呼吸浅快,呼吸音粗,双肺可闻及散在湿啰音,未闻及胸膜摩擦音。左下肢肿胀,皮肤颜色紫红,皮温高于对侧,双下肢皮肤色素沉着,无溃疡,双下肢可见多处手术切口瘢痕,双侧股动脉及足背动脉搏动正常,双下肢感觉及运动正常。省级医院于 12 月 26 日检测凝血功能(表 1-5-3),于 12 月 30 日再行双下肢深静脉彩超(图 1-5-2)

表 1-5-3 凝血功能

项目	结果		正常值
PT(S)	31.8	H	9 ~ 13
INR	2.92	H	0.85 ~ 1.15
TT(S)	12.7		12 ~ 16
APTT(S)	31.9		25 ~ 35
PTTA(%)	30	L	80 ~ 130
FIB(mg/dl)	355		200 ~ 450
D-dimer(mg/L)	6.118	H	0 ~ 0.5

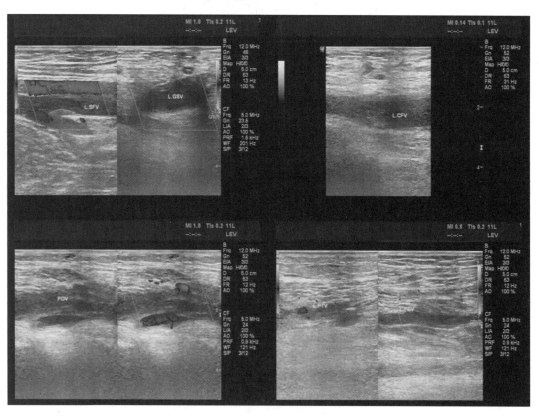

图 1-5-2 双下肢深静脉彩超

情 境 4

诊断为左下肢静脉曲张(varicose vein of lower limb)行大隐静脉高位结扎并抽剥术(flush ligation and stripping of long saphenous vein)后,左下肢深静脉血栓形成(deep venous thrombosis,DVT)并发肺栓塞(pulmonary embolism,PE),昏迷,低氧血症。患者是全家几口的顶梁柱,入省级医院之前患者家属及本人均感紧张、恐惧,因此入院后为防止肺栓塞程度进一步加重,主管医师征询其家属的意见并取得同意,同时也与当地新型农村合作医疗主管部门取得联系,并征得同意,立即在 DSA 下放置下腔静脉滤器(inferior vena cava filter)(图 1-5-3),同时在彩超引导下行左下肢深静脉内导管溶栓(catheter directed thrombolysis,CDT)(图 1-5-4),同时给予了积极的抗凝溶栓治疗,监测凝血功能(表 1-5-4),术后 3 天行 DSA 血管造影检查(图 1-5-5),溶栓治疗第 7 天 DSA 造影并行狭窄血管扩张(图 1-5-6),狭窄血管扩张良好(图 1-5-7),治疗前后肺栓塞比较有明显改善(图 1-5-8),整个诊疗费用约 6 万多元,而且为了防止复发还会继续服药一段时间。对于农村患者这意味着什么?

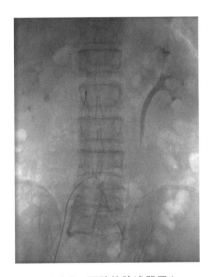

图 1-5-3 下腔静脉滤器置入

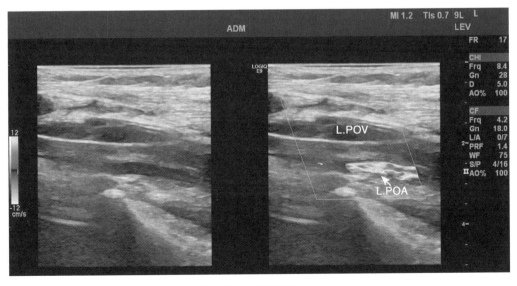

图 1-5-4 彩超引导介入

表 1-5-4　凝血功能

项目	结果		正常值
PT(S)	12.0		9 ~ 13
INR	1.10		0.85 ~ 1.15
TT(S)	19.7	H	12 ~ 16
APTT(S)	27.4		25 ~ 35
PTTA(%)	99	L	80 ~ 130
FIB(mg/dl)	219		200 ~ 450
D-dimer(mg/L)	6.351	H	0 ~ 0.5

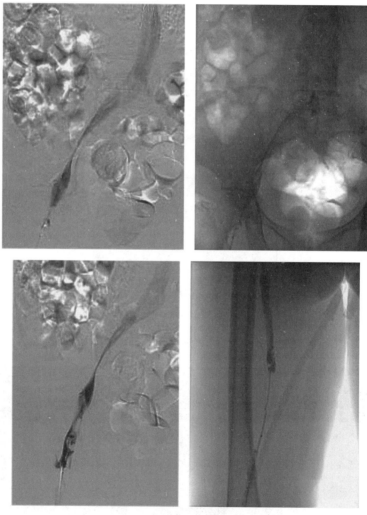

图 1-5-5　DSA 血管造影

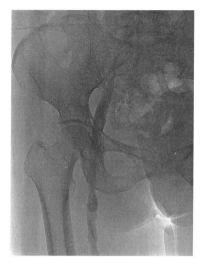
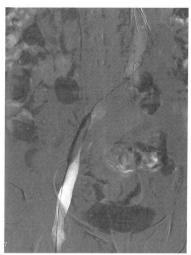

图 1-5-6　DSA 下狭窄血管扩张

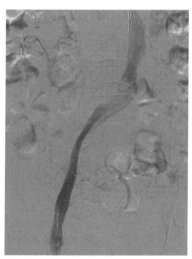
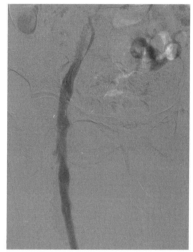

图 1-5-7　狭窄血管扩张后造影

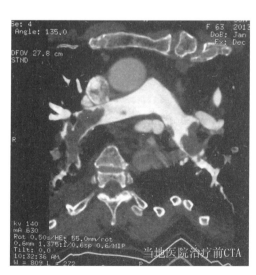
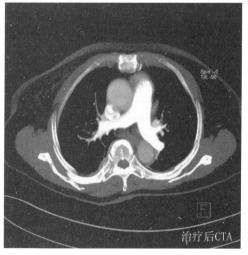

图 1-5-8　治疗前后肺栓塞比较

（谭　最）

案例6　老了,哪里出问题了?

情　境　1

王大爷2012年72岁,家住省会城市,从事教育工作40多年,平常搞教学伏案工作多,体育锻炼或活动较少,但用脑想问题多,家庭生活较宽裕,儿孙满堂,出门有汽车接送,物质生活不愁。既往2002年出现口苦、口干,眼睛干涩,视物模糊,饮水多、小便多,心前区有紧缩感,偶有疼痛不适,曾到医院给予了相应治疗,症状有所缓解,但没有能从根本上治愈,2006年11月一天突然出现口角歪斜,左侧肢体不能自主活动,意识恍惚,左侧肢体肌力差,经当地医院对症治疗后症状有所缓解,可拄拐杖跛行,2012年11月出现双下肢及足部发凉,尤以左侧为甚,行走200米左右出现腓肠肌和大腿臀部肌肉的酸胀疼痛不适,需原地休息5~10分钟疼痛才能逐渐缓解,并再开始行走,可再出现类似症状。每天口服多种药物,勉强维持生活,患病以来精神食欲差,夜间睡眠易醒,夜尿次数较多,逐渐消瘦。测体温36℃,脉搏80次/分,呼吸20次/分,血压120/80mmHg,腹部平软,无压痛反跳痛,左下肢小腿及足水肿,皮温降低,有明显色素沉着,左足趾皮肤枚红色,第5足趾破溃,少许分泌物,左侧股动脉搏动正常,腘动脉及足背动脉搏动触及不清,右侧足背动脉搏动减弱。患者因长期生病,情绪时常有些波动,但子女们都比较尽孝,陪其到医院诊治,虽病情能缓解,但不能根治,患者及家属也弄不明白,老了,到底哪里出问题了? 入院后医生检测了血、尿常规(表1-6-1、1-6-2)。

表1-6-1　血常规

项目	结果		正常值
RBC(×10^{12}/L)	4.11		4~6
Hb(g/L)	120		120~170
WBC(×10^9/L)	6.1		4.0~10.0
Neu%	73.9	H	50~70
Platelet(×10^9/L)	157		100~300

表1-6-2　尿常规

项目	结果		正常值
比重(SG)	≥=1.030	H	1.015~1.025
酸碱度(pH)	6.0		5.5~6.5
白细胞(LEU)	NEGATIVE		NEGATIVE
酮体(KET)	NEGATIVE		NEGATIVE
葡萄糖(GLU)	2+		NEGATIVE
红细胞(个/μl)	8.6		0~25
白细胞(个/μl)	2.7		0~25
上皮细胞(个/μl)	5.3	H	0~6
蛋白	1+	H	NEGATIVE

情　景　2

为了将病情诊断清楚,并考虑到需要行介入治疗,评价患者的手术耐受能力,医生检查了凝血功能(表1-6-3),肝肾功能糖脂检测(表1-6-4),肌钙蛋白(troponin)(表1-6-5),脑钠肽(brain natriuretic peptide,BNP)(表1-6-6)检测。并给予超声心动图(ultrasonic cardiogram,UCG)(图1-6-1),双下肢动脉CTA(computed tomngraphy angiography)检查(图1-6-2)。

表 1-6-3　凝血功能(2012 年 12 月 28 日)

项目	结果	正常值
PT(S)	10.4	9~13
INR	0.96	0.85~1.15
TT(S)	14.1	12~16
APTT(S)	28.3	25~35
FIB(mg/dl)	363	200~450
D-dimer(mg/L)	0.164	0~0.5

表 1-6-4　肝肾糖脂全套(2012 年 12 月 28 日)

项目	结果		正常值
ALT(U/L)	40		0~46
AST(U/L)	22		0~46
TBIL(μmol/L)	13.2		0~25
DBIL(μmol/L)	3.3		0~7
IDBIL(μmol/L)	9.9		1.5~18
GLU(mmol/L)	10.21	H	3.9~6.2
h-CRP(mg/L)	6.91	H	0~3.0
Cys_C(mg/L)	1.81	H	0~1.2
apoA1(g/L)	0.88	L	1.0~1.5
ApoB(g/L)	0.64		0.5~1.1
Cholesterol(mmol/L)	2.84	L	3.0~5.2
$\beta2$-microglobulin(μg/L)	5895.7	H	1000~3000
LDL-C(mmol/L)	1.92		1.5~3.1
HDL-C(mmol/L)	0.76	L	0.9~2.0
Lipoprotein(a)(mg/L)	146.7		0~300
BUN(mmol/L)	9.86	H	1.7~7.2
CREA(μmol/L))	93.6		40~100

表 1-6-5　肌钙蛋白(2012 年 12 月 28 日)

项目	结果	正常值
TnI Ⅱ(ng/ml)	0.022	0~0.028

表 1-6-6 脑钠肽(2012 年 12 月 28 日)

项目	结果		正常值
BNP(pg/ml)	448.8	H	0~100

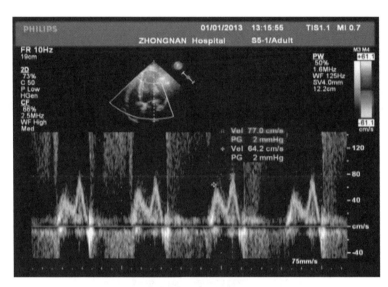

图 1-6-1 超声心动图(2013 年 1 月 1 日)

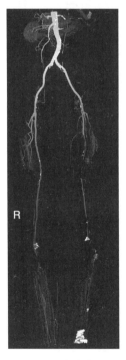

图 1-6-2 双下肢动脉 CTA 图像

患者资料	拟实施行动
推断/假设	拟学习的问题

经过上述检查可以诊断该患者为双下肢动脉粥样硬化闭塞症(atherosclerosis obliterans),2型糖尿病(type Ⅱ diabetes mellitus)合并左足趾溃疡(plantar ulcer),高血压病3级极高危,脑梗死后遗症(sequel of cerebral infarction)期,考虑到上述疾病复杂危重,同时左下肢缺血疼痛严重,进行传统的左下肢动脉搭桥手术(artery bypass surgery)患者可能不能耐受,用药物治疗又不能达到理想效果,患者有着强烈的治疗要求,因此在这种情况下于2012年12月给予患者在数字减影血管造影(digital subtraction angiography,DSA)下行左下肢经皮血管腔内动脉成形并支架置入(percutaneous transluminal angioplasty and stenting,PTAS)介入治疗(图1-6-3、1-6-4,1-6-5),术后立即可触及足背动脉搏动,肢体变温暖,足趾破溃处逐渐愈合。

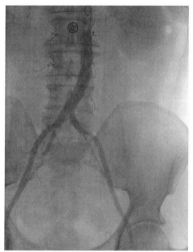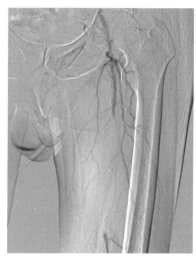

图 1-6-3　DSA 图像

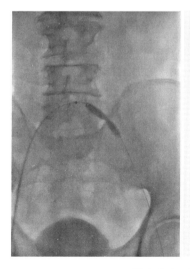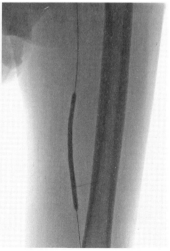

图 1-6-4　DSA 图像

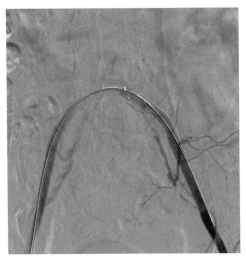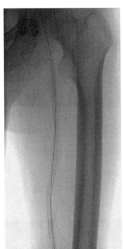

图 1-6-5   DSA 图像

患者资料	拟实施行动
推断/假设	拟学习的问题

病例 4

患者 2012 年底行 PTAS 后出院,医生嘱咐坚持糖尿病药物治疗,并同时给予抗血小板聚集及血栓形成药物长期预防性治疗,刚回家 3 个月内遵嘱良好,感觉下肢疼痛明显减轻,睡眠也较前好转,脚部也较前温暖许多,感觉病已完全治愈,每天口服药物较麻烦,从第 3 个月后自行停止抗血小板及血栓形成的药物,于 2013 年 4 月 20 日晚突然出现左下肢疼痛、麻木、活动受限,夜间难眠,皮温降低,再服药效果不明显,左足背动脉搏动明显减弱,6 天后再次入院,经 CTA 检查后发现原 PTAS 处血管阻塞(图 1-6-6),随后经与患者及家属协商并取得同意签字后,在 DSA 下再行介入治疗(图 1-6-7),经治疗后左足动脉搏动增强,下肢皮温升高,疼痛明显缓解。

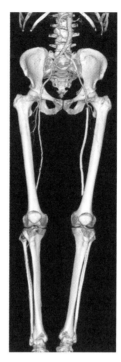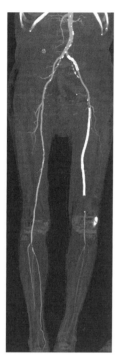

图 1-6-6 下肢动脉 CTA 图像

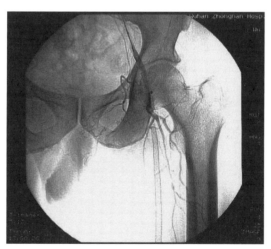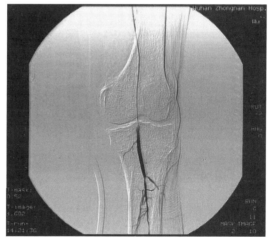

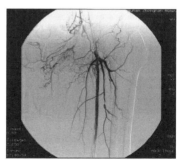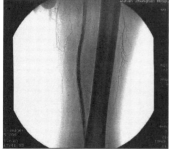

图 1-6-7 下肢动脉 DSA 治疗图像

(谭 最)

第二章　呼吸系统疾病

案例 1　旅游的代价

情　境　1

李小姐,23 岁,公司白领,上周末公司组织外出旅游,回家第 2 天就感觉浑身酸软、头胀、发热(fever),就自己吃了退热药,2 天后开始咳嗽(cough),又吃了咳嗽药水。李小姐觉得以往自己"感冒"吃点药、多喝水就会好,可是这次"感冒"5 天了,发热、咳嗽仍不见好,反而有加重的趋势,所以来到医院门诊就诊。医生详细询问李小姐,她告知 6 天前至佘山游玩,比较劳累,回家后就感觉身体不适,乏力,肌肉酸痛。第 2 天出现发热,体温最高 40℃,稍感畏寒,体温高时有头痛感,无恶心,呕吐,无寒战。发热以晚上较高,自服退热药布洛芬后能下降至正常,不用药体温就波动在 38～40℃之间。2 天后出现咳嗽,咳痰,为单声咳,咳少量白色黏痰,不易咳出,夜间咳嗽稍多,能平卧,咳时有上腹部疼痛,无痰血,无气急。这几天,李小姐精神稍差,发热时胃口差,大小便正常。

患者资料	拟实施行动
推断/假设	拟学习的问题

情　境　2

门诊医生给李小姐检查身体时发现：神清，呼吸 16 次/分，体温 38.3℃，心率 100 次/分，血压 90/60mmHg，浅表淋巴结未及肿大。两肺呼吸音粗糙，左下肺可及湿啰音，腹平软，触诊(－)，给予李小姐血常规和胸片检查(图 2-1-1)，检查结果如下(表 2-1-1)。

表 2-1-1　血常规

项目	结果		正常值
WBC(×10^9/L)	6.6		4.0 ~ 10.0
Neu%	73.5	H	40 ~ 70
Hb(g/L)	119	L	120 ~ 160
PLT(×10^9/L)	112.0		80 ~ 350

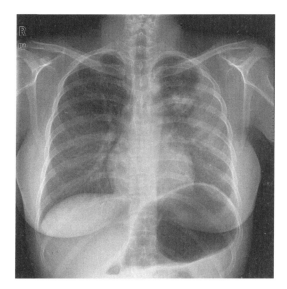

图 2-1-1　胸部正位片

门诊医生给予头孢西丁钠静滴 3 天，李小姐体温无明显下降，咳嗽加剧，痰不多。所以门诊医生给予李小姐胸部 CT 检查，结果如图 2-1-2 所示。

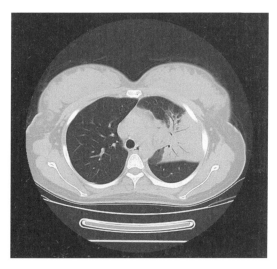

图 2-1-2　肺 CT

情　境　3

李小姐拟诊为左侧肺炎(pneumonia)收入院。详细询问病史,她在佘山旅游为野外活动,故曾被蚊虫叮咬过。入院查体:体温38.2℃,心率96次/分,呼吸18次/分,血压90/60mmHg,双上肢可见数个暗红色丘疹,有抓痕。肺部听诊左中肺呼吸音低,语颤增强,左肺底湿啰音。入院后初步检查结果如下:

1. 血常规(表2-1-2)。

表2-1-2　血常规

项目	结果	正常值
WBC($\times 10^9$/L)	7.4	4.0~10.0
Neu%	63.9	40~70
Hb(g/L)	120	120~160
PLT($\times 10^9$/L)	124	80~350

2. 抗肺炎支原体抗体 IgM　1:160。

3. B超　肝,胆,胰,脾,肾(-)。

4. 胸部CT　左上肺大片感染。

5. 动脉血气(未吸氧)报告　pH 7.45,PO_2 81mmHg,PCO_2 39.2mmHg,HCO_3 28.1mmol/L。

6. C反应蛋白66.6mg/l,血沉58mm/h。

7. 痰培养(-),痰找抗酸杆菌(-),血培养(-),结核抗体(-)。

8. 结核菌素试验(-)。

入院后医生给予李小姐头孢曲松和阿奇霉素静脉点滴抗感染治疗,同时祛痰(盐酸氨溴索,吉诺通),止咳(复方甲氧那明)治疗。用药3天,李小姐体温仍无下降趋势,仍有高热,体温大于39℃,并出现咳嗽加剧,咳白色黏痰,痰量增多,左侧胸痛(chest pain),与呼吸有关,感气急。查体:神志清,热容,血压90/50mmHg,心率120次/分,呼吸26次/分。左下肺呼吸音低,语颤减弱,未及明显干湿啰音,心律齐。

患者资料	拟实施行动
推断/假设	拟学习的问题

情 境 4

医生又给李小姐做了相关检查,检查结果如下:

1. 动脉血气(未吸氧)报告 pH 7.47,PO_2 68mmHg,PCO_2 30.4mmHg,HCO_3 20.5mmol/L。

2. 左侧胸水 B 超 左侧少量胸腔积液,无法定位。

李小姐母亲对于患者入院后做了那么多检查,治疗却没有效果,反而加重不能理解,要求医生给李小姐用最好最贵的药,医生对此跟李小姐母亲做了长时间的沟通。

医生考虑李小姐出现了肺炎并发症,对她进行了情绪上的安慰,告诉她平静呼吸,并调整了抗生素,换用莫西沙星静脉点滴,用药后李小姐的体温逐渐恢复了正常,胸痛、咳嗽也有好转。李小姐的脸上终于露出了笑容。可是体温刚正常,李小姐考虑因此次生病,已经请假多天,要影响工作急于出院,在医生的劝说下,李小姐听从了医生的意见。

出院前李小姐母亲对于出院时女儿还有轻微咳嗽及这次肺炎用这么厉害的抗菌素,下次是否无药好用很担心,并咨询医生如何预防肺炎及出院后的注意事项。医生详细作了解答。

患者资料	拟实施行动
推断/假设	**拟学习的问题**

(邵 莉)

案例2 我爬不上三楼了

情 境 1

老张,男性,69岁。去年冬天的一个早晨和平时一样去菜场买菜,因为这些天他有些咳嗽(cough)、咳痰(expectoration),所以外出时特意加穿了一件厚毛衣。买菜后他觉得有些累,走得快点就有点喘不上气来,于是慢悠悠地往家走,刚爬上二楼,他就觉得呼吸困难(dyspnea),似乎再也爬不上去了,只能停在二楼休息。这时正巧他女儿下楼上班去,忙搀扶老爸上了三楼,回家后老张坐着休息了好一会,呼吸才觉得顺畅些。他又说有些头痛,女儿给他测体温,发现体温38.5℃,于是赶紧叫了辆出租车送他去了医院急诊。

患者资料	拟实施行动
推断/假设	拟学习的问题

情 景 2

医生追问病史发现,老张近十余年来每年在秋冬换季时都会出现反复发作的咳嗽,咳些白色泡沫痰,一般没有发热和气急等其他不适,他也没有引起重视,总是让他女儿到地段医院配一些"消炎药"吃几天,似乎好一些就不再治疗了,每年总会持续 2 ~ 3 个月的时间,反正天气转暖后咳嗽也会慢慢好转。这次,2 天前洗澡时受凉后老张咳嗽次数增多,痰量明显增多,而且为白色脓痰,偶尔有些气急,未引起注意,直到今晨买菜时才出现上楼困难。老张平时有抽烟的习惯,一般每天 1 ~ 2 包。有轻度高血压,平时也服用降压药。本次发病数天来老张一般情况可,胃口可,夜间睡眠差,二便正常,无明显体重下降。在急诊看病时医生检查后发现:神志清,呼吸 26 次/分,心率 112 次/分,律齐,血压 150/90mmHg,口唇轻度发绀,三凹征(+),无胸腹矛盾运动。两肺叩诊过清音,两肺可及散在以呼气相为主的哮鸣音,及少量湿啰音。双下肢轻度水肿。

患者资料	拟实施行动
推断/假设	拟学习的问题

情 境 3

急诊医生给老张做了相关的检查

1. 血液学检查结果如下（表2-2-1、2-2-2）。

表2-2-1   血常规

项目	结果		正常值
WBC($\times 10^9$/L)	11.5	H	4.0 ~ 10.0
Neu%	85	H	40 ~ 70
Hb(g/L)	171	H	120 ~ 165
Platelet($\times 10^9$/L)	455	H	80 ~ 350

表2-2-2   动脉血气分析（未吸氧）

项目	结果		正常值
PH	7.32	L	7.35 ~ 7.45
PO_2(mmHg)	45	L	100
PCO_2(mmHg)	60	H	33 ~ 46
SO_2%	80.1	L	93 ~ 98
HCO_3^-(mmol/L)	35	H	22 ~ 27

2. 肺功能报告   肺活量与用力肺活量基本正常，第一秒率与V_{75}，V_{50}减低，最大通气量稍减退。残总百分比增高，CO_2弥散量降低。FEV_1/FVC<70%，FEV_1占预计值百分比为29%。

3. 胸片（图2-2-1）。

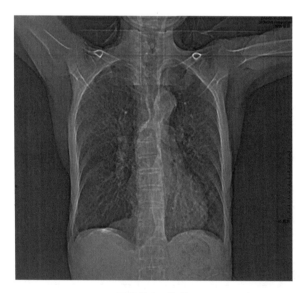

图2-2-1   胸片

患者资料	拟实施行动
推断/假设	拟学习的问题

情　境　4

　　老张被诊断为慢性阻塞性肺病(chronic obstructive pulmonary disease,COPD)急性加重、Ⅱ型呼吸衰竭(respiratory failure)。医生把老张收入院,予以低流量吸氧、抗感染、化痰、平喘等积极治疗后,老张症状好转,准备出院。出院前老张和女儿发生了争吵,原来医生叫老张出院前再次检查肺功能,老张觉得自己入院前已经查过了,反复检查是医院为了多赚钱,心里不痛快,叫女儿跟医生说不想做,可女儿叫他听医生的话;另外老张一早又在抽烟,还说小小咳嗽,都已经好了,十分不以为然,女儿十分担心。医生听了老张女儿的话,跟老张进行了沟通。老张听了医生的话后,决定戒烟,同时很痛快地做了肺功能检查,医生给老张制订了长期治疗的方案,并给老张以后生活提供了很多建议,老张出院了。

患者资料	拟实施行动
推断/假设	拟学习的问题

（邵　莉）

案例3 创业之初

情 境 1

"又憋了,又憋了",急诊值班的李医生听到叫喊声,看见今天休班的护士小红,扶着她的男朋友常先生,气喘吁吁地走进了诊室,忙问道:"怎么啦?""最近忙于开发一个项目,得不到休息,也觉得冷落了小红,今天带她去郊游,遇到了阵雨,驾车回家途中突然出现咳嗽、喷嚏、流涕等不适,后来就胸闷(chest distress)、憋气,有2小时了。"常先生断断续续地说,"近3个月来,憋喘经常发作,吃点氨茶碱、喷点沙丁胺醇能凑合"。看到男朋友喘不上气来,"有3~4年了,开始2年发作少,这2年多,有人说是慢性阻塞性肺病,也有人说是哮喘(asthma),他不坚持用药。"小红补充说。李医生急忙检查:体温37℃,脉搏116次/分,呼吸24次/分,血压110/80mmHg,神志清,喘息貌,大汗淋漓,呼吸困难(dyspnea)。呼吸运动左右对称;触觉语颤对称;双肺叩诊过清音;双肺呼气相可闻及大量哮鸣音。心率116次/分,节律规整,未闻及杂音。腹部查体未见异常。双下肢无水肿。李医生做完体检后,安排血液学检查和胸片检查。结果如下:

1. 血液学检查(表2-3-1)。

表2-3-1 血液学检查

项目	结果		正常值
WBC($\times 10^9$/L)	12.98	H	4.0~10.0
lymphocyte(%)	10.1		20~45
Neut(%)	78	H	45~75
RBC($\times 10^{12}$/L)	3.12		3.5~5.5
Platelet($\times 10^9$/L)	267		100~300
Hb(g/L)	152		110~160
CRP(mg/L)	62		5~10

2. 胸部 X 线片(图2-3-1)。

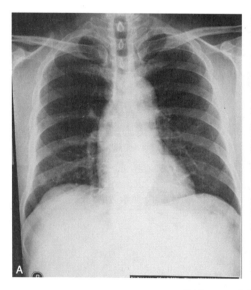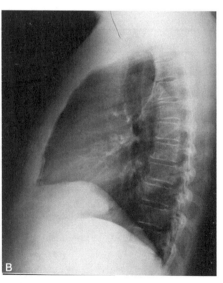

图2-3-1 胸部 X 线片
A. 正位片;B. 侧位片

李医生在等待胸部 X 线片报告的同时,给予静脉点滴一些对症药物后,病情有所缓解。李医生与常先生商量,因病情重,需住院进一步诊治。

情　境　2

入院后,主管江医生看到胸部 X 线片报告提示:双肺野透光度增高,双肺纹理稀疏,双侧肋膈角清晰,双肺野未见点片状阴影,未见结节影,心脏外形正常。结果未见其他异常情况。据常先生发病情况,江医生考虑到呼吸道疾病及心脏疾患的可能,江医生进一步安排了部分血液学检查、胸部 CT、心电图、心彩超及血气分析(blood gas analysis)等系列检查:

1. 胸部 CT 检查(图 2-3-2)。

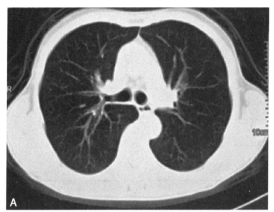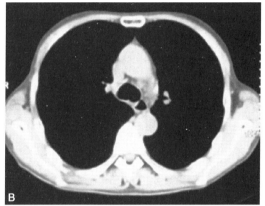

图 2-3-2　胸部 CT 检查
A. 肺窗;B. 纵隔窗

2. 心电图检查(图 2-3-3)。

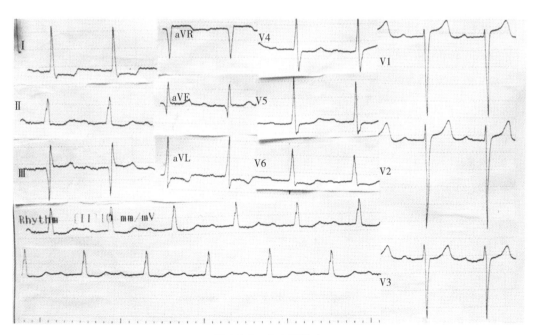

图 2-3-3　心电图检查

3. 心脏超声心动图　心脏各房室腔内径大小及各房室壁厚度均正常,各瓣膜开口大小正常,心脏各房室壁运动协调,未见矛盾运动;心脏收缩功能及舒张功能正常。

4. 血液生化学检查(表 2-3-2)。

表 2-3-2 血液生化学检查

项目	结果		正常值
ALT(IU/L)	28		0 ~ 40
AST(IU/L)	32		0 ~ 40
Total protein(g/L)	78		60 ~ 80
Albumin(g/L)	45		35 ~ 55
Creatinine(μmol/L)	43		26 ~ 106
CK(IU/L)	376	H	25 ~ 180
LDH(IU/L)	156		109 ~ 245
CK-MB(IU/L)	6.0		0 ~ 25
K$^+$(mmol/L)	4.1		3.5 ~ 5.5

5. 腹部 B 超 结果;均未见异常,未见腹水及腹膜后淋巴结肿大。

6. 血气分析检查(表 2-3-3)。

表 2-3-3 血气分析检查

项目	结果		正常值
氧分压(mmHg)	61	L	75 ~ 100
二氧化碳分压(mmHg)	62	H	35 ~ 45
氧饱和度(%)	90	L	95 ~ 98
pH	7.21	L	7.35 ~ 7.45
实际剩余碱(mmol/L)	6.1		
细胞外剩余碱(mmol/L)	6.3		
碳酸氢根(mmol/L)	33.9	H	22 ~ 27
标准碳酸氢根(mmol/L)	32.5	H	22 ~ 27
缓冲碱(mmol/L)	56.6	H	45 ~ 50
总二氧化碳(mmol/L)	38	H	22 ~ 31
剩余碱(mmol/L)	6.9	H	-3 ~ 3
标准 pH	7.29		
钾(mmol/L)	4.6		3.5 ~ 5.5
钠(mmol/L)	142		135 ~ 145
氯(mmol/L)	103		96 ~ 108
阴离子间隙(mmol/L)	3.1		
总血红蛋白(g/dl)	12.1		
肺泡动脉氧差(mmHg)	168		
氧总含量(vol%)	15.9	L	18 ~ 24

情　境　3

江医生拿到上面检查报告,血气分析结果表明存在呼吸衰竭而胸片除透光度高外无其他异常。看到心电图报告:窦性心动过速,118 次/分,ST-T$_1$、avL 改变,陈旧下壁心梗? 血清酶学检测部分升高,心彩超无明显异常,决定先请心内科医生进行会诊,做心脏方面的评估与诊断。心内科医生也排除心脏的急性病变,江医生结合胸部 CT 结果:双肺野透光度增高,气管及各支气管通畅,未见占位性病变及阻塞,双肺纹理稀疏,未见柱状及囊状扩张,未见点片状及结节阴影;双侧胸腔未见积液征象。她觉得肺 CT 无明显异常,常先生住院后经治疗症状也减轻、体征也基本消失。江医生为了明确诊断,进行了下面的试验。其结果如下:

1. 肺功能(lung function)试验

(1) 肺通气功能试验:阻塞性通气障碍(obstructive ventilatory disorder)(轻度)。

(2) 支气管扩张试验(bronchiectasis)阳性。

(3) 支气管激发试验阳性。

2. 特异性过敏原(allergen)检测　蒿蒿(+),葎草(+)。

江医生现在觉得诊断清楚了,准备告诉常先生。

患者资料	拟实施行动
推断/假设	拟学习的问题

情　境　4

　　根据常先生的临床症状,结合上述的有关检查,江医生觉得诊断支气管哮喘明确。根据2008 年版中国《支气管哮喘防治指南》,需要给予治疗哮喘的一些药物进行治疗,建议给予吸入型糖皮质激素(inhaled glucocorticosteroids,ICS)及服用白三烯调节剂等控制药物,还可使用一些缓解哮喘症状的药物如速效 β_2-受体激动剂及抗胆碱能药物等进行治疗。

　　常先生服从医生的治疗,病情很快就好转。江医生告诉常先生,哮喘经常反复发作,哮喘急性发作时往往很危险,需要进行规范治疗。缓解药物按需使用,控制药物需要长时间的用药,可减少哮喘发作次数和减轻哮喘的症状,甚至可以控制哮喘的发作。江医生给常先生制订了长期的治疗方案,还告诉常先生生活中应该注意的一些问题。常先生觉得这次住院,不仅缓解了他身体上的疾苦,而且解决了多年因疾病而产生的心里上的困扰,心想以后要定期门诊复查,坚持用药。

患者资料	拟实施行动
推断/假设	拟学习的问题

（徐迪世）

Note

案例4 美丽的代价

情 境 1

患者李女士,28岁,外企高管。为了更加靓丽,本来就不算胖的她实施了减肥计划,她过度节食,有时长时间不进主食,近半年来体重下降了10余斤。体重降下来了,但她的身体却出现了不适。1个月前出现咳嗽及胸闷(chest distress),胸闷呈逐渐加重,以致平卧困难,在当地医院就诊,给口服抗炎治疗2周,症状未缓解。半月前出现发热及左侧胸部疼痛,胸痛随吸气出现或加重,呈隐痛;发热多在午后或傍晚,呈低热。于是来门诊就诊,值班的方医生接待了她,查体:体温:37.7℃,脉搏98次/分,呼吸20次/分,血压110/70mmHg。营养差,消瘦。胸廓对称,左肺呼吸动度减弱;左侧触觉语颤减弱;叩诊右肺清音、左肺前3肋以下呈浊音;听诊右肺未闻及干湿性啰音、左肺前3肋以下呼吸音减低。心率98次/分,节律规整,心音正常,未闻及杂音和心包摩擦音。腹部未见异常,双下肢无水肿。方医生看完患者后,安排了一些血液学及胸片检查。结果如下:

1. 血液学检查(表2-4-1)。

表2-4-1 血液学检查

项目	结果		正常值
WBC(×10⁹/L)	13.68	H	4.0~10.0
Neu(%)	76	H	45~75
Hb(g/L)	112		110~160
Lymphocyte(%)	12.1	L	20~40
RBC(×10¹²/L)	3.12	L	3.5~5.5
Platelet(×10⁹/L)	231		100~300
ESR(mm/h)	96	H	0~20

2. 胸部X线片(图2-4-1)。

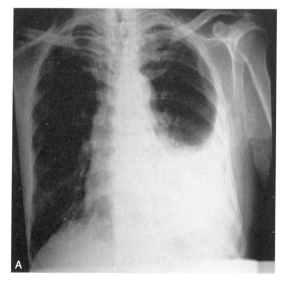
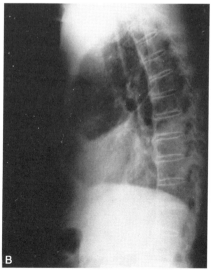

图2-4-1 胸部X线片
A. 正位片;B. 侧位片

方医生看到血沉很快,胸部X线片又不正常,告诉李女士胸片有问题,需住院进一步检查。

情　境　2

病房主管胡医生看到胸部X线片报告提示:右肺纹理略增粗,右侧肋膈角清晰,右肺野未见点片状阴影,未见结节影。左侧肋膈角消失,左中下肺野呈内低外高的片状弧线阴影,上缘位于左前4肋水平;并与左心缘融合。考虑到左侧是胸腔积液(pleural effusion)。胡医生告诉李女士,为了明确胸腔积液原因,还需进行一些血液学检查、胸腹部超声及胸部CT等系列检查:

1. 血液、痰化验及PPD试验(tuberculin test)。

(1) 血液生化学检查(表2-4-2)。

表2-4-2　血液生化学检查

项目	结果	正常值
ALT(IU/L)	34	0 ~ 40
AST(IU/L)	28	0 ~ 40
Total protein(g/L)	68	60 ~ 80
Albumin(g/L)	35	35 ~ 55
Creatinine(μmol/L)	88	26 ~ 106
CK(IU/L)	212	25 ~ 180
LDH(IU/L)	156	109 ~ 245
Glucose(mmol/L)	4. 6	3. 9 ~ 6. 1
K^+(mmol/L)	4. 2	3. 5 ~ 5. 5
Cl^-(mmol/L)	97	96 ~ 110
Na^+(mmol/L)	138	135 ~ 145

(2) 凝血象检查结果正常。

(3) B型钠尿肽(BNP,pg/ml):32(参考值0 ~ 100)。

(4) 抗结核抗体:弱阳性。

(5) 多次痰涂片找抗酸杆菌(-)。

(6) PPD:阳性。

2. 腹胸部超声　腹部超声均未见异常。左侧胸腔中量胸腔积液,并定位于体表。

3. 超声心动图　心脏各房室腔内径大小及各房室壁厚度均正常,各瓣膜开口大小正常,心脏各房室壁运动协调,未见矛盾运动;心脏收缩功能及舒张功能均正常。

4. 胸部CT检查(图2-4-2)。

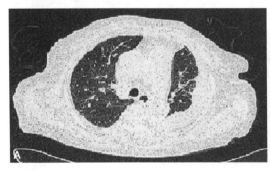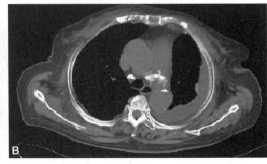

图2-4-2　胸部CT检查

A. 肺窗;B. 纵隔窗

胡医生看到上述检查,觉得左侧胸腔积液明确,至于引起胸水的原因可排除心衰、肝衰及肾衰竭之可能。引起胸水的原因还不清楚。

情　境　3

主管胡医生拿到胸部 CT 报告后,觉得与胸片一致:考虑为左侧胸腔积液,余无特殊发现。胡医生认为左侧胸腔积液诊断得到了进一步证实,基本上可排除肺癌的可能性,但引起胸腔积液的原因还不明确,心想下一步应该抽胸水。于是将这一想法告诉了李女士并争取她的配合。在李女士同意后进行胸腔穿刺(thoracentesis)抽胸水,进行胸水的相关检查。其结果如下:

1. 胸水化验检查

胸水常规检查(表2-4-3)。

表2-4-3　胸水常规检查

项目	正常值	项目	正常值
外观	淡黄色	细胞学总数(10^6/L)	800
比重	1.016	白细胞(10^6/L)	760
pH	7.21	单核细胞(%)	98
李凡它	(+)		

2. 胸水生化及肿瘤标记物检查(表2-4-4)。

表2-4-4　胸水生化及肿瘤标记物检查

项目	结果	项目	结果
Albumin(g/L)	26.6	Glucose(mmol/L)	4.89
Total protein(g/L)	47.9	ALP(IU/L)	21
LDH(IU/L)	131	CEA(ng/ml)	4.3
ADA(IU/L)	63	NSE(ng/ml)	12.52

3. 胸水细胞病理学检查　未见癌细胞。

4. 淋巴细胞培养(ymphoocyte cultivate)+干扰素测定(interferon measure)。

血淋巴培养+干扰素 A:76 SFC/10^6;

血淋巴培养+干扰素 B:104 SFC/10^6;

胸水淋巴培养+血淋巴培养干扰素 A:2504 SFC/10^6;

胸水淋巴培养+干扰素 B:2460 SFC/10^6。

注:以上参考值<24 SFC/10^6。

5. 胸腔镜检查　胸腔镜下可见:脏层、壁层胸膜广泛粘连。

黏膜活检:(壁层胸膜)可见肉芽组织,考虑为结核性改变。

胡医生看到胸水常规及生化结果,可判断胸水为渗出液(percolate),可排除漏出液(transudate)。综合上述检查,觉得诊断胸腔积液的原因清楚了,准备告诉李女士。

患者资料	拟实施行动
推断/假设	拟学习的问题

情 境 4

胡医生告诉李女士,你的胸腔积液是因结核性胸膜炎(tuberculous pleuritis)所致。根据2008年版《中国结核病防治规划实施工作指南》,要给予抗结核治疗(antituberculosis therapy)的一些药物进行治疗。另外由于咳嗽及发热,住院后多次胸穿,考虑也存在普通细菌感染的可能,故需要用抗生素抗感染治疗。拟用左氧氟沙星抗感染,左氧氟沙星为广谱抗生素,同时对结核分枝杆菌有一定的活性,美国胸科协会于2002年推荐左氧氟沙星为二线抗结核药物。左氧氟沙星1日一次给药尤其适合结核患者合并肺部感染的抗炎治疗。为减轻胸膜粘连及加快胸水的吸收,还准备给予激素(hormone)类药物如强的松口服。

李女士听说后表示服从医生配合治疗。2周后症状完全缓解,复查胸片胸水也吸收。胡医生告诉李女士,还需继续调整生活方式,激素按时减量,坚持用药,争取治愈避免结核复发和减少结核菌耐药。李女士记住胡医生的嘱咐,高兴地出院了。

患者资料	拟实施行动
推断/假设	拟学习的问题

（徐迪世）

案例5　是芦荟胶惹的祸吗

情　境　1

　　73 岁的王大爷是一个在河南农村生活了一辈子,平素身体硬朗,精神矍铄。3 年前被孝顺的女儿接到城市生活,安度晚年,以享清福。2 年前自觉进食较硬食物后,咽下哽噎疼痛,喝水后疼痛缓解,近半年吞咽困难加重,每次吃馒头后都会卡住一会儿。有一天一个陌生人敲门,推销一种叫"芦荟胶"的产品,老汉说明自己情况后,那人叫他买下 10 支芦荟胶,每日坚持服用,但老汉病情日渐加重,只能喝鸡蛋羹了,还有黑便。女儿听说后,立即带老人来医院就诊,见了医生就急切的对医生说:"都是芦荟胶害了我父亲。"老人有乙型肝炎病史,吸烟史,饮酒史,无肿瘤家族史,无高血压、糖尿病史,无手术及外伤史。

患者资料	拟实施行动
推断/假设	**拟学习的问题**

情　境　2

住院后医生为他进行了全面检查。

体格检查:体温 36.4℃,脉搏 78 次/分,呼吸 20 次/分,血压 130/80mmHg。一般状况较好,略显消瘦,营养一般,巩膜及皮肤无黄染,颈部及锁骨上未触及肿大淋巴结。胸廓对称无畸形,语颤正常,双肺呼吸音清,未闻及干湿啰音。腹平软,无压痛及反跳痛,肝脾未触及肿大,未触及包块,肠音正常。双下肢无肿胀。

辅助检查:

1. 食管镜检查　距门齿 29 cm 处发现如下病灶,镜身不能通过,取材送病理(图 2-5-1)。

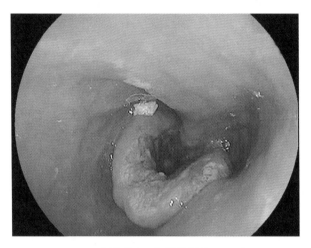

图 2-5-1　食管镜图像

2. 食管镜活检病理　食管鳞癌(esophageal cancer)。

3. CT 检查　食管隆起样病变,左侧胸膜肥厚。胃左动脉旁淋巴结肿大成团(图 2-5-2 ~ 2-5-5)。

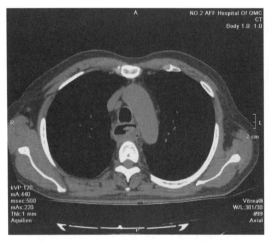

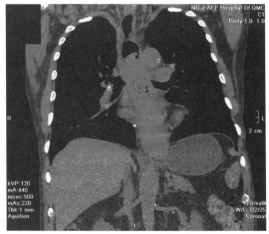

图 2-5-2　胸部 CT 检查(横断位)　　　　图 2-5-3　胸部 CT 检查(冠状位)

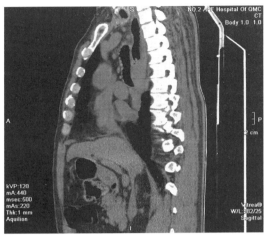

图 2-5-4　胸部 CT 检查 (矢状位)

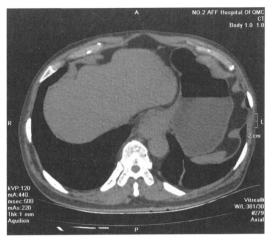

图 2-5-5　腹部 CT 检查 (横断位)

4. 上消化道钡透 (图 2-5-6)。

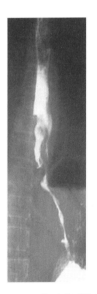

图 2-5-6　上消化道钡透

患者资料	拟实施行动
推断/假设	拟学习的问题

情　境　3

　　医生建议先行新辅助化疗（neoadjuvant chemotherapy），再行手术，家属拒绝新辅助化疗，决定先行手术治疗。医生完善了血、尿常规，凝血象，生化全项，乙肝五项，丙肝抗体，梅毒及 HIV 抗体，心电图和肺功能试验（pulmonary function test）等术前检查，其中 HBsAg（+）、HBeAb（+）、HBcAb（+），余结果未见异常。医生行右胸联合腹正中切口行食管癌切除胃代食管，纵隔淋巴结清扫，术中见胃左动脉旁多发质硬肿大淋巴结，术中肿瘤处食管床、胃左动脉旁放置氟尿嘧啶植入剂（fluorouracil implants），并银夹标记。术后病理回报：食管鳞癌，侵及食管全层，上下切断（-）胃左动脉旁淋巴结（5/6）、纵隔淋巴结（2/13）。术后经抗炎，静脉营养，抑酸等治疗，顺利康复，恢复良好，患者出现了轻度反流，应用抑酸药物，配合改变体位和饮食方式后好转。

患者资料	拟实施行动
推断/假设	拟学习的问题

情　境　4

　　患者术后 1 个月依术后病理分期制订化放疗方案。采用 GP 方案化疗,每 21 天一个周期,共计 6 个周期,第 3 个周期后放疗。化疗前复查血常规、肝功、肾功和心电图,均未见异常,如期化疗。化疗期间患者轻度胃肠道反应,无肝肾损害,有骨髓抑制,粒细胞减少,应用重组人粒细胞集落刺激因子后恢复正常。化疗至第 5 个周期复查时发现,肝脏有两个低回声病灶,治疗陷入窘境,家属一筹莫展。

患者资料	拟实施行动
推断/假设	拟学习的问题

(郑春雷)

案例6　一刀两命　绝处险还生

情　境　1

　　身体强壮的28岁小伙陈某,自己经营着一个网吧。半小时前与一迷恋网游的醉酒小青年发生争执,被小青年用随身携带的尖刀刺伤左胸下部。伤后无呼吸困难,无心慌、出汗。被急送至医院急诊科。值班的骨科医生小刘见状无法处置,测量了患者的生命体征无异常,但未进行其他检查(影像等),建议去胸外科病房住院治疗。患者平车推往病房的过程中,渐感呼吸困难,烦躁,大汗淋漓,口唇发绀,送至病房时出现极度呼吸困难,四肢湿冷,血压下降。查体伤口位于左侧腋中线第8肋间,长约1.5cm,无活动性出血,伤侧胸部饱满,皮下气肿,叩诊鼓音,呼吸音消失。此时当事人双方家属还未到现场,陪同人员急呼:快救救他吧!

患者资料	拟实施行动
推断/假设	拟学习的问题

情　境　2

值班医生小张将患者安排于抢救室,简单听了病史,同时进行了专科检查,未进行全面体格检查,生化检验,影像检查,决定立即以粗针进行左侧胸膜腔穿刺,穿刺时有大量高压气体喷出,伴有少量新鲜血液涌出,护士配合将乳胶手套做成简易单向活瓣并固定于穿刺针尾部,此刻患者呼吸困难、发绀立即缓解,围观的实习医生及家属都松了一口气,可是小张医生并没有停止工作,在实习医生的配合下,局麻于左胸腋中线第八肋间刀伤创口处,放置胸腔闭式引流(the thoracic cavity closed drainage),观察到仍有持续气体引出,水柱上下波动,并引出血性液体200ml,此刻测量患者生命体征平稳:体温 36.4℃,脉搏 88 次/分,呼吸 20 次/分,血压 120/80mmHg。

1. 急检血常规(表2-6-1)。

表 2-6-1　血常规

项目	结果		正常值
WBC($\times 10^9$/L)	12.0	H	4.0~10.0
RBC($\times 10^{12}$/L)	3.03	L	4.0~5.5
Hb(g/L)	112	L	120~160
HCT(%)	46		40~50
PLT($\times 10^9$/L)	153.0		100~300

2. 心电图结果　心率88 次/分,正常心电图。

患者资料	拟实施行动
推断/假设	拟学习的问题

情　境　3

放置胸腔闭式引流3小时,每小时引流量约30ml血性液体,无呼吸困难,自诉口渴加重,腹胀逐渐加重。

1. 查体　体温36.8℃,脉搏108次/分,呼吸24次/分,血压86/58mmHg。面色苍白,四肢湿冷,双肺呼吸音清,腹部略膨隆,未见肠型及蠕动波,腹软,未触及包块,左半腹压痛(+)、反跳痛(-)、移动性浊音(+),肠音弱。

2. 床旁超声检查提示　左侧胸腔少量积液,脾周及盆腔大量积液,最大深度8cm。

3. 急诊CT检查(图2-6-1、2-6-2)。

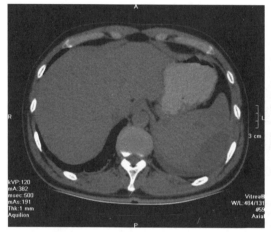

图2-6-1　腹部CT检查(横断位)　　　　图2-6-2　腹部CT检查(冠状位)

4. 复查血常规(表2-6-2)。

表2-6-2　复查血常规

项目	结果		正常值
WBC($\times 10^9$/L)	16.0	H	4.0~10.0
RBC($\times 10^{12}$/L)	2.23	L	4.0~5.5
Hb(g/L)	86	L	120~160
HCT(%)	28	L	40~50
PLT($\times 10^9$/L)	182.0		100~300

5. 生化检验未见异常。

6. 左下腹诊断性腹穿(diagnostic abdominal wear)　抽出不凝血。

患者资料	拟实施行动
推断/假设	拟学习的问题

情 景 4

　　患者被诊断为腹腔大出血,失血性休克(uncontrolled hemorrhagic shock),考虑胸腹联合伤,脾破裂(splenic rupture)可能性大。此时当事人双方家属均赶到现场,表示愿积极配合医生治疗,但对医生说明的脾切除(splenectomy)可能产生"后遗症"顾虑重重。急诊手术发现患者为胸腹联合伤(chest joint injury),膈肌损伤(the diaphragmatic muscle injury),活动性出血的并非脾脏损伤,而是胃短血管损伤大出血。止血后,患者顺利回病室,3 日后拔出闭式引流管,1 周后康复出院。正当小张医生为自己的成功判断,果断救治庆幸时,伤者的母亲送来了一面锦旗,并说双方选择了私下解决。意外的是伤人方第 2 天来医院大闹,说小张医生延误的治疗,增加了治疗费用,还要找院长索赔,弄得张医生一头雾水!

患者资料	拟实施行动
推断/假设	拟学习的问题

(郑春雷)

第三章　消化系统疾病

案例1　年轻的压力

情　境　1

　　小明今年上高三,学习非常辛苦,每天不能按时吃饭,尤其是早饭。小明认为牺牲早餐时间换取15分钟的睡眠时间,对学习时的精神恢复会更好一些。2个月来小明开始感觉上腹痛(abdominal pain),尤其是晚上睡觉时明显,严重时甚至影响睡眠。然而由于学习紧张,而且小明逐渐发现痛得厉害时吃两块饼干疼痛很快可以好转,因此个人并没有太在意。

　　今天上午小明仍像往常一样在宿舍起床后上洗手间,突然觉得头晕,无力,大便后站起时症状更加明显,同时伴有脸色苍白,大汗淋漓,周围的同学赶快将其送到医院急诊。

患者资料	拟实施行动
推断/假设	拟学习的问题

情　境　2

　　入院后急诊科医生很快给小明进行了体格检查,当时发现:患者意识清楚,疲倦面容,面色苍白,体温 36.6℃,脉搏 100 次/分,呼吸 18 次/分,血压 90/60mmHg。心律规则,未闻及明显杂音。双肺呼吸音清,腹部平软,剑突下轻压痛,全腹无明显反跳痛。肠鸣音活跃,移动性浊音阴性,双下肢无明显水肿。尿常规检查:未见明显异常。入院后大便未解,同学回忆最后一次所解为黑便(melena)。实验室检查结果见表 3-1-1、3-1-2。

表 3-1-1　血液检查主要项目

项目	结果	正常值
WBC($\times 10^9$/L)	12.5	4.0 ~ 10.0
Hb(g/L)	115	120 ~ 160
PLT($\times 10^9$/L)	201	100 ~ 300
TBIL(μmol/L)	11.8	3.5 ~ 20.5
DBIL(μmol/L)	4.2	0 ~ 6
Total protein(g/L)	62	65 ~ 85
ALT(U/L)	32	0 ~ 40
AST(U/L)	23	0 ~ 45
BUN(mmol/L)	11.2	2.9 ~ 8.2
Ccr(μmol/L)	81	59 ~ 104
Na(mmol/L)	137	135 ~ 149
Ka(mmol/L)	3.7	3.5 ~ 5.0
Glucose(mmol/L)	2.3	2.3 ~ 2.8

表 3-1-2　凝血功能检查

项目	结果	正常值
PT(s)	7.3	4.0 ~ 10.0
INR(%)	1.2	缺乏正常值
APTT(s)	28.4	23.9 ~ 45.5
FDP(mg/L)	4.2	0 ~ 5

患者资料	拟实施行动
推断/假设	拟学习的问题

情　境　3

1. 胃镜检查结果如下（图 3-1-1）。

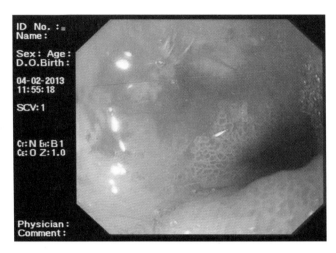

图 3-1-1　胃镜检查图

2. 腹部 CT 检查（图 3-1-2）。

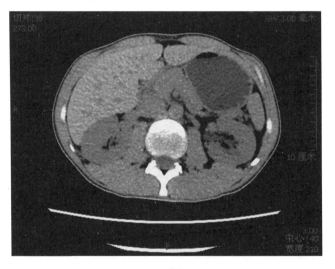

图 3-1-2　腹部 CT 图

医生告诉小明，电子内镜（electronic endoscope）检查显示十二指肠球部溃疡（duodenal ulcer），溃疡内可见血管残端，这是引起小明上消化道出血（upper gastrointestinal bleeding）的主要原因。由于出血量较大，小明需要住院治疗。

患者资料	拟实施行动
推断/假设	拟学习的问题

情 境 4

住院以后医生让小明卧床的同时禁食,给予静脉营养。另外给予强抑制胃酸的治疗。24 小时后小明就感觉头晕心慌的症状好转。由于惦记即将举行的考试,小明希望马上回到学校继续学习。这个时候医生建议小明复查了血常规,主要结果见表 3-1-3,贫血程度进一步加重,小明开始犹豫是否能立即出院。在医生的建议下,小明决定继续留在医院观察,待血常规结果正常后再回学校继续学习。

表 3-1-3 复查血常规结果

项目	结果	正常值
WBC($\times 10^9$/L)	9.8	4.0 ~ 10.0
1Hb(g/L)	82	120 ~ 160
PLT($\times 10^9$/L)	198	100 ~ 300

患者资料	拟实施行动
推断/假设	拟学习的问题

(侯晓华)

案例2　扰人的便血

情　境　1

　　王先生人到中年工作压力大,忙起来吃饭和睡觉的时间都不能保证。近半年来时常左侧腹部疼痛,开始为隐隐作痛,由于工作紧张,自己也没有太在意。2个月前在腹痛的基础上逐渐出现腹泻,开始时大便每天2～4次,糊状,有时大便中混有鲜红色血块。因为王先生以前有痔疮病史,他认为是自己的痔疮(hemorrhoid)发作,因此用了一些"痔疮膏",感觉有时还有明显效果,便血也能控制。直到3天前在外应酬吃了一顿烧烤,晚上开始出现腹泻(diarrhea)明显加重,一个晚上就拉了10次以上。大便开始为黄色糊样便,后慢慢变为黏液血便,到天亮后大便开始以鲜血为主,同时出现体温升高,自测体温38℃,家人赶快将王先生送来医院就诊。

患者资料	拟实施行动
推断/假设	拟学习的问题

情 境 2

入院后体格检查：意识清楚，急性面容，营养程度可。体温 38.2℃，脉搏 82 次/分，呼吸 18 次/分，血压 110/70mmHg。心律规则，双肺呼吸音清，腹部平坦，全腹软，左侧腹部轻压痛，反跳痛(−)，肠鸣音活跃，移动性浊音阴性，双下肢无明显水肿。

1. 尿常规检查　未见明显异常。
2. 大便常规检查　黄色，稀便，红细胞(+)，白细胞(+)，吞噬细胞(−)，寄生虫(−)。
3. 血液检查结果见表 3-2-1。

表 3-2-1　血液检查主要项目

项目	结果	正常值
WBC($\times 10^9$/L)	11.5	4.0 ~ 10.0
Neutrophil(%)	91%	50 ~ 70
Hb(g/L)	102	120 ~ 160
PLT($\times 10^9$/L)	235	100 ~ 300
TBIL(μmol/L)	12.7	3.5 ~ 20.5
DBIL(μmol/L)	4.6	0 ~ 6
Albumin(g/L)	31	35 ~ 55
ALT(U/L)	32	0 ~ 40
AST(U/L)	23	0 ~ 45
BUN(mmol/L)	7.2	2.9 ~ 8.2
Ccr(μmol/L)	81	59 ~ 104
Na(mmol/L)	137	135 ~ 149
Ka(mmol/L)	3.1	3.5 ~ 5.0
CRP(mg/L)	46	<8

因为便血(hematochezia)不止，王先生这时候也觉得自己得的不是痔疮，非常焦虑，不停问医生自己得了什么病。急诊室的医生只是说王先生需要住院进一步检查。

患者资料	拟实施行动
推断/假设	拟学习的问题

情　境　3

1. 入院后医生首先对王先生的大便进行了进一步检查　肠道沙门氏菌和志贺氏菌培养(−);肠道真菌培养(−)。

2. 王先生肠镜(colonic endoscopy)检查如下(图3-2-1)。

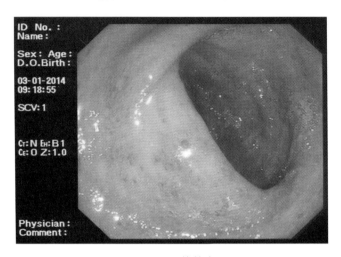

图3-2-1　肠镜检查图

3. 腹部CT检查如下(图3-2-2)。

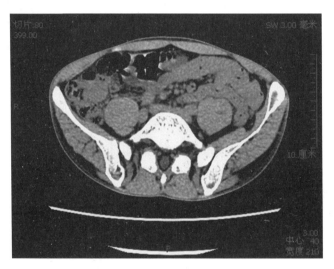

图3-2-2　腹部CT图

4. 结核相关检查　发现血中结核抗体检查(+),补充PPD检查(+)。

患者资料	拟实施行动
推断/假设	拟学习的问题

情 境 4

　　住院后在给王先生进行一系列检查的同时,医生也同时嘱咐其清淡饮食,同时给予足量的静脉营养与喹诺酮类的抗生素予以消炎。治疗后王先生体温逐渐恢复正常,大便次数也明显减少,然而大便内的鲜血始终没有完全消失,王先生苦恼不已。

　　1周后肠镜病检结果出来(图3-2-3)。

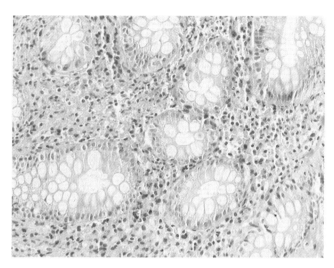

图 3-2-3　肠道活检病理图

　　病理报告如下:内镜下正常肠黏膜内多量淋巴细胞、浆细胞伴中性粒细胞及嗜酸性粒细胞浸润,多数腺体尚规则,部分腺上皮间可见炎症细胞浸润,小血管扩张淤血。

　　由于病理并未给予一个确切诊断,而王先生发现检查结果中结核抗体和 PPD 试验阳性,非常担心自己是否有肠结核(intestinal tuberculosis)。然而王先生了解到抗结核治疗药物存在较大副作用,因此苦恼于是否进行诊断性抗结核治疗。

患者资料	拟实施行动
推断/假设	拟学习的问题

(侯晓华)

案例 3　不明原因的肝功能异常

情　境　1

王女士今年 39 岁,在家从事农业劳作。近 3 年来,王女士自觉经常腹胀(bloating),乏力不适,食欲缺乏(loss of appetite),尤其是对荤油一类的食物完全不愿意接触。由于近期体重也开始下降,王女士在家人的坚持下终于同意到医院就诊。

内科医生的初步体格检查如下:意识清楚,疲倦面容,测体温 36.5℃,脉搏 68 次/分,呼吸 19 次/分,血压 118/75mmHg,心律规则,心音齐,双肺呼吸音清,未闻及干湿啰音。腹部平软,肝脾肋下未及,全腹部无压痛反跳痛,肠鸣音正常,双下肢无水肿。为明确乏力原因,门诊进行了血常规,肝肾功能检测,结果见表 3-3-1。

表 3-3-1　门诊肝功能(liver function)结果

项目	结果	正常值
TBIL(μmol/L)	10	3.5 ~ 20.5
ALT(U/L)	320	0 ~ 40
AST(U/L)	230	0 ~ 45
ALP(U/L)	267	40 ~ 150
GGT(U /L)	65	3 ~ 50
清蛋白(g/L)	37	35 ~ 55
球蛋白(g/L)	40.6	20 ~ 30

患者资料	拟实施行动
推断/假设	拟学习的问题

情　境　2

1. 由于门诊发现王女士肝功能明显异常,但是原因不明,询问其病史,王女士也否认既往有肝炎病史,因此门诊医生建议患者住院进一步检查。检查结果见表 3-3-2。

表 3-3-2　住院常见血液学指标

项目	结果	正常值
WBC($\times 10^9$/L)	5.06	4.0 ~ 10.0
Hb(g/L)	119	110 ~ 150
PLT($\times 10^9$/L)	209	100 ~ 300
BUN(mmol/L)	4.1	2.9 ~ 8.2
Ccr(μmol/L)	57	44 ~ 106
Na(mmol/L)	139	135 ~ 149
Ka(mmol/L)	4.4	3.5 ~ 5.0
PT(s)	11	10 ~ 16
APTT(s)	36.3	23.5 ~ 43.5
FIB(g/L)	3.5	2 ~ 4
INR	0.8	0.7 ~ 1.3
TT(s)	17.8	14 ~ 20

2. 大便常规　未见明显异常。
3. 小便常规　未见明显异常。
4. 甲肝抗体(-)。
5. 乙肝抗体(-)。
6. 丙肝抗体(-)。
7. 戊肝抗体(-)。
8. 肝胆超声检查(图 3-3-1)。

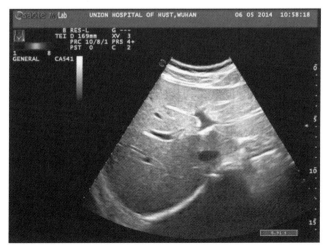

图 3-3-1　肝脏超声检查图

情　境　3

1. 在排除常见的病毒性肝炎后,医生建议王女士进行自身免疫性疾病的相关检查,结果见表 3-3-3。

表 3-3-3　自身免疫相关指标

项目	结果	正常值
抗核抗体 ANA	1∶1000(+)	–
抗着丝点蛋白	(+)	–
Anti-dsDNA	(+)	–
IgG(g/L)	23.5	7.5~15.6
IgM(g/L)	6.68	0.46~3.04

2. 肝胆 MRI(图 3-3-2)。

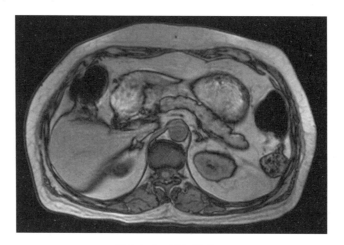

图 3-3-2　MRI 检查图

3. 根据王女士目前的检查结果以及临床症状,主治医师为进一步明确诊断,建议患者进行了 B 超引导下经皮肝脏穿刺活检(图 3-3-3)。

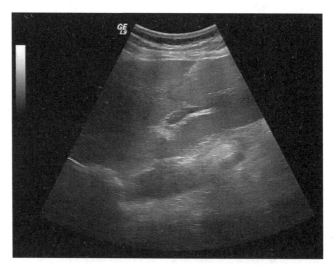

图 3-3-3　B 超引导肝穿刺

情　境　4

3 天后王女士拿到了肝脏病理结果:病理所见见图 3-3-4。

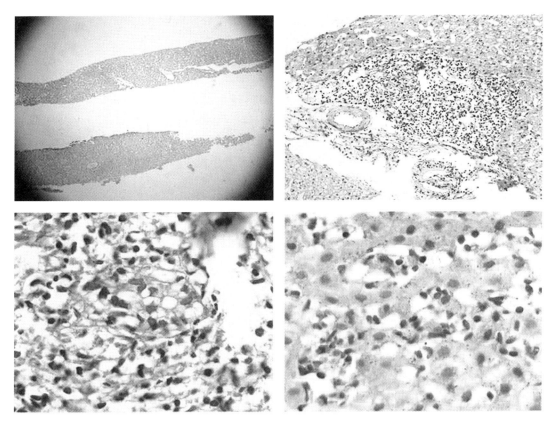

图 3-3-4　肝脏病理图

病理描述如下:肝脏活检组织内可见 6 处汇管区和 2 支中央静脉分支,其中汇管区内均可见汇管区水肿致汇管区范围明显扩大,汇管区内可见多数淋巴细胞浸润,局部汇管区与肝小叶周边交界处部位可见交界性炎症,肝小叶周边可见多数局灶性肝细胞坏死和坏死灶内淋巴细胞浸润,个别汇管区内小叶间胆管可见淋巴细胞浸润呈胆管上皮炎表现和胆管上皮细胞空泡变改变。汇管区内纤维组织和假胆管增生不明显。综上所见并结合临床自身免疫性肝炎全套检查结果,符合自身免疫性肝炎(autoimmune hepatitis)改变。

诊断 AIH 后,医生考虑给王女士进行了激素抗炎治疗,治疗 1 周后肝功能即有明显好转。检查结果见表 3-3-4。

表 3-3-4　复查肝功能结果

项目	结果	正常值
TBIL(μmol/L)	15	3.5 ~ 20.5
ALT(U/L)	98	0 ~ 40
AST(U/L)	92	0 ~ 45
ALP(U/L)	137	40 ~ 150
GGT(U/L)	53	3 ~ 50
清蛋白(g/L)	39	35 ~ 55
球蛋白(g/L)	30.5	20 ~ 30

(侯晓华)

Note

案例4　肝胆相照

情　境　1

　　老张手捂右上腹部弓着腰,由妻子扶着,满面痛苦,询问医生病情:"医生啊,昨天晚饭跟朋友聚餐之后,晚上突然肚子就疼起来了,一直疼,后背也跟着疼,还吐了,您帮我看一下吧!"妻子补充道:"老张胃不好反反复复很多年了,稍微吃冷的、油腻的就会不舒服。去医院做了胃镜也没查出什么毛病,只好自己吃点胃药,今天不知道怎么疼得厉害了。"老张躺下,测体温 38.7℃,脉搏92 次/分,呼吸 18 次/分,血压 130/92mmHg,痛苦面容,皮肤巩膜未见明显黄染,心肺查体阴性,腹部稍隆起,腹软,肝脏剑突下 4cm,肋下未触及,脾脏未触及。上腹部无压痛及反跳痛,墨菲征阳性。肠鸣音活跃,未闻及气过水声。医师安排其抽血并做腹部 B 超检查。结果如下(表 3-4-1)。

表 3-4-1　血液学检查项目

项目	结果		正常值
WBC($\times 10^9$/L)	11.8	H	4.0 ~ 10.0
Neu %	90	H	40 ~ 75
Hb(g/L)	125	L	130 ~ 175
Platelet($\times 10^9$/L)	204.0		125 ~ 350
TBIL(μmol/L)	40.8	H	3.5 ~ 20.5
DBIL(μmol/L)	32.3		0 ~ 6.8
AST(U/L)	20		5 ~ 45
ALK-P(U/L)	108	H	10 ~ 95
GGT(U/L)	120	H	10 ~ 60
BUN(mmol/L)	4.3		2.9 ~ 8.2
Creatinine(μmol/L)	64		59 ~ 104
AMS(U/L)	30		28 ~ 100

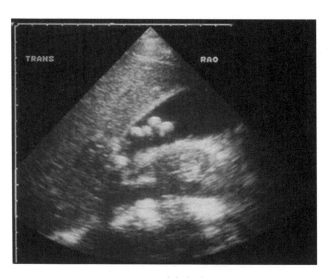

图 3-4-1　腹部超声图

情　境　2

腹部超声提示:胆囊大小为82mm×34mm,胆囊壁毛糙,壁厚6mm,胆囊内可见数个团块强回声,大的约23mm×8mm,后方伴声影。胆总管上段内径12mm,内部回声均匀。诊断提示:胆囊结石(cholecystolithiasis)、胆囊炎(cholecystitis)。医师对老张说看来你有胆石症(cholelithiasis),胃痛和心慌表现可能与胆囊结石有关。鉴于你胆囊炎比较重,另外还需要继续检查,需要住院治疗。

住院后除了复查肝功,还做了磁共振,治疗方面给予抗感染、保肝治疗。老张说为什么我的尿越来越黄了?

1. 血液学检查(表3-4-2)。

表3-4-2　肝功能检查

项目	结果		正常值
TBIL(μmol/L)	61.2	H	3.5~20.5
DBIL(μmol/L)	48.5	H	0~6.8
ALT(U/L)	550	H	0~40
AST(U/L)	200	H	5~45
ALK-P(U/L)	276	H	10~95
GGT(U/L)	614	H	10~60
Total protein(g/L)	72		65~85
Albumin(g/L)	44		35~55
Cholesterol(mmol/L)	3.6		0~5.2

2. 肝炎系列、肿瘤系列

(1) 肝炎系列:Anti-HAV IgM(-);HBSAg(-),anti-HBs(+);HBeAg(-),anti-HBe(-),anti-HBc IgM(-);Anti-HCV(-),Anti-HDV(-)。

(2) 肿瘤系列显示:AFP 5.3μg/L(参考区间:0~20μg/L);CEA 2.29μg/L(参考区间:0~6μg/L);CA-199 53.7U/ml(参考区间:0~40U/ml)。

3. 磁共振平扫及磁共振胰胆管成像(magnetic resonance cholangiopancreatography, MRCP)检查(图3-4-2、3-4-3)。

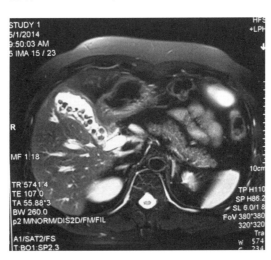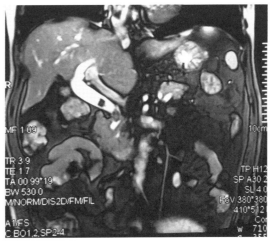

图3-4-2　腹部磁共振平扫

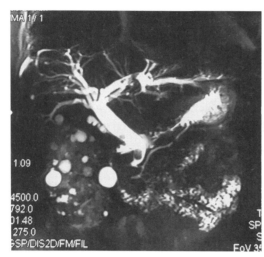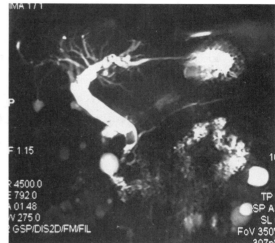

图 3-4-3　磁共振胆道成像

患者资料	拟实施行动
推断/假设	拟学习的问题

情境 3

很快磁共振的检查结果出来了,MRCP 检查提示:胆总管结石(calculus of common bile duct),胆囊结石。

此外还查了凝血功能(表3-4-3)。

表3-4-3 凝血六项

项目	结果		正常值
PT(s)	11.4		11～13
INR	0.94		0.8～1.5
TT(s)	19.2		14～21
APTT(s)	25.4		24～36
FDP(mg/L)	9.2	H	0～5
D-dimer(mg/L)	3.9	H	0～0.5

医生告诉老张,除了胆囊结石以外还存在胆管结石,并且已经造成肝功能损害,建议手术治疗,手术有微创和常规手术两种方法,但是即便是微创也并不代表风险小,医生让老张考虑一下。"要开刀啊!"老张有点害怕,"街上发给我的广告上说现在胆结石不用开刀了,可以震波碎石,也可以吃溶石、排石药物,练气功是不是也可以把石头逼下去啊?"

患者资料	拟实施行动
推断/假设	拟学习的问题

情 境 4

经过与家人商量,老张最后还是决定做手术。在手术方式上,医生给了老张两个选择:胆囊切除(cholecystectomy)、胆总管切开取石 T 管引流术或者先行内镜下逆行胰胆管造影术(endoscopic retrograde cholangiopancreatography,ERCP)去除胆管内结石再行腹腔镜胆囊切除术(laparoscopic cholecystectomy)。老张一时拿不定主意,医生说根据老张的病情,更倾向于选择后者,因为后者属于微创手术,不需要放置 T 管,恢复比较快。

根据医生的建议,老张 1 周后完成了手术,出院前问医生:"病治好了,太谢谢您了,以后有病再也不能拖了,出院后有什么忌口的呢? 据说切了胆的人就再也不能吃肉和鸡蛋了。另外,听说胆石症是肝有问题,是不是还有复发的风险,生活中需要注意点什么啊?

患者资料	拟实施行动
推断/假设	拟学习的问题

(蒋 安)

案例5　中年危机

情景1

王先生四十多岁,因为工作上的应酬很多,少不了抽烟喝酒,王太太知道他有肝病,喝酒不好,但也拿他没办法。最近工作和生活上的事压力很大,王先生有疲倦、胸闷、食欲减退、腹胀(abdominal distention)等多种症状,但体重无明显减轻,认为有胃病。去医院消化科求诊。当时王先生意识清楚,面露倦容,测体温36.7℃,脉搏72次/分,呼吸18次/分,血压125/92mmHg,心律规则、心音正常,呼吸音清,无明显啰音,腹部稍隆起,腹软,未扪及肿块,肝肋下未触及,脾脏肋下约4cm,质韧。肠鸣音(bowel sound)正常。继而按常规安排了血液化验检查(表3-5-1)。

表3-5-1　血液检查项目

项目	结果		正常值
WBC($\times 10^9$/L)	2.43	L	4.0~10.0
Neu %	37.4	L	40~75
RBC($\times 10^{12}$/L)	4.64		4.5~5.5
Hb(g/L)	125		130~175
Platele t($\times 10^9$/L)	74.0	L	125~350
TBIL(μmol/L)	30.0	H	3.5~20.5
DBIL(μmol/L)	12.2	H	0~6.8
ALT(U/L)	16		9~50
AST(U/L)	21		15~40
GGT(U/L)	13		10~60
Total protein(g/L)	64.7		65~85
Albumin(g/L)	37.3		40~55
Prealbumin(mg/L)	156	L	170~420
BUN(mmol/L)	4.3		2.9~8.2
Creatinine(μmol/L)	66		59~104
AFP(μg/L)	1210	H	0~20
CEA(μg/L)	1.7		0~10
CA199(U/ml)	11.7		0~39

患者资料	拟实施行动
推断/假设	拟学习的问题

情 境 2

拿到检查结果后,医生借故支开王先生,单独对王太太说,王先生甲胎蛋白(alpha-fetoprotein,AFP)明显升高,可能不太好。而且血常规显示,白细胞和红细胞系减少,追问以前并没有血液病史,最近刷牙容易出血,医生叮嘱一定要继续检查。并安排了磁共振(nuclear magnetic resonance)和胃镜(gastroscope)。看到王太太很紧张,医生安慰王太太说:"其实活动性肝炎患者 AFP 也可以升高的,先不要太担心,咱们查着看。"随后开了肝炎系列,胃镜和磁共振检查,王先生等在门外,似乎也感觉到了什么。

1. 肝炎艾滋梅毒系列(表 3-5-2)。

表 3-5-2　肝炎艾滋梅毒系列

项目	结果		正常值
Anti-HAV IgM	–		–
HBsAg(IU/ml)	0		<0.05
anti-HBs(MIU/ml)	86.45	H	<10
HBeAg(S/CO)	0.309		<1
anti-HBe(S/CO)	0.27		<1
anti-HBc IgM(S/CO)	7.250	H	<1
Anti-HCV(S/CO)	0.02		<1
Anti-HDV	–		–
Anti-HIV	–		–
TPHA	–		–

2. 胃镜检查(图 3-5-1)。

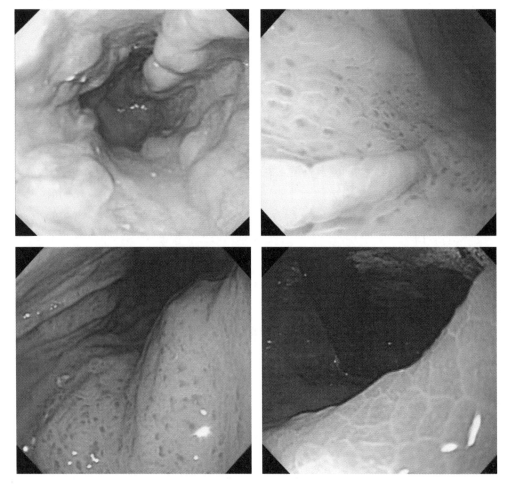

图 3-5-1　胃镜检查

3. 磁共振平扫、增强、弥散检查(图 3-5-2)。

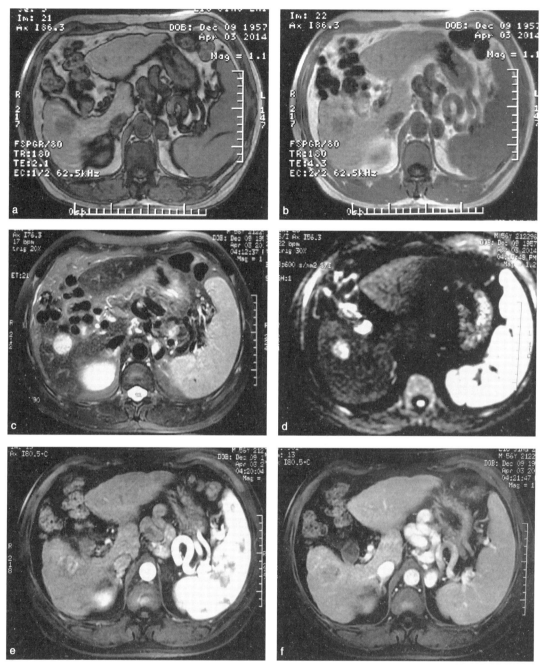

图 3-5-2　上腹部磁共振检查

a,b. T_1加权;c. T_2加权;d. 弥散加权;e. 增强扫描(动脉期);f. 增强扫描(静脉期)

患者资料	拟实施行动
推断/假设	拟学习的问题

情 境 3

胃镜检查提示:食管静脉曲张(esophageal varices)(重度),慢性浅表性胃炎(chronic superficial gastritis)伴糜烂(erosion),提示并有门脉高压性胃病(portal hypertensive gastropathy,PHG)。

MRI 提示:肝脏体积缩小,形态不规则,表面呈波浪状,肝裂增宽,右前叶下段见一结节样低信号影,大小约2.7cm×2.6cm,脾静脉、胃底静脉增粗迂曲,食管下段见迂曲血管影。考虑右前叶小肝癌(small liver carcinoma),肝硬化(hepatic cirrhosis)、脾大(splenomegaly)。

医生看过报告以后告诉王太太,依照2010年美国肝脏研究学会所颁布的肝癌诊疗指南,可不经活体检查直接诊断为肝细胞癌(hepatocellular carcinoma)。目前肝癌、肝硬化、脾功能亢进(hypersplenism)的诊断可以确立。

王太太含着眼泪告诉医生,不要让王先生知道他的病,我怕他一时接受不了。医生同意采取保护性医疗,并将王先生收住肝胆外科住院,检查了肝储备功能(hepatic functional reserve)、凝血功能(coagulation function)及骨髓穿刺(bone marrow aspiration),以进一步确定可能的治疗方案。

1. 吲哚菁绿排泄试验   ICG 15 分钟留滞率(indo cyanine green retention rate at 15min,ICG R15):21.33%;ICG 血浆清除率(indo cyanine green plasma clearance rate,ICG K):0.12/min。

2. 凝血六项检查(表3-5-3)。

表3-5-3 凝血六项检查

项目	结果		正常值
PT(s)	14.5	H	8.0~12.0
INR(%)	1.20	H	0.92~1.09
APTT(s)	41.5	H	24~37
Fibrinogen(g/L)	2.25		2~4
FDP(mg/L)	8.2	H	0~5
D-dimer(mg/L)	5.9	H	0~0.5

3. 骨髓检查   三系细胞增生活跃,各系均有成熟障碍表现。

患者资料	拟实施行动
推断/假设	拟学习的问题

病 例 4

　　王先生住院以后,一直闷闷不乐。一天查房时,王先生对太太和医生说:"别再瞒着我了,我有权利知道我的病情,有权利决定我是否手术。"王太太终于同意医生将实情告诉王先生,王先生反而释然了,积极配合医生治疗。医生告诉王先生:可以选择肝移植(liver transplantation)手术,但供肝至少要排到 3~6 个月以后,但王先生已经等不及了。推荐肝癌切除手术,为了降低门静脉高压症、脾功能亢进引起的上消化道出血(hemorrhage of upper digestive tract)以及血细胞减少的风险可以考虑同时行脾切除贲门周围血管断流术。但是王先生肝脏很小,有术后肝功能衰竭(liver function failure)的风险,医生让王先生的家人一起商议,统一思想。王家人多方咨询均被告知供肝短缺,最终同意了行肝癌切除脾切除断流术,所幸手术进行的顺利,王先生顺利恢复。王家人问术后需不需要做介入或者吃靶向药物,听说生物免疫治疗也有效,是这样吗?

患者资料	拟实施行动
推断/假设	拟学习的问题

(李宗芳)

案例6　乐极生悲

情　境　1

春节期间,在外打工的小刘回家过年,因为一年才有一次团圆的机会,所以天天聚餐、喝酒、打牌,不醉不归。初一晚上喝醉以后,出现上腹部胀痛,为持续性隐痛,但可以忍受,恶心、欲吐,认为饮酒所致,断了酒。但4天以来腹痛、腹胀没有缓解,还出现发热,而且这几天一直没有食欲也没大便。所以来到了急诊科。

医生问过病情后查体:体温38.5℃,脉搏120次/分,呼吸20次/分,血压149/110mmHg。全身皮肤黏膜黄染。心肺正常,腹部膨隆(abdominal bulge),无腹壁静脉曲张(varicosity of abdominal wall),未见肠型(intestinal form)及蠕动波,全腹韧,上腹部压痛(abdominal tenderness),无反跳痛(rebound tenderness),无包块,肝脏肋下未触及,脾脏肋下未触及,胆囊未触及,肝区无叩击痛,脾脏叩诊正常,肝浊音界正常,肝上界位于右锁骨中线第5肋间,双侧肾区无叩击痛,移动性浊音(shifting dullness)阴性,叩诊呈鼓音,肠鸣音(bowel sound)减弱1次/分,未闻及血管杂音,未闻及气过水音(gurgling)。医生做了抽血化验以及站立位腹平片检查。

1. 血液检查(表3-6-1)。

表3-6-1　血液检查

项目	结果		正常值
TBIL(μmol/L)	123.1	H	5~20
DBIL(μmol/L)	99.0	H	1~7
ALT(U/L)	609	H	8~40
AST(U/L)	308	H	5~40
ALK-P(U/L)	245	H	40~140
GGT(U/L)	1057	H	7~40
BUN(mmol/L)	4.63		1.7~8.3
Creatinine(μmol/L)	57.9		50~130
Glucose(mmol/L)	13.86	H	3.3~6.0
Cholesterol(mmol/L)	4.3		3.3~5.8
Triglyceride(mmol/L)	6.25	H	0.5~1.7
WBC(×10^9/L)	16.49	H	4.0~10.0
Neut%	89.1	H	50~70
RBC(×10^{12}/L)	5.10		4.09~5.74
Hb(g/L)	159		130~175
Platelet(×10^9/L)	232.0		100~300

2. 站立位腹平片（图 3-6-1）。

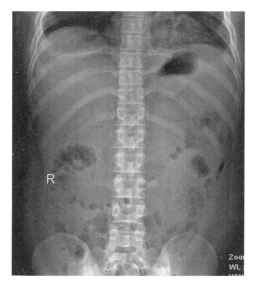

图 3-6-1　站立位腹平片

患者资料	拟实施行动
推断/假设	拟学习的问题

<h2 style="text-align:center">情　境　2</h2>

　　住院后虽然给予输液治疗,但患者腹胀更严重了,还反复呕吐,腹痛呈持续性,出现向腰背呈带状放射痛(radiating pain),腹部查体:腹部明显膨隆,上腹中部压痛,无反跳痛,移动性浊音阴性,未闻及肠鸣音。医生安排了如下检查:

　　1. B 超检查提示　胆囊结石(cholecystolithiasis),胆囊炎(cholecystitis),胆总管增宽。

　　2. 胃镜示　慢性浅表性胃炎伴糜烂。

　　3. 血淀粉酶(hemodiastase)　AMY 2642IU/L(参考区间:0~125IU/L);尿淀粉酶(urinary amylase)UAMY 2315IU/L(参考区间:100~330IU/L)。

　　4. 上腹部 CT(图 3-6-2)。

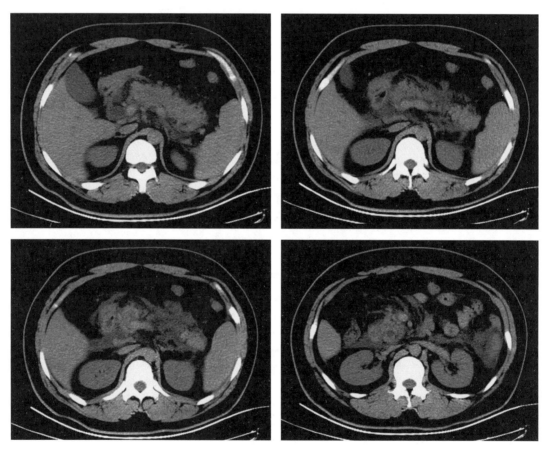

图 3-6-2　上腹部 CT 平扫

5. 磁共振胆道成像,平扫(图3-6-3)。

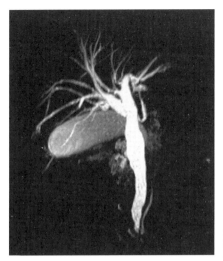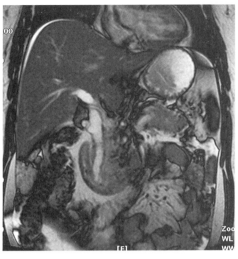

图 3-6-3 磁共振胆道成像,平扫

患者资料	拟实施行动
推断/假设	拟学习的问题

情　境　3

　　腹部CT提示:坏死性胰腺炎(necrotizing pancreatitis),胆囊结石,双侧胸腔积液(hydrothorax)。结合血尿淀粉酶升高,患者被诊断为:重症急性胆源性胰腺炎(severe acute biliary pancreatitis,SABP)。经保守治疗2天后,症状缓解不明显,每日尿量约500ml,腹胀更加明显了。

　　1. 肾功能检查(表3-6-2)。

表3-6-2　肾功能检查

项目	结果		正常值
BUN(mmol/L)	19.2	H	1.7~8.3
Creatinine(μmol/L)	218.3	H	50~130
Glucose(mmol/L)	16.1	H	3.3~6.0
Na(mmol/L)	120.5		136~151
K(mmol/L)	6.5		3.5~5.3
Ca(mmol/L)	1.3		2.3~2.8

　　看到患者的状况肝胆外科医生请肾病科医生会诊,除了用利尿药治疗以外,还加上了血液透析(haemodialysis)治疗。经过血液透析,患者尿量逐渐增多,腹痛也明显缓解,但是3周后复查上腹部CT发现了新的问题。

　　2. 上腹部CT平扫(图3-6-4)。

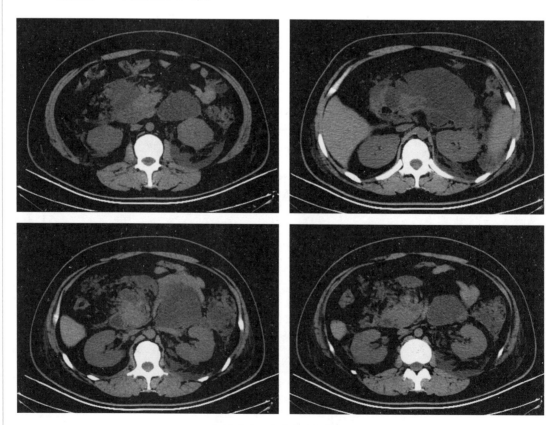

图3-6-4　上腹部CT平扫

情　境　4

　　医师告诉小张,他的胰腺发现了一个胰腺假性囊肿(pancreatic pseudocyst),需要手术治疗。但现在时间有点早,另外发现血糖有点高需要继续控制血糖,可以先出院,6个月以后再来院手术。这一段时间需要清淡饮食,严禁饮酒以及进油腻食物。

　　小张6个月以后按要求住院,复查MRCP未发现胆总管结石,遂行胆囊切除术以及胰腺假性囊肿-空肠Roux-en-Y吻合术。术后恢复正常,小张说:"从发病到现在已经有半年时间,其实多年前就知道有胆囊结石,但因为人在外地打工没有医疗保险所以没有及时手术。可能回来大吃大喝诱发了胰腺炎。如果不这样,说不定就不会犯病了。"医师说:"生活习惯很重要,很多疾病都与生活饮食习惯有关系,防止胰腺炎转为慢性。"

患者资料	拟实施行动
推断/假设	拟学习的问题

(李宗芳)

第四章　内分泌与代谢系统疾病

案例1　多病西施

情　境　1

　　毛莉莉,47岁,公司财务处副主任,作为公司资深员工,为公司贡献了青春,在培养接班人后,正打算调整生活节奏,为今后退休的生活做准备,不时会在周末和爱人去周边城市旅游一下。近半年来,总有容易疲劳、不思饮食、想睡觉的感觉,她以为以前压力太大,现在压力减轻后还不适应,认为是亚健康状态;同事小李说她皮肤颜色比以前黑了一些,她回答是外出旅游晒黑的,所以未引起重视。3个星期前爱人出差了,按照习惯晚饭后毛莉莉自己在小区内散步,走着走着突发头昏眼花、恶心、呕吐,吐的是晚餐进食的白菜、木耳和米饭等。旁边一位正在散步的大妈马上扶着她蹲下来,休息后感觉稍微好一些,刚一站起来,再次恶心、呕吐,差一点昏倒在地上,当时周围围观的好心人马上拨打120,在大妈的陪同下,毛莉莉于当地诊所对症治疗后,头昏眼花稍有好转,但偶尔仍有恶心及呕吐。爱人出差回来后,劝说她到医院看看。开始,毛莉莉还想坚持工作,最近2天恶心越来越明显,这才来就诊,医院以"慢性胃炎"收入院。既往无妊娠史,无血缘子女,收养一个男孩,15岁,就读中学。停经2年,外院曾诊断颈椎病1年。

　　入院体检:体温36.5℃,脉搏105次/分,呼吸20次/分,血压104/80mmHg,全身浅表淋巴结未扪及,心肺(-),上腹部轻压痛、无反跳痛,无肌紧张,余(-),双肾区无叩击痛。口角不歪,伸舌居中,四肢肌力Ⅴ级,病理征(-)。实验室检查如下(表4-1-1)。

表4-1-1　血液学检查项目

项目	结果	正常值
WBC($\times 10^9$/L)	5.37	3.5~9.7
Neu %	44.3	50~70
Hb(g/L)	135	107~153
Platelet($\times 10^9$/L)	204.0	94~268
RBC($\times 10^{12}$/L)	6.17	3.42~5.18
Total protein(g/L)	76.4	65.0~85.0
Albumin(g/L)	38.9	40.0~55.0
AST(U/L)	26.6	5.0~40.0
ALT(U/L)	9.5	5.0~40.0
BUN(mmol/L)	3.43	2.9~8.2
Creatinine(μmol/L)	73.4	53.0~97.0
Glucose(mmol/L)	5.14	3.9~6.1

续表

项目	结果	正常值
CHOL(mmol/L)	3. 18	3. 10 ~ 5. 72
TG(mmol/L)	1. 33	0. 30 ~ 1. 70
HDL-C(mmol/L)	0. 73	1. 29 ~ 1. 55
LDL-C(mmol/L)	1. 54	1. 55 ~ 3. 12
Na(mmol/L)	125. 2	136. 0 ~ 145. 0
K(mmol/L)	4. 29	3. 5 ~ 5. 2
Cl(mmol/L)	96. 4	96. 0 ~ 108. 0
CO_2(mmol/L)	14. 7	22. 0 ~ 29. 0

凝血功能正常,肝炎、梅毒、HIV 等相关检查为阴性。大小便常规正常。血沉:17. 0mm/h。

患者资料	拟实施行动
推断/假设	拟学习的问题

情 境 2

医生给毛莉莉进一步做了胃镜检查,明确"慢性浅表性胃炎"诊断。颈椎磁共振检查,明确"颈椎病"诊断。经过饮食调理、抑酸、补液、营养支持,维持水电解质平衡等对症支持治疗后,恶心、呕吐及头昏等症状有一些缓解。毛莉莉和爱人认为诊断明确了,病情也稳定了,担心过度医疗,拒绝进一步检查,随即出院。之后在爱人的坚持下,毛莉莉向单位请假半月,打算在家里好好休息一下。半月后,毛莉莉仍然感觉疲倦,头昏,她认为上班习惯了,在家待着也会闲出毛病,于是打起精神又上班了。走进办公室,同事小李说:"毛主任,你到哪里去度假了? 晒得更黑了?"毛莉莉正准备回答,突然又头昏眼花,再次出现恶心、呕吐,小李和同事们急忙通知毛莉莉的爱人,同时把她送进医院。

入院体检:体温 36.7℃,脉搏 110 次/分,呼吸 19 次/分,血压 88/66mmHg,除精神稍差,余(-)。实验室项目复查结果如下(表 4-1-2)。

表 4-1-2　血液学复查项目

项目	结果	正常值
WBC($\times10^9$/L)	5.12	3.5~9.7
Neu %	59.4	50~70
Hb(g/L)	123	107~153
Platelet($\times10^9$/L)	115.0	94~268
RBC($\times10^{12}$/L)	5.69	3.42~5.18
Total protein(g/L)	72.1	65.0~85.0
Albumin(g/L)	39.3	40.0~55.0
AST(U/L)	33.8	5.0~40.0
ALT(U/L)	25.9	5.0~40.0
BUN(mmol/L)	2.57	2.9~8.2
Creatinine(μmol/L)	75.6	53.0~97.0
Glucose(mmol/L)	5.14	3.9~6.1
Na(mmol/L)	131.1	136.0~145.0
K(mmol/L)	4.41	3.5~5.2
Cl(mmol/L)	99.0	96.0~108.0
CO_2(mmol/L)	19.5	22.0~29.0

血沉:67mm/h,C 反应蛋白 23.0mg/L。胸片(图 4-1-1),腹部超声(图 4-1-2),腹部 X 线片(图 4-1-3),上腹部 CT(图 4-1-4)。

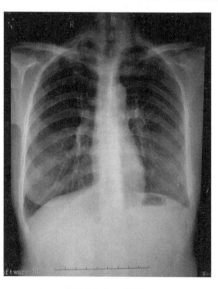

图 4-1-1　胸片

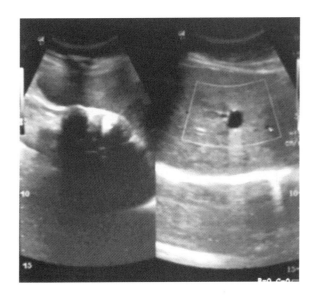

图 4-1-2　腹部超声

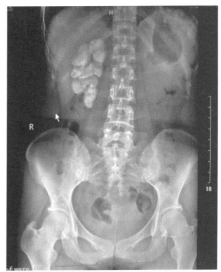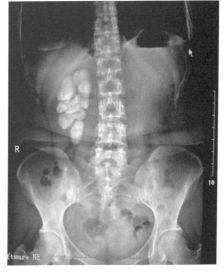

图 4-1-3　腹部 X 线片

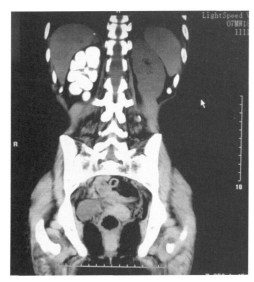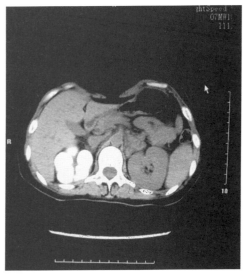

图 4-1-4　腹部 CT

情 境 3

胸片报告:①右肺上叶陈旧性结核;②双侧胸膜增厚粘连。腹部超声:右肾显示不清。腹部
X 片报告:右肾区见团块状高密度影,考虑结核可能性大。腹部 CT 报告:①右肾形态密度改变,
考虑肾结核;②双侧肾上腺区团块状软组织密度影,考虑结核,建议进一步检查除外 Addison 病。
综合上述检查结果,主管医生考虑目前诊断:右肾结核、双侧肾上腺结核,陈旧性肺结核。于是
给予抗结核治疗。

患者经过抗结核(异烟肼片 0.3g,口服,1 次/日;盐酸乙胺丁醇片 750mg,口服,1 次/日;利
福喷丁胶囊 0.6g,口服,1 次/日;吡嗪酰胺片 0.25g,口服,3 次/日)等对症治疗 10 天后,恶心、呕
吐及头晕无明显好转,甚至呕吐加重,无法进食。体温 37.5℃,脉搏 103 次/分,呼吸 22 次/分,
血压 116/50mmHg,体重下降明显,医生称她为"病西施"。医生再次复查肾功及生化指标如下
(表 4-1-3)。血沉:72mm/h,C 反应蛋白 29.0mg/L。

表 4-1-3   血液学再次复查项目

项目	结果	正常值
WBC($\times 10^9$/L)	2.51	3.5~9.7
Neu %	49.4	50~70
Hb(g/L)	88	107~153
Platelet($\times 10^9$/L)	170.0	94~268
RBC($\times 10^{12}$/L)	4.12	3.42~5.18
Total protein(g/L)	65.7	65.0~85.0
Albumin(g/L)	20.7	40.0~55.0
AST(U/L)	22.4	5.0~40.0
ALT(U/L)	12.6	5.0~40.0
BUN(mmol/L)	1.07	2.9~8.2
Creatinine(μmol/L)	66.12	53.0~97.0
Glucose(mmol/L)	4.28	3.9~6.1
CHOL(mmol/L)	1.95	3.10~5.72
TG(mmol/L)	0.57	0.30~1.70
HDL-C(mmol/L)	0.52	1.29~1.55
LDL-C(mmol/L)	0.74	1.55~3.12
Na(mmol/L)	112.3	136.0~145.0
K(mmol/L)	4.33	3.5~5.2
Cl(mmol/L)	84.7	96.0~108.0
CO_2(mmol/L)	14.1	22.0~29.0

随即与家属沟通,报病危,建议转入重症监护病房。当毛莉莉得知住进重症监护病房的费
用较高,更主要的是不能有家人随时陪伴在身边,所以拒绝。经过医生和爱人的再三劝说,仔细
告知病情后,她才同意住进去。

情 境 4

毛莉莉转入重症病房后第 2 天,出现高热,体温 39.5℃,脉搏 113 次/分,血压 86/50mmHg,双肺呼吸音粗,双下肺可闻及少许细湿啰音。心电图结果:心率 113 次/分,窦性心动过速。动脉血气分析结果:酸碱度:7.45;二氧化碳分压:29mmHg;氧分压:94mmHg;实际碳酸氢盐:22.8mmol/L;碱剩余:-2.8mmol/L。

停用抗结核药物,并给予对症支持及抗炎治疗后,复查肾功及生化指标如下(表 4-1-4)。血沉:78mm/h,C 反应蛋白 30.0mg/L;血浆 8 时皮质醇水平:60ng/ml;16 时皮质醇水平:66ng/ml;24 时皮质醇水平:73ng/ml。肾素-血管紧张素-醛固酮检查结果:正常。垂体促肾上腺激素结果:8 时促肾上腺皮质激素:30.19pg/ml;16 时促肾上腺皮质激素:28.01pg/ml;24 时促肾上腺皮质激素:19.97pg/ml(均基本正常)。性激素全套及甲状腺激素结果正常。脑垂体 MRI:未见明显异常(图 4-1-5)。

表 4-1-4 血液学检查项目

项目	结果	正常值
WBC($\times10^9$/L)	4.77	3.5~9.7
Neu%	61.4	50~70
Hb(g/L)	93	107~153
Platelet($\times10^9$/L)	182.0	94~268
RBC($\times10^{12}$/L)	4.34	3.42~5.18
Total protein(g/L)	25.1	65.0~85.0
BUN(mmol/L)	1.39	2.9~8.2
Creatinine(μmol/L)	67.18	53.0~97.0
Na(mmol/L)	126.0	136.0~145.0
K(mmol/L)	3.80	3.5~5.2
Cl(mmol/L)	96.4	96.0~108.0
CO_2(mmol/L)	18.8	22.0~29.0

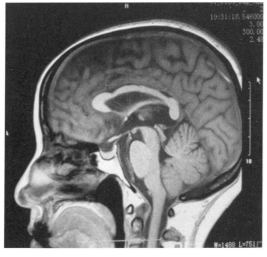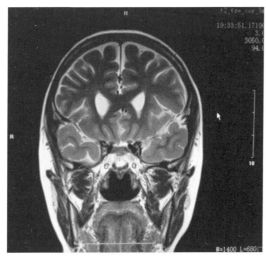

图 4-1-5 垂体 MRI

　　针对上述结果,考虑患者为 Addison 病,即原发性慢性肾上腺皮质功能减退症(chronic adrenocortical hypofunction),肾上腺结核,肾上腺危象(adrenal crisis),右肾结核(tuberculosis),肺部感染,低钠血症(hyponatremia)。对症处理后,恶心、呕吐稍有缓解,调整抗结核治疗方案,结合血浆皮质醇水平及相关检查,决定皮质激素替代治疗(replacement therapy)+抗结核治疗后 5 天,患者上述症状缓解,再次复查肝肾功能及生化:清蛋白:39.6g/L;钾:4.22mmol/L;钠:134.3mmol/L;氯:101.7mmol/L;二氧化碳:21.9mmol/L;尿素:3.12mmol/L;肌酐:51.00mmol/L;钙:2.27mmol/L;阴离子间隙:10.70mmol/L;尿素/肌酐:15.11;复查血常规及 CRP 结果:白细胞计数:$6.50×10^9$/L;红细胞计数:$5.04×10^{12}$/L;血红蛋白:109g/L;C-反应蛋白:2.0mg/L。患者基本状况稳定,出院。1 个月后门诊随访,患者体重恢复如以往,去掉了"病西施"的帽子。

患者资料	拟实施行动
推断/假设	拟学习的问题

（倪银星）

案例2 不到长城非好汉

情　境　1

李援朝,具有时代特征的名字,是他父亲抗美援朝凯旋归来后给自己的儿子起的名字,带着父辈的希望和梦想。他今年62岁,受父亲的影响,有两大爱好。第一爱好是从小爱运动,年轻时热爱竞走,退休后仍然坚持每天行走10公里,曾经发出豪言"不到长城非好汉!"。由于运动量大,饮食量也大,体重有逐渐增大的趋势。第二爱好是吸烟,每天两包烟,而且有"理论依据",古今中外的伟人,多数都吸烟,多数寿命也不短,因此,他自己的结论是"吸烟无害"!

11年前在单位组织体检时发现血糖升高,因为没有任何不舒服的感觉,所以也没有重视。5年前无意中发现自己"减肥成功",2个月中体重减轻了20公斤,成天有气无力,看报纸也看不清楚了,爱人及朋友担心他身体可能出了问题,纷纷劝说他到医院检查。经查,他的静脉空腹血糖25mmol/L,给他喝了一杯糖水后2小时的血糖32mmol/L。医生告诉他糖尿病(diabetes mellitus)比较严重了,需要胰岛素治疗。他遵从医生的意见,开始了胰岛素的治疗。经过一段时间的治疗,人精神也好了,走路也有力了,医生的话也渐渐淡忘了,胰岛素有一针没一针的间断治疗,监测血糖的次数也越来越少了。

患者资料	拟实施行动
推断/假设	拟学习的问题

Note

情　境　2

　　直到 4 个月前,老李在每天行走 10 公里的过程中,出现双腿疼痛,以小腿疼痛明显,疼痛使得他不得不停下来休息,休息一会儿后,疼痛慢慢缓解了,又可以走动了。可是,刚走 5~6 分钟,两个小腿再次疼痛起来,迫使老李再次停下来休息,这样反复几次,他必须停下来回家休息了。回到家中,他爱人告诉可能缺钙了,吃了几天钙片,休息几天后,老李又开始"不到长城非好汉"的行走了。可是没走几天,1 周前双腿疼痛的表现再次出现,而且出现双腿麻木的情况,即便休息时也有麻木,这让老李有些担心了,是不是自己得了什么严重的疾病? 于是急忙去医院进行检查。

　　医生给老李查了手指血糖,显示为 9.1mmol/L;又用尼龙丝对他的双足进行检查后,告诉他可能因为血糖控制不好,出现了糖尿病的并发症,最好能够住院诊治,老李担心的事还是发生了,他决定听从医生的话,住院治疗。

患者资料	拟实施行动
推断/假设	拟学习的问题

情　境　3

老李住进病房后,医生给他进行了体格检查:体温 36.8℃,心率 72 次/分,呼吸 20 次/分,血压 158/70mmHg。身高 159cm,体重 72.0kg,腰围 96cm,心肺腹(−),双下肢无水肿,双侧足背动脉搏动均减弱。实验室检查如下(表 4-2-1)。血沉:6mm/h;超敏 C 反应蛋白:1.79mg/L。C 肽释放结果如下(表 4-2-2)。

表 4-2-1　血液学检查项目

项目	结果	正常值
WBC($\times 10^9$/L)	6.49	3.5~9.5
Neu%	63.7	40~75
Hb(g/L)	141	130~175
Platelet($\times 10^9$/L)	127	94~268
RBC($\times 10^{12}$/L)	4.48	4.3~5.8
Total protein(g/L)	70.6	65.0~85.0
Albumin(g/L)	43.4	40.0~55.0
AST(U/L)	13.7	5.0~40.0
ALT(U/L)	15.3	5.0~40.0
BUN(mmol/L)	6.59	2.9~8.2
Creatinine(μmol/L)	149.2	53.0~97.0
Glucose(mmol/L)	8.71	3.9~6.1
HbA1c(%)	6.90	4.0~6.0
CHOL(mmol/L)	4.71	3.10~5.72
TG(mmol/L)	1.76	0.30~1.70
HDL-C(mmol/L)	0.83	1.29~1.55
LDL-C(mmol/L)	3.49	1.55~3.12
Na(mmol/L)	138.3	136.0~145.0
K(mmol/L)	4.47	3.5~5.2
Cl(mmol/L)	108.5	96.0~108.0
CO_2(mmol/L)	19.2	22.0~29.0
Ca(mmol/L)	2.32	2.08~2.80
UA(μmol/L)	480.3	208.0~428.0

表 4-2-2　C 肽释放检查

项目	结果	正常值
空腹 C 肽(nmol/l)	1.91	0.37~1.47
30 分钟 C 肽(nmol/l)	2.04	1.30~5.00
60 分钟 C 肽(nmol/l)	2.76	1.25~4.60
120 分钟 C 肽(nmol/l)	5.37	0.75~3.25
180 分钟 C 肽(nmol/l)	5.57	0.37~1.62

Note

胰岛细胞抗体、蛋白酪氨酸磷酸酶、谷氨酸脱羧酶抗体、胰岛素自身抗体、胰岛细胞抗体均为阴性;甲状腺功能:正常,凝血功能:正常。尿常规结果:葡萄糖(++++);酮体:阴性,蛋白(+)。大便常规:正常。肿瘤标志物均在正常范围。

辅助检查:胸部平片如图4-2-1;心电图:心率72次/分,窦性心律,左室高电压;腹部超声如图4-2-2;颈动脉超声如图4-2-3;心脏超声如图4-2-4。双下肢踝臂指数(ABI)为踝/肱动脉收缩压比值,检测结果为0.88(ABI<0.9提示下肢动脉有明显狭窄);下肢血管CTA如图4-2-5,提示有外周血管病变;下肢诱发电位:双下肢神经传导速度减慢,提示外周神经病变。医生告知老李,目前他患有2型糖尿病,并且有糖尿病大血管病变(macroangiopathy)和微血管病变(microangiopathy)的并发症,这些与血糖未达到控制目标(therapeutic target)有关,因为他的糖化血红蛋白(glycosylated hemoglobin)6.9%。

经过上述检查,医生认为老李还有疾病未告知,追问病史,得知老李发现血压高有4年,因为坚持锻炼,并无不适,所以从未服用降压药治疗,也从不监测血压。

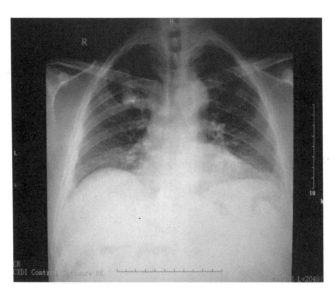

图4-2-1　胸片

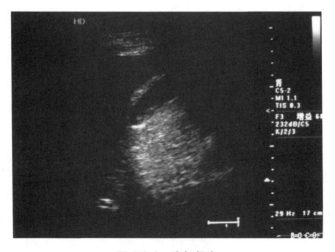

图4-2-2　腹部超声

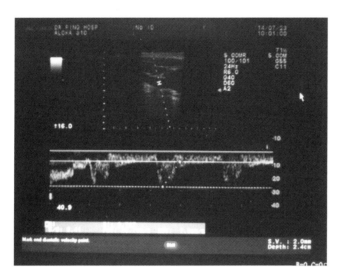

图 4-2-3 颈动脉超声

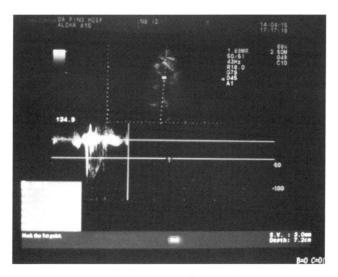

图 4-2-4 心脏超声

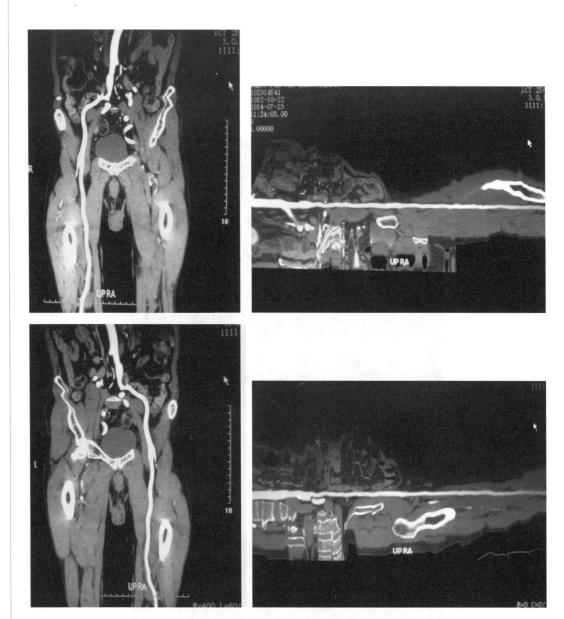

图 4-2-5　下肢血管 CTA

患者资料	拟实施行动
推断/假设	拟学习的问题

　　胸部平片：未见明显异常；心电图：心率72次/分，窦性心律，左室高电压；颈动脉超声提示：双侧颈动脉内膜粗糙增厚；心脏超声提示：室间隔增厚，左室舒张功能降低；腹部超声：肝回声致密，胆囊壁粗糙增厚，右肾小结石。针对上述检查结果，医生告知老李，他的病情发展不仅仅与血糖有关，也与血压控制不达标有关，医生给予制订了相应的治疗原则（therapeutic Principle）。

　　经过教育，老李认识到糖尿病治疗的"5驾马车"的含义，理解了血糖和血压控制的重要性，遵照医生的意见坚持治疗的同时，再次开始了"不到长城非好汉"的行走。出院1月后，老李复查空腹指血糖为5.6mmoL/L，早餐后指血糖7.8mmoL/L，血压为130/80mmHg，总胆固醇3.54mmol/L，甘油三酯1.23mmol/L，高密度脂蛋白胆固醇0.91mmol/L，低密度脂蛋白胆固醇2.21mmol/L，尿素3.79mmol/L，肌酐88.56mmol/L，尿酸376.7mmol/L。自觉双小腿麻木和疼痛的症状逐渐消失。老李询问医生，他的外周血管病变和神经病变还有恢复的可能吗？他的肾脏到底有无病变？他目前的药物需要长期或终身服用吗？什么时候可以停药？他还可以继续吸烟吗？医生给予老李中肯的意见后，老李满意地笑了。

患者资料	拟实施行动
推断/假设	拟学习的问题

（倪银星）

案例 3　饮料好喝口难开

情　境　1

张唱,40岁,性格豁达,广交朋友,大学毕业后自己创业,拥有1家自己的小型公司,家中一儿一女,妻子贤惠,人到中年,家庭和睦,生活无忧,不时邀约朋友或在家中畅饮,或到歌厅娱乐,生活无规律,尤其喜欢喝饮料,且以饮料代替开水,很少锻炼,烟酒不忌。近5年来体重持续增长,尤其以肚子增大为明显,他自认为心宽体胖是生活富足的表现,常常以胖为自豪。1个星期前一次朋友聚餐饮酒后,感觉口渴明显,连续喝了8瓶可乐(瓶装,约500ml/瓶),仍然不能解渴,甚至觉得口干舌燥难以张口说话,并且不时地上洗手间解小便,眼看着小便里泡沫很多。解小便返回餐桌时还想要可乐,但喉咙干得说话都费劲,朋友开玩笑:"饮料好喝口难开呀!"朋友认为张唱当天状态不好,可能过于疲劳,在朋友的劝说下回家休息了。此后1周里,张唱继续大量喝饮料,但仍然不能解渴外,还有疲倦,看东西不清楚,偶然有恶心的感觉。昨天早晨起床后,同往常一样,妻子准备好早餐,叫张唱起床时,发现张唱精神不好,还想继续睡觉,问他哪里不舒服,他有些胡言乱语,答非所问。妻子觉得问题严重,赶紧叫来司机,把张唱送到医院急诊科。

急诊检查:C-反应蛋白36.0mg/L,其余血液检查如下(表4-3-1)。血气分析结果:酸碱度:7.33;二氧化碳分压:31mmHg;氧分压:122mmHg;实际碳酸氢盐:16.3mmol/L;碱剩余:-7.9mmol/L。尿常规结果:尿比重1.028;酸碱度5.0;葡萄糖(++++);酮体(++)。急诊头颅CT如图4-3-1。

表 4-3-1　血液学检查项目

项目	结果	正常值
WBC($\times 10^9$/L)	16.74	3.5~9.5
Neu%	90.3	40~75
Hb(g/L)	181	130~175
Platelet($\times 10^9$/L)	271.0	94~268
RBC($\times 10^{12}$/L)	5.61	4.3~5.8
Total protein(g/L)	74.7	65.0~85.0
Albumin(g/L)	42.9	40.0~55.0
AST(U/L)	16.6	5.0~40.0
ALT(U/L)	20.5	5.0~40.0
BUN(mmol/L)	20.56	2.9~8.2
Creatinine(μmol/L)	218.5	53.0~97.0
Glucose(mmol/L)	79.91	3.9~6.1
CHOL(mmol/L)	6.31	3.10~5.72
TG(mmol/L)	7.83	0.30~1.70
HDL-C(mmol/L)	1.06	1.29~1.55
LDL-C(mmol/L)	3.37	1.55~3.12
Na(mmol/L)	125.2	136.0~145.0
K(mmol/L)	6.99	3.5~5.2

续表

项目	结果	正常值
Cl(mmol/L)	82.0	96.0~108.0
CO_2(mmol/L)	14.9	22.0~29.0
Ca(mmol/L)	2.34	2.08~2.80
UA(μmol/L)	841.3	208.0~428.0
OSM(mOms/kg)	350.45	280~310

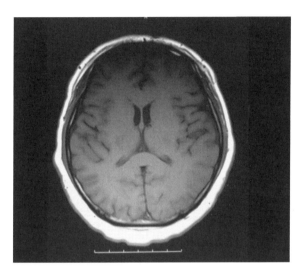

图 4-3-1　头颅 CT

随即医生给张唱进行补液、降糖等对症处理,并办理了住院手续。

患者资料	拟实施行动
推断/假设	拟学习的问题

情　境　2

　　8小时后张唱住进病房,医生给他进行了体格检查:T 36.6℃,P 87次/分,R 23次/分,BP118/68mmHg。身高173cm,体重83.8kg,腰围101cm,臀围98cm,体重指数(body mass index,BMI)28kg/m²,下唇齿侧黏膜可见数粒透明疱疹,双颊及舌面中部可见片状黄色附着物。心肺(-),腹部无压痛,肝脾(-),双下肢无水肿。生理反射存在,病理征(-)。实验室检查(入院后第一次复查)结果如下(表4-3-2)。尿常规结果:尿比重1.023;酸碱度6.0;葡萄糖(++++);酮体(++)。大便常规(-)。血气分析结果:酸碱度7.37;二氧化碳分压32mmHg;氧分压58mmHg;实际碳酸氢盐18.5mmol/L;碱剩余-5.6mmol/L。心电图如图4-3-2。咽拭子检查结果:革兰染色查见中等量革兰阳性球菌,少量革兰阳性杆菌,少量酵母样真菌孢子,少量真菌假菌丝。

表4-3-2　血液学检查项目

项目	结果	正常值
WBC(×10⁹/L)	12.46	3.5~9.5
Neu%	71.6	40~75
Hb(g/L)	140	130~175
Platelet(×10⁹/L)	271.0	94~268
RBC(×10¹²/L)	4.32	4.3~5.8
BUN(mmol/L)	8.50	2.9~8.2
Creatinine(μmol/L)	76.70	53.0~97.0
Glucose(mmol/L)	16.76	3.9~6.1
Na(mmol/L)	136.9	136.0~145.0
K(mmol/L)	4.65	3.5~5.2
Cl(mmol/L)	105.9	96.0~108.0
CO₂(mmol/L)	16.3	22.0~29.0
Ca(mmol/L)	1.86	2.08~2.80
UA(μmol/L)	550.2	208.0~428.0
OSM(mOms/kg)	299.06	280~310

　　医生给出初步诊断:糖尿病(diabetes mellitus,DM),糖尿病酮症酸中毒(diabetic ketoacidosis,DKA),高渗高血糖综合征(hyperosmolar hyperglycemic syndrome,HHS)。

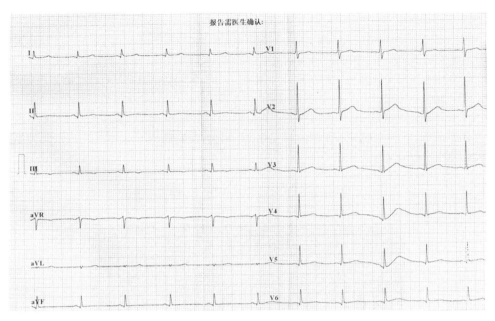

报告需医生确认:

图 4-3-2 心电图

患者资料	拟实施行动
推断/假设	拟学习的问题

情　境　3

经过医生给予胰岛素(insulin)等对症处理后,张唱自觉口干症状明显缓解,心电图:心率64次/分,窦性心律。次日分别再行胸片检查如图4-3-3;腹部B超如图4-3-4;颈动脉超声如图4-3-5;心脏超声如图4-3-6。3日后行口服葡萄糖耐量试验(OGTT)及C肽释放试验结果如下(表4-3-3)。24小时尿量2400ml;尿总蛋白0.34g/24h;微量清蛋白(mALB):8.40mg/L;尿mALB/尿肌酐13.43mg/g;Cr,17-羟类固酮16.20μmol/24h;17-酮类固醛44.30μmol/24h。小剂量地塞米松抑制试验:被抑制。

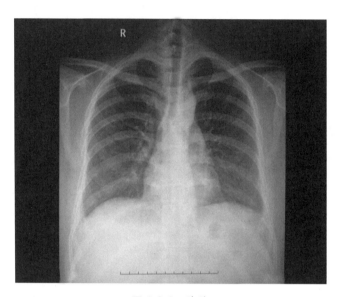

图4-3-3　胸片

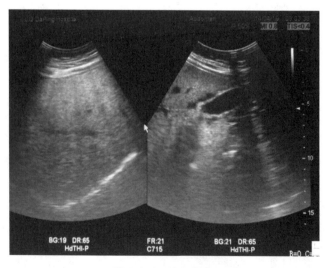

图4-3-4　腹部超声

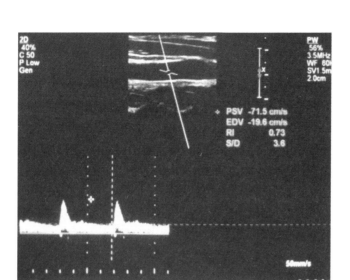

图 4-3-5 颈动脉超声

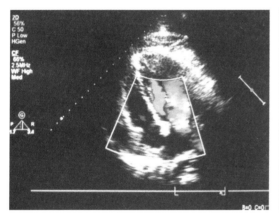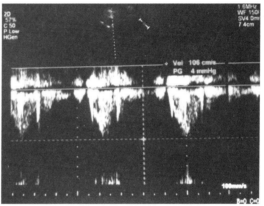

图 4-3-6 心脏超声

表 4-3-3 OGTT 及 C 肽释放检查

项目	结果	正常值
空腹血糖(mmol/L)	6.21	3.90~6.10
糖负荷后 30 分钟血糖(mmol/L)	7.94	7.78~9.40
糖负荷后 60 分钟血糖(mmol/L)	13.85	7.78~9.40
糖负荷后 120 分钟血糖(mmol/L)	14.83	3.90~7.80
空腹 C 肽(nmol/l)	0.50	0.37~1.47
糖负荷后 30 分钟 C 肽(nmol/l)	0.82	1.30~5.00
糖负荷后 60 分钟 C 肽(nmol/l)	0.78	1.25~4.60
糖负荷后 120 分钟 C 肽(nmol/l)	2.20	0.75~3.25
糖负荷后 180 分钟 C 肽(nmol/l)	1.76	0.37~1.62

糖化血红蛋白:12.9%;胰岛细胞抗体:阴性;蛋白酪氨酸磷酸酶:阴性;谷氨酸脱羧酶抗体:阴性;胰岛素自身抗体:阴性;甲状腺功能:正常。

情　境　4

　　腹部 B 超:脂肪肝;肝内低回声区,考虑:局灶型脂肪缺失;双肾结石;左肾囊肿。颈动脉超声:未见明显异常;心脏超声:左室舒张功能降低。最后医生给予诊断:2 型糖尿病,糖尿病酮症酸中毒,高渗高血糖综合征,肥胖症(obesity),血脂异常(dyslipidemia),脂肪肝,肾结石。

　　经过医生的积极治疗,张唱精神状态明显好转,实验室检查结果如下(表 4-3-4)。尿常规结果:葡萄糖(++),酮体阴性。各项检查指标提示病情缓解。朋友来看望他,他又开始预约下次聚会的时间,名义上要好好庆祝身体恢复,妻子说他:"好了伤疤忘了疼!"他回答说:"经过医生的反复教育,已经意识到生活方式中存在的问题,聚会的形式改为爬山运动、科学膳食。"

表 4-3-4　血液学检查项

项目	结果	正常值
WBC($\times10^9$/L)	7.88	3.5～9.5
Neu%	56.5	40～75
Hb(g/L)	142	130～175
Platelet($\times10^9$/L)	174.0	94～268
RBC($\times10^{12}$/L)	4.40	4.3～5.8
BUN(mmol/L)	3.25	2.9～8.2
Creatinine(μmol/L)	75.60	53.0～97.0
Glucose(mmol/L)	6.88	3.9～6.1
CHOL(mmol/L)	3.76	3.10～5.72
TG(mmol/L)	4.19	0.30～1.70
HDL-C(mmol/L)	0.69	1.29～1.55
LDL-C(mmol/L)	2.64	1.55～3.12
Na(mmol/L)	140.7	136.0～145.0
K(mmol/L)	3.68	3.5～5.2
Cl(mmol/L)	110.1	96.0～108.0
CO_2(mmol/L)	18.2	22.0～29.0
Ca(mmol/L)	2.06	2.08～2.80
UA(μmol/L)	281.5	208.0～428.0
OSM(mOms/kg)	289.00	280～310

患者资料	拟实施行动
推断/假设	拟学习的问题

　　　　　　　　　　　　　　　　　　　　　　　　　　　　　　　　　　　　(倪银星)

案例 4 一场烧烤盛宴惹的祸

情 境 1

肖先生 46 岁,辽宁葫芦岛人,患痛风 6 年,5 天前因为工作上的应酬被单位领导拉去陪客户,吃了一顿海鲜烧烤大餐,还喝了不少啤酒,餐后第 2 天开始出现双足第一跖趾关节突发剧烈疼痛、肿胀,伴局部皮肤发红、发热,肖先生知道自己的腰腿痛老毛病发作了,自己吃了芬必得,疼痛症状有一定缓解,在当地医院做了体检(图 4-4-1 ~ 图 4-4-4),尿常规及血尿酸(uric acid),尿液常规检查结果如下:

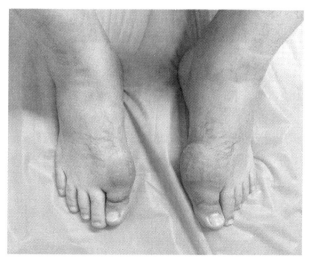

图 4-4-1 双足正面外观

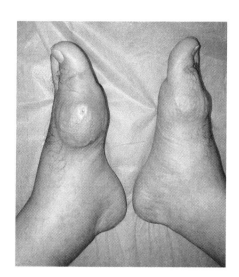

图 4-4-2 双足侧面外观

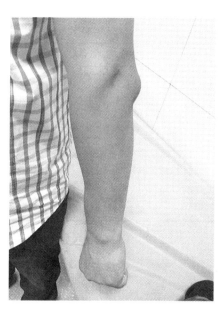

图 4-4-3 左肘关节正面外观

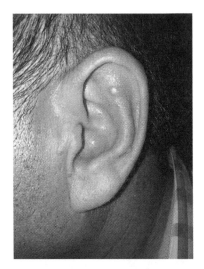

图 4-4-4　左侧耳轮外观

1. 尿常规　尿 pH 值:5.0;比重:1.010;尿白细胞(-);尿蛋白(+-),尿酮体:(-);尿胆原:(-);尿胆素:(-)。

2. 肾功检查结果　尿素氮 7.07mmol/L;肌酐 107μmol/L;尿酸 727μmol/L。

3. 3 天后复查肾功检查结果　尿素氮 5.56mmol/L;肌酐 97μmol/L;尿酸 511μmol/L。

患者资料	拟实施行动
推断/假设	拟学习的问题

肖先生和太太因家里有患者在北京住院,来北京探望,顺便就诊,想就自己患的腿痛疾病进一步治疗。门诊医生查体后认为是典型的痛风(gout),肖先生双足第一跖趾关节,双肘关节均肿胀疼痛,以双足为甚,左侧耳轮有2处痛风石(gouty tophus),局部无红肿疼痛,右侧第一跖趾关节有既往手术引流痛风石遗留窦道,挤压仍有少量液体流出。

1. 在我院门诊内分泌就诊检查,血液学结果如下(表4-4-1)。

表4-4-1　血液学检查项目

项目	结果	正常值
TBIL(μmol/L)	10.8	3.5～20.5
DBIL(μmol/L)	4.3	0～6.8
ALT(U/L)	10	0～40
AST(U/L)	15	5～45
GGT(U/L)	14	10～60
BUN(mmol/L)	6.5	2.9～8.2
Creatinine(μmol/L)	76	59～104
UA(μmol/L)	505	101～417
Glucose(mmol/L)	5.0	3.9～6.1
Na(mmol/L)	138	135～149
K(mmol/L)	4.7	3.5～5.0
Ca(mmol/L)	2.3	2.3～2.8
WBC($\times10^9$/L)	6.8	4.0～10.0
Hb(g/L)	135	130～175
Platelet($\times10^9$/L)	314.0	125～350

2. 尿常规检查结果　尿pH值:5.0;比重1.015;尿白细胞(-);尿蛋白(+-);尿酮体(-);尿胆原(-);尿胆素(-)。

3. 双足X线片(图4-4-5、4-4-6)。

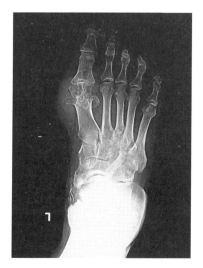

图4-4-5　左足正位X线片

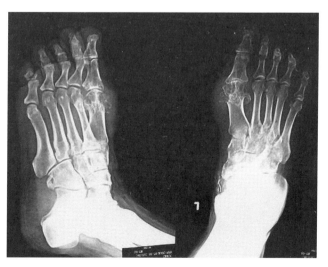

图4-4-6　双足正位X线片

情　境　3

　　根据肖先生的情况,门诊医生认为患者的病情较重,已经出现了骨质破坏(bone destruction),给予药物治疗如下:碳酸氢钠片 0.5g,3 次/日;泼尼松片 10mg,3 次/日;别嘌呤醇片 0.1g,1 次/日;嘱多饮水,每日大于 2000ml,不饮酒和控制高嘌呤食物,1 周后复查。医生同时建议肖先生查看网络及科普文献及资料,了解有关痛风知识及如何饮食控制以便减少痛风的发作,尤其注意了解到底哪些食物容易引起尿酸升高,哪些食物可以减少尿酸升高,要树立积极预防的观念才是防止痛风发作的基本要点,要患者本人认识到防治的重要性,才能有效改善痛风临床症状及减少后续损害。

患者资料	拟实施行动
推断/假设	拟学习的问题

情　境　4

　　1周后复查,肖先生的疼痛症状基本消失,局部肿胀消退,但原有痛风石仍遗留,血尿酸恢复正常。医师告诉肖先生,痛风的治疗主要是预防发作,饮食控制是关键,关节部位的痛风石如不能完全消退,可手术治疗。肖先生根据自身经历及对痛风知识的了解,明白了自己的痛风起源于代谢障碍,控制发作及进展需要严格的生活管理,良好的生活方式是预防发作痛风及减轻痛风症状的基本要点,并明确表示,一定遵照医生及资料要求改变不良生活饮食习惯,按时服药,跟医生共同完成对痛风的防治。

患者资料	拟实施行动
推断/假设	拟学习的问题

（侍晓云）

案例5 生命的代价

情 境 1

张女士,30岁,以往身体健康。3年前足月怀孕顺产一女婴,母婴均健康,夫妇二人非常高兴,一家人享受着天伦之乐。女儿出生后半年,张女士觉得自己的脱发增加,有时候还感觉乏力以及手关节活动后疼痛,然而她自认为这是生育后的正常现象,并未在意。时隔3年,张女士再次怀孕,孕初期情况稳定,夫妇二人兴奋地期待着第二个宝宝的降临。怀孕第12周进行孕检时,发现轻度贫血(anemia),产科医师让她加强营养、适当补充铁剂,如没有改善应及时进行深入检查。但她认为可能是怀孕的正常情况,未再复查。怀孕26周末,她受凉后感觉身体发冷,自测体温37.8℃,无明显规律,以为是着凉感冒,也不敢用药,自己多喝水并加强休息,但没有明显好转。2天后,体温逐渐升高,最高可达39.1℃,并出现咳嗽、咳痰,痰中还带有少量血丝,稍感憋气,双手关节疼痛加重。这时张女士感到很害怕,于是在家人陪伴下到医院急诊就诊,遵医嘱查血、尿常规,结果发现贫血和血小板减少以及尿常规异常(表4-5-1),医师安排其住院进行进一步检查和治疗。

表4-5-1 血常规和尿常规检查项目

项目	结果		正常值
白细胞计数(×10⁹/L)	6.0		4.0~10.0
中性粒细胞百分比(%)	72%	H	50~70
淋巴细胞百分比(%)	18%	L	20~40
红细胞计数(×10¹²/L)	2.7	L	3.5~5.0
网织红细胞百分数(%)	1.3		0.5~1.5
血红蛋白(g/L)	92	L	110~150
血小板计数(×10⁹/L)	83	L	100~300
平均红细胞体积(fl)	79.3	L	80.0~94.0
平均红细胞血红蛋白(pg)	25.3	L	26.0~32.0
平均红细胞血红蛋白浓度(g/L)	305	L	310~350
尿蛋白	+++	H	-
尿红细胞(/高倍视野)	30	H	0~3
尿白细胞(/高倍视野)	0		0~5
管型	可见红细胞管型	H	-

患者资料	拟实施行动
推断/假设	拟学习的问题

张女士随即入住急诊科病房。入院查体:体温38.4℃,脉搏110次/分,血压130/90mmHg,呼吸28次/分。神志清醒,高枕卧位,轻度贫血貌,皮肤黏膜未见皮疹和出血点。双侧眼睑水肿,口唇及颜面部无发绀。甲状腺未触及肿大。双肺呼吸音粗,可闻及细湿啰音,心音减弱,心率110次/分,心律齐,心脏各瓣膜未闻及病理性杂音。腹部膨隆,宫高25cm,腹围91cm。双下肢指凹性水肿。

住院第2天复查血常规,血红蛋白进行性下降至8.3g/L,血小板下降至70×10⁹/L。肝功能显示血浆清蛋白28(35~55g/L),肾功能和电解质正常。未吸氧状态下动脉血气分析显示氧分压68(80~100mmHg),血沉58(<20mm/h),尿蛋白定量3.6g(0~0.15g/24h),巨细胞病毒抗体(−),肺炎支原体抗体(−),血浆(1,3)-β-D-葡聚糖(−),甲状腺功能正常。

胸部CT结果:双肺多发斑片及实变影,不除外肺间质病变以及感染性病变(图4-5-1)。心电图显示窦性心动过速。超声心动图结果:中等量心包积液,心脏射血分数50%。

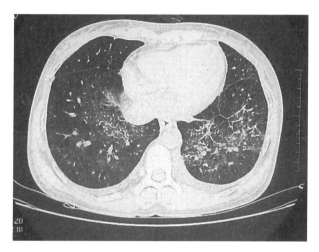

图4-5-1　胸部CT

主治医师查房认为患者有间质性肺疾病(interstitial lung disease,ILD)、弥漫性肺泡出血(diffuse alveolar hemorrhage,DAH)以及肺炎的可能。同时考虑存在心功能不全。立即给予吸氧、强心、扩血管、利尿、止血、抗感染以及静脉输注新鲜血浆等对症支持治疗,同时决定加用糖皮质激素(glucocorticoids,GC),静脉点滴甲泼尼龙(methylprednisolone)240mg/d,拟用3天。在上述治疗的同时,请产科会诊协助处理妊娠(pregnancy)情况。

患者资料	拟实施行动
推断/假设	拟学习的问题

情　境　3

治疗2天后,她的体温恢复正常,咳嗽、咳痰症状减轻,痰中带血明显减少,憋气好转。复查血红蛋白8.8g/L,血小板82×10⁹/L,3天后甲泼尼龙减量至80mg/d。随着病情的好转,张女士的脸上再次露出了笑容。入院第3天,免疫学检查有了结果(表4-5-2),风湿科医师会诊后,明确了入院诊断:①系统性红斑狼疮(systemic lupus erythematosus,SLE);②G₂P₁,妊娠27W⁺³;③狼疮性肾炎(lupus nephritis,LN);④急性左心衰竭:心功能Ⅳ级;⑤弥漫性肺泡出血;⑥贫血。虽然产科会诊建议在原发病稳定后择期行引产术,但张女士的内心并不能接受这一现实,还在期盼着病情稳定后能顺利迎接宝宝的降生。

表4-5-2　免疫学检查结果

项目	结果		正常值
抗核抗体(antinuclear antibody,ANA)	+		−
抗双链DNA抗体	+		−
抗Sm抗体(antibody to the Sm antigen)	+		−
抗RNP抗体	+		−
抗心磷脂抗体	−		−
抗组蛋白抗体	+		−
补体C₃(mg/dl)	27.8	L	79~152
补体C₄(mg/dl)	9.7	L	16~28
循环免疫复合物(U/ml)	18	H	<13
C反应蛋白(mg/L)	68	H	0~9.7
类风湿因子(IU/ml)	30	H	0~15
免疫球蛋白G(g/L)	20.6	H	7.6~16.6

入院第5天,张女士呼吸困难无明显诱因再次加重,心率加快至130次/分,同时出现腹痛和阴道少量出血,产科医师会诊判断有分娩迹象,与患者家属充分沟通后,决定即刻行剖宫产引产术。虽然张女士本人极其失望,但最终还是同意手术。手术顺利,胎儿送往新生儿科,母亲则转入综合ICU继续诊治。

患者资料	拟实施行动
推断/假设	拟学习的问题

情 境 4

　　入住 ICU 后,张女士自觉症状较前有所好转。医务人员对其进行了密切监护和治疗,虽然生命体征暂时稳定,但病情随时有反复的可能。她的家人也在忐忑中祈福她的康复。

　　天有不测风云。入住 ICU 第 4 天,张女士的体温再次升高,最高可达 39.8℃,呼吸困难明显加重,咯血加重,给予甲泼尼龙静点 160mg/d,同时静脉注射免疫球蛋白、强心、利尿、扩血管、止血,加强抗感染治疗,但病情急转直下,出现呼吸衰竭(respiratory failure,RF),加强氧疗,症状也未能明显改善,遂给予气管插管,呼吸机辅助呼吸。患者进而出现少尿、急性肾衰竭、凝血功能异常,发生弥散性血管内凝血(disseminated intravascular coagulation,DIC)。入住 ICU 后的第 5 天,患者突然血压下降至 70/40mmHg,SPO$_2$下降至 50%。之后血压持续下降至 50/30mmHg,心率下降至 50 次/分,血氧饱和度逐渐测不出。间断给与肾上腺素、多巴胺、呼吸兴奋剂等药物抢救以及持续给与胸外心脏按压效果不佳,经抢救无效,宣布临床死亡。

　　张女士的离开是令人心痛的,由于没有对自己的早期症状给予足够的重视并及时就诊,让她付出了生命的代价。

患者资料	拟实施行动
推断/假设	拟学习的问题

案例6　黎明静悄悄

情　境　1

　　刘先生,29 岁,长途汽车司机。最近 2 年经常感觉疲劳,尤其在长时间驾车后或早晨起床时,感觉腰背疼痛,活动后会轻松许多。有时疼痛厉害,就吃些止痛药,也能好转。他考虑是开车的姿势不正确和疲劳所致,并未在意。有一天,他再次长途驾车回家后,感觉非常疲惫,晚饭后很早就休息了。昨天早晨,刚刚起床,他突然感觉右眼疼痛、看不清东西,还有些怕光,腰痛也较前加重。不知道自己的眼睛出了什么问题,家里人也很着急,父亲急忙陪着他赶往医院。

　　在眼科急诊,接诊医生为他做了详细的检查,确诊为右眼急性虹膜炎(iritis)。得知这一诊断,刘先生非常纳闷,自己就是平时开车有些累,但怎么会引起眼睛的疾病呢? 于是他就问了医生:"大夫,我的病是怎么得的? 和我的工作有关系吗? 还是有其他的原因?"其实,眼科医师也一直在思考这个问题。在一番诊治之后,医生的目光集中在了刘先生父亲的身上,问道:"你父亲驼背有多长时间了?"刘先生回答:"我父亲就是腰背不好,没啥大毛病,年轻时总有些腰痛,40多岁就驼背了。我记得我三叔也有这种情况。不瞒您说,我最近 2 年也经常感觉腰痛。"听到此处,眼科医师建议他到风湿专科就诊,进一步查找眼病的病因。

　　风湿科医师接诊后,进一步询问病史,得知刘先生经常腰背疼痛,有时伴晨僵,偶有足跟疼痛,具备炎性腰背痛的特点。初步检查血常规显示白细胞计数 $10.8×10^9/L[(4.0 \sim 10.0)×10^9/L]$,中性粒细胞 72%(50% ~70%),血小板计数 $350×10^9/L[(100 \sim 300)×10^9/L]$,血沉 58mm/h(<15mm/h)。化验检查显示炎性指标明显升高,风湿科医师安排他住院进一步诊治。

患者资料	拟实施行动
推断/假设	拟学习的问题

情　景　2

刘先生遵医嘱住院。入院查体：体温 36.4℃，脉搏 68 次/分，呼吸 18 次/分，血压 120/80mmHg。神志清醒，自动体位。右眼红肿充血，巩膜无黄染。双肺呼吸音清，未闻及干湿啰音，心音有力，心律齐。腹软，无压痛，肝脾未触及。双下肢无水肿。脊柱关节和四肢检查：腰椎前屈受限；双侧骨盆侧压试验(+)；双侧"4"字试验(+)；枕墙距 1.8cm(0cm)，Schober 试验 3cm(≥4cm)。

肝功能：血浆清蛋白 37g/L(35～55g/L)，血清碱性磷酸酶 235U/L(15～115U/L)，其余指标正常，肾功能正常。免疫学检查结果见表 4-6-1。

表 4-6-1　免疫学检查结果

项目	结果		正常值
抗核抗体(antinuclear antibody, ANA)	−		−
人类白细胞抗原(human leukocyte antigen, HLA)B-27	+		−
补体 C_4(mg/dl)	32.4	H	16～28
免疫球蛋白 G(g/L)	19.3	H	7.6～16.6
C 反应蛋白(mg/L)	83	H	0～9.7
类风湿因子(IU/ml)	10		0～15

胸部 CT：未见明显异常。

超声心动图：少量心包积液，瓣膜未见明确病变。

腰椎 X 线片正侧位：腰椎骨质疏松，椎体方形变，脊柱生理曲度消失，可见"竹节样"改变（图 4-6-1、4-6-2）。

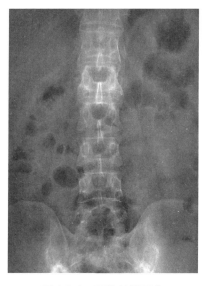

图 4-6-1　腰椎 X 线正位

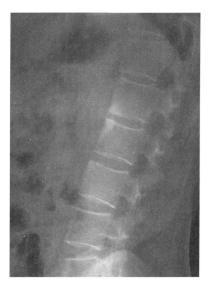

图 4-6-2　腰椎 X 线侧位

骶髂关节 CT：双侧骶髂关节炎，关节面模糊，关节间隙变窄，局部融合（图 4-6-3）。

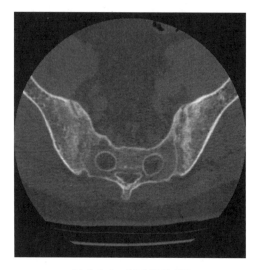

图 4-6-3　骶髂关节 CT

患者资料	拟实施行动
推断/假设	拟学习的问题

情 境 3

综合患者的症状、体征和实验室检查,明确入院诊断:①脊柱关节炎:强直性脊柱炎(ankylosing spondylitis,AS);②右眼虹膜炎。至此,刘先生终于明白了自己多年的腰背疼痛是一种风湿病在身体内逐渐发展的过程,而不是劳累的结果。由于本次发病伴有眼虹膜炎,风湿科医师决定给予他糖皮质激素(glucocorticoids,GC)治疗,剂量为泼尼松 30mg/d,同时加用非甾体抗炎药(nonsteroidal antiinflammatory drugs,NASIDs)和抗风湿慢作用药治疗。经过 3 天治疗,刘先生自觉腰骶部疼痛明显减轻,右眼视物好转,分泌物明显减少,他满心欢喜,认为自己已经没有问题,很快就能出院了。

然而,入院第 7 天,刘先生无明显诱因自觉胸闷伴心悸,无明显胸痛。当时行心电图检查发现心律失常:二度Ⅰ型房室传导阻滞(atrioventricular block)。复查超声心动图:心包积液未见明显增加,未见瓣膜明确病变。检查血心肌酶和肌钙蛋白 T 均为正常。请心内科医师会诊,分析认为:新发的心律失常首先考虑与强直性脊柱炎本病关系密切,不除外强直性脊柱炎累及冠状动脉和心脏传导系统,可在疾病炎性指标下降后,择期行冠脉造影检查,如病情加重,可行急诊介入检查和治疗。目前治疗应以原发病治疗为主,辅以抗心律失常药物。风湿科医师决定将泼尼松剂量加大至 60mg/d,同时应用营养心肌药物,其他治疗维持不变。经过 5 天治疗,心律失常好转,恢复为窦性心律,继续维持治疗,泼尼松逐渐减量。

患者资料	拟实施行动
推断/假设	拟学习的问题

情 境 4

一波未平,一波又起。心脏症状刚刚好转,刘先生自觉眼部症状加重,再次出现视物模糊,并出现髋部疼痛。复查 C 反应蛋白 98mg/L,血沉 63mm/h,血红蛋白 103g/L(110 ~ 150g/L),血小板计数 370×10^9/L。

刘先生的炎性指标愈发升高,症状有加重趋势。但由于其心律失常的发生,目前不宜再加大激素用量。结合刘先生整体疾病情况,风湿科医师建议他应用生物制剂(biological agents)治疗。经过慎重考虑,刘先生决定听从医师的建议。治疗 2 天后,刘先生的眼部症状和关节症状均得到明显改善。1 周后复查 C 反应蛋白 36mg/L,血沉 32mm/h,血小板计数 300×10^9/L。

有了这一次惊心动魄的经历,他的感触很深:很多疾病早期症状不易察觉,在不知不觉中,积累到一定程度,全面发作时就如猛虎下山,来势汹汹,因此对疾病要有正确的认识,早发现、早诊断、早治疗才是最佳选择。随着疾病的好转,他的心情也好了很多,在医生的建议下,刘先生准备在出院后继续遵嘱治疗并加强运动以改善关节功能。

患者资料	拟实施行动
推断/假设	拟学习的问题

（李　昕）

第五章　肾脏与泌尿系统疾病

案例 1　随肾的标记

情　境　1

付女士,24 岁,在拿到首个年度体检报告时发现存在镜下血尿和蛋白尿阳性,给出了找肾脏专科医生诊治的建议。付女士平时无不适症状,想起 14 岁那年感冒后的那一次鲜红色的尿液后仍有些触目惊心,但以后从未再出现过尿液异常,平时加班后仅感觉有点右腰部酸痛。"我的肾脏真的出了什么问题了吗?"付女士带着担心和疑问来到肾内科门诊,查体未发现阳性体征,付女士血压也正常。门诊进行尿液常规检查、尿红细胞形态检查(表 5-1-1)和肾脏 B 超检查(图 5-1-1 、5-1-2)。

表 5-1-1　尿液检查项目

项　　目	结果(单位)		正常值
颜色(Color)	深黄色		淡黄色~黄色
蛋白仪检(Pro.)	2+	H	阴性
酸碱度(PH.)	6		5.0~7.0
比重(SG)	1.019		1.015~1.025
白细胞定量(WBC_S)	31/μL		0~39
红细胞定量(RBC_S)	135/μL	H	0~31
尿红细胞计数(U RBC)	65 200 个/ml	H	0~10 000
芽孢样尿红细胞(BARM RBC)	25%	H	
棘型红细胞(ACAN RBC)	5%	H	
尿小红细胞(S RBC)	5%		
皱缩红细胞(CRI RBC)	45%		
正常红细胞(NOR RBC)	20%		

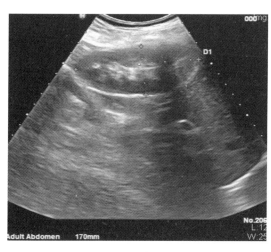

图 5-1-1　右肾超声检查

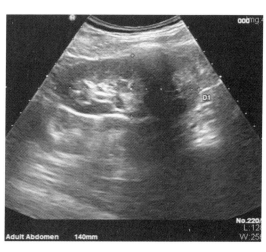

图 5-1-2　左肾超声检查

情 境 2

肾脏B超检查提示:右肾大小约95cm×39cm×43cm,左肾大小91cm×41cm×43cm。双肾轮廓及内部结构清晰,皮质回声均匀,厚约8~10mm。双肾、输尿管及膀胱未见异常。住院后再次复查尿常规和尿红细胞形态,结果与门诊一致。付女士肝肾功能和凝血功能正常,基本检查项目见表5-1-1。初步诊断:尿检异常综合征(abnormal urine syndrome,AUS)。

医生告知付女士,目前情况是蛋白尿合并血尿,这与各种原发性或继发性肾脏损伤有关,需要进行肾活检(renal biopsy,RB)明确病理损害。这项检查为诊断提供帮助,并不会影响目前进行的护肾治疗,付女士和丈夫沟通后,配合进行肾活检穿刺。患者B超检查确认左肾正常(图5-1-2),进行右肾穿刺。

1. 基本项目检查(表5-1-2)。

表5-1-2 基本检查项目

项 目	结果		正常值
WBC(×10⁹/L)	6.8		4.0~10.0
Hb(g/L)	131		131~172
Platelet(×10⁹/L)	184		85~303
IgA(g/L)	4.4	H	0.7~3.8
ASO	18		0~200
C3(g/L)	0.88		0.8~1.2
Albumin-to-creatinine ratio(mg/g)	160	H	0~30
24-hour proteinuria(mg)	1324	H	0~150

2. 免疫学检查 对患者进行了风湿炎症指标及体液免疫指标的检查,除发现有IgA升高外(表5-1-2),乙肝及丙肝项目的检查均阴性,抗核抗体谱、抗中性粒细胞胞质抗体、抗心磷脂抗体检查均阴性。

3. 肾活检检查(图5-1-3~5-1-6)。

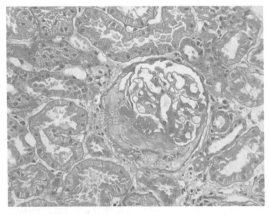

图5-1-3 肾活检PAS染色:肾小球系膜细胞和基质增生伴小细胞纤维性新月体形成

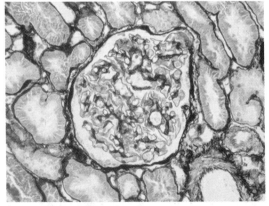

图5-1-4 肾活检PASM染色:毛细血管襻开放,基底膜无明显增厚

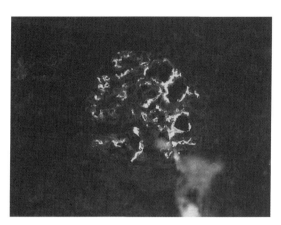

图 5-1-5 肾活检免疫荧光:IgA 沉积

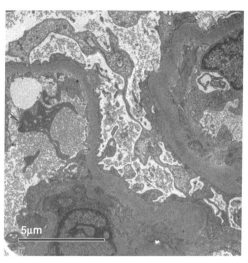

图 5-1-6 肾活检电镜:系膜细胞和基质增生,伴较多高密度电子致密物沉积,基底膜无增厚

患者资料	拟实施行动
推断/假设	拟学习的问题

情　境　3

3 日后肾活检报告出来了。

病理诊断:综合光镜、免疫荧光及电镜检查:符合局灶增生型 IgA 肾病(IgA nephropathy,IgAN),Lee 分级,Ⅲ级。注:按照 IgA 肾病牛津分类(MEST 分级)相当于:$M_1E_0S_0T_0$。

医师告诉付女士,IgA 肾病是我国乃至世界上目前最常见的原发性肾小球疾病。尽管一部分 IgA 肾病的尿检异常可以自然缓解,然而10%~20%的 IgA 肾病会在10~20年后进展为慢性肾衰竭(chronic renal failure,CRF)。更多的治疗方案如鱼油、抗凝、抗血小板、免疫抑制治疗(immunosuppressive therapy,IT)以及扁桃体切除等治疗措施尚未显出长期预后的保护作用的循证医学的证据。因此,长期随访观察,定期尿检和肾功能检查是十分必要的。付女士蛋白尿大于1g/24h,血管紧张素转化酶抑制剂(ACEi)或血管紧张素Ⅱ受体拮抗剂(ARB)需要长期应用,逐渐增加剂量至患者能够耐受,尽量使蛋白尿降至1g/d 以内。严格的血压控制是需要的,付女士的蛋白尿大于1g/d,推荐将血压降至125/75mg 以内,并且付女士 eGFR 在 50ml/min·1.73m² 以上,2012 年改善全球肾脏病预后组织(Kidney Disease Improving Global Outcomes,KDIGO)指南也推荐给予6个月的糖皮质激素治疗。患者肾脏病理提示少量新月体,可能会从激素的治疗中获得益处。

患者资料	拟实施行动
推断/假设	拟学习的问题

情　境　4

　　付女士每次尿检都有镜下血尿,担心尿血过多出现贫血,医生告诉付女士,血尿的程度对疾病的影响有限,日常生活应注意避免受凉感冒或过度劳累,这些情况有可能诱发病情加重,注意预防炎症性疾病,平衡工作和休息。付女士已结婚,尚没有怀孕,担心这个疾病会影响以后生育,因而心理负担较重。IgA 肾病妊娠属于高危妊娠之一,需高危妊娠专科医师咨询指导,目前,许多患有 IgA 肾病的女性成功怀孕,是否可以怀孕还取决于个体情况,风险因素主要来自于大量蛋白尿、高血压和严重的肾功能下降,这些情况目前付女士都没有出现。付女士在肾活检后选择了糖皮质激素联合 ARB 类药物治疗,半年后蛋白尿的复查结果是 125mg/24h,病情已稳定。进入长期随访观察,付女士也开始着手要小孩了。

患者资料	拟实施行动
推断/假设	拟学习的问题

(李申恒)

案例2 肿来肿去

情 境 1

"我的脚和腿越来越肿了",3周来,谈女士几乎每天重复着同样的话,"现在,连手和脸也开始肿了,以前从未出现这种情况"。谈女士在女儿的陪伴下来到医院,肾科医生接诊后给谈女士查体后发现:心率82次/分,血压158/94mmHg。体型肥胖(BMI达30.6kg/m²),颜面部轻度水肿,双肺呼吸音清,未闻及啰音,腹部稍隆起,肝脾未触及。双下肢呈中度凹陷性水肿(pitting edema,PE),双侧大腿凹陷性水肿蔓延至腹壁,腹股沟淋巴结无肿大,双上肢有轻度水肿。医生进一步询问后得知谈女士的母亲还患有糖尿病,已经去世。医生安抚了一下谈女士的情绪,开出了尿常规和一般项目检查。尿常规:尿蛋白(++++),尿隐血(++),尿红细胞正常,尿白细胞,硝酸盐及葡萄糖均(−)。一般项目检查见表5-2-1。

表5-2-1 一般检查项目

项目	结果		正常值
WBC(×10⁹/L)	7.8		4.0~10.0
Hb(g/L)	122		110~150
Platelet(×10⁹/L)	224		85~303
Total protein(g/L)	41.2	L	60.0~83.0
Albumin(g/L)	17	L	35.0~55.0
Cholesterol(mmol/L)	11.6	H	3.4~6.0
Triglyceride(mmol/L)	2.2	H	0.4~1.8
BUN(mmol/L)	8		2.9~8.2
Creatinine(μmol/L)	85		44~106
Glucose(mmol/L)	5.8		3.6~6.1

患者资料	拟实施行动

推断/假设	拟学习的问题

入院后查尿蛋白定量 5.756g/24h。B 超双肾稍增大,未见异常。诊断上符合肾病综合征(nephrotic syndrome,NS)。不明原因的成年肾病综合征进行需要行肾活检检查明确病理类型。为控制症状,治疗上给予适当利尿消肿、控制血压,减少蛋白尿,预防血栓等支持措施。确保双肾存在且大小正常、无梗阻的情况下,评价患者的凝血功能正常后进行肾脏活检。

结果符合膜性肾病(membranous nephropathy,MN)Ⅱ期,见图 5-2-1 ~ 5-2-4。

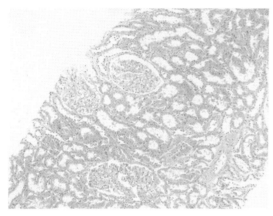

图 5-2-1　肾活检 HE 染色:毛细血管襻外观僵硬

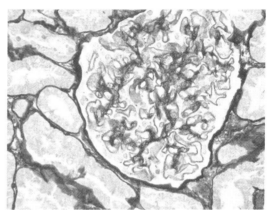

图 5-2-2　肾活检 PASM 染色:基底膜增厚,可见较多钉突样结构

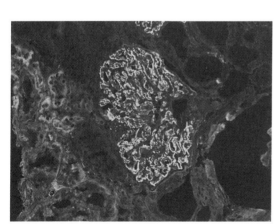

图 5-2-3　肾活检免疫荧光:IgG 沉积

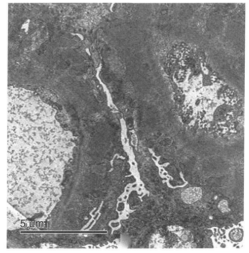

图 5-2-4　肾活检电镜检查:基底膜弥漫性增厚,达 2000nm,足突弥漫性融合

医生告诉谈女士,膜性肾病是成年人肾病综合征者的一种常见类型,但有相当一部分患者可继发于其他疾病,如恶性肿瘤、感染(如乙肝)、自身免疫性疾病(如系统性红斑狼疮)以及一些药物(如非甾体类抗炎药)等,因此仍需要进一步排查可能的继发原因。

情 境 3

进一步检查后发现,肝脏、胃肠、肺、卵巢等脏器肿瘤指标的检测均在正常范围,谈女士没有提示存在恶性肿瘤的症状。肝炎血清学及免疫学检查全阴性,大便潜血阴性。少量胸液(图 5-2-5)。

谈女士平时很少生病,发病前未服用可能相关的药物,也未到过外地旅游居住。

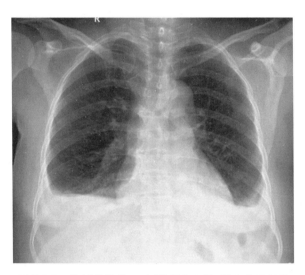

图 5-2-5   胸后前位片:双侧肋膈角变钝,提示少量积液

医师告诉谈女士,引起膜性肾病的继发因素目前没有发现,就活检和其他血液检查结果来看,符合原发性或特发性膜性肾病。谈女士在给予利尿等治疗的过程中水肿已有所缓解,但一度出现血肌酐的明显上升,从原来的 82μmol/L 在 4 天内升至 174μmol/L,出现急性肾损伤(acute kidney injury,AKI),给予停止利尿治疗,减少抗尿蛋白药物后血肌酐降至 95μmol/L,肾功能恢复正常。

一般治疗后,谈女士水肿已缓解。医生告诉谈女士,水肿缓解不能说明疾病已经控制了。膜性肾病有不同的发展结果,25%~30% 自然缓解,25%~30% 蛋白尿持续存在但肾功能稳定,40%~50% 将进展至肾功能受损,最终需要肾脏替代治疗(renal replacement therapy,RRT)。一些患者可以先观察 6 个月,观察期间给予常规治疗,再考虑是否使用免疫抑制剂。

患者资料	拟实施行动
推断/假设	拟学习的问题

情　境　4

在与家属沟通后,谈女士决定使用免疫抑制治疗。

膜性肾病的特异性治疗包括口服糖皮质激素和烷化剂每个月交替使用(即著名的意大利 Ponticelli 方案),考虑到谈女士肥胖,糖尿病家族史,血糖水平已有升高趋向,使用激素治疗会明显增加患者糖尿病的风险,暂不使用。而由于对激素副作用的害怕,谈女士也拒绝接受激素治疗。因而给予一线方案的替代方案:应用钙调磷酸酶抑制剂(calcineurin inhibitor,CNI)治疗,同时进行药物浓度的监测,注意可能会影响药物浓度的药物的使用,定期复查血常规,尿蛋白,白蛋白和肝肾功能。告诉谈女士免疫抑制剂治疗期间可能会出现的不良事件,如感染风险和肝功能异常等,给予必要的预防。半年后 CNI 逐渐减量,1 年后停用免疫抑制剂,持续观察蛋白尿水平,谈女士蛋白尿水平已维持在 0.3g/d 以下,病情完全缓解。

患者资料	拟实施行动
推断/假设	**拟学习的问题**

案例 3   可以赚日子

情　境　1

季先生39岁,因头痛、乏力4个月,加重2个月,恶心2天由急诊转入肾内科。季先生自觉头部沉重,昏昏欲睡已有4个月,几乎每天都会有头痛发作,发作时如撞击样,缓慢出现,服用对乙酰氨基酚(扑热息痛)后可缓解。查体有轻微脸色苍白,血压升高194/102mmHg,季先生没有神经系统的相关症状如手足麻木,也没有视物异常。2个月来乏力明显,伴有轻微恶心和瘙痒,并时常便秘。1周来踝关节周围出现轻度对称性水肿,2天来患者明显感到恶心,但无呕吐。无食欲,无尿量减少迹象。季先生既往体健,没有心、肝、肾方面的疾病。没有尿频、尿急、尿痛等刺激症状,无发热,没有特殊用药史。季先生在办公室工作,并不累,但最近发现越来越不能胜任每天的工作。来肾科之前做的抽血检查,结果如下:

K^+:4.7mmol/L;

BUN:17.6mmol/L;

Cr:455μmol/L;

Hb:88g/L;

MCV:82.3fl。

患者资料	拟实施行动
推断/假设	拟学习的问题

情　境　2

季先生肾功能有明显损伤,需进一步评估肾功能损伤的时间和程度,可能引起肾脏损伤和加重的因素,住院后进一步检查(表5-3-1)。

1. 一般检查项目(表5-3-1)。

表5-3-1　一般检查项目

项目	结果		正常值
Hb(g/L)	86	L	110~150
MCV(fl)	82.9		80.0~97.0
PTH(pmol/L)	54.2	H	1.6~9.3
Albumin(g/L)	33.6	L	35.0~55.0
Cholesterol(mmol/L)	6.7	H	3.4~6.0
BUN(mmol/L)	20	H	1.8~7.1
Creatinine(μmol/L)	454	H	44~106
UA(μmol/L)	616	H	150~360
$T\text{-}CO_2$(mmol/L)	17.9	L	22.0~31.0
P(mmol/L)	1.82	H	0.9~1.7
Ca(mmol/L)	1.92	L	2.0~2.6
Albumin-to-creatinine ratio(mg/g)	224	H	0~30
24-hour proteinuria(mg)	2045	H	0~150

2. 肾脏彩超　双肾长径8cm,皮质变薄0.6cm,双肾对称性缩小,肾盂无积水(图5-3-1、5-3-2)。

3. 尿常规检查　尿蛋白(+++),隐血(++),尿红细胞(++),尿pH值6.0,尿白细胞(-),亚硝酸盐(-),尿糖(-)。

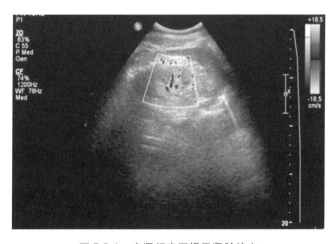

图5-3-1　右肾超声图提示肾脏缩小

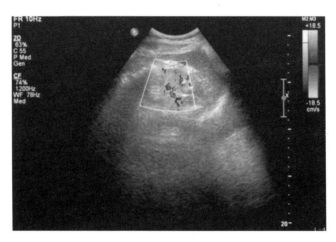

图 5-3-2　左肾超声提示肾脏缩小

4. 评估肾小球率过滤　留取尿样和血样计算得的内生肌酐清除率(creatinine clearance rate,Ccr)的值为 21.6ml/min,C-G 公式计算的 Ccr 值为 24ml/min,简化 MDRD 公式估算肾小球滤过率(estimated glomerular filtration rate,eGFR)的值为 25.8ml/min·73m²。

5. 自身免疫学筛查　除意外出现了抗核抗体阳性的结果外,其余自身免疫项目检查均阴性。

医生告诉季先生,季先生双肾缩小,结合贫血(血红蛋白 86g/L)、高血压、低钙血症、高磷血症和继发甲状旁腺功能亢进等检查情况,根据 2012 年 KDIGO 指南关于慢性肾脏病(chronic kidney disease,CKD)的建议,诊断为 CKD 4 期。使用红细胞生成刺激剂(erythropoiesis-stimulating agents/ESA)改善贫血,选择合适的降压药控制血压,补充钙剂和活性维生素 D 改善甲状旁腺功能亢进等,建议患者定期复查肾功能,以便在肾功能下降时能够恰当及时处理。而 CKD 的病因分类和白蛋白尿分级对肾脏预后和死亡率也有密切关系,进一步对季先生的病因进行分析。

患者资料	拟实施行动
推断/假设	拟学习的问题

情　境　3

胸片提示心、肺、膈未见明显异常。

心电图:窦性心律,T 波改变。

眼科会诊后眼底检查:眼底可见视盘色淡红,边界清,C/D 约 0.2,A/V 约 2/3,血管行径正常,网膜平伏。未见渗出、出血。黄斑中心凹反光点可见。

放射性药物 ^{99m}Tc-DPTA(^{99m}Tc-二乙基三胺五乙酸)肾脏动态显像分别检查两侧肾脏功能:左肾 GFR 14.83ml/min,右肾 GFR 14.39ml/min,总 GFR 28.41ml/min(图 5-3-3)。

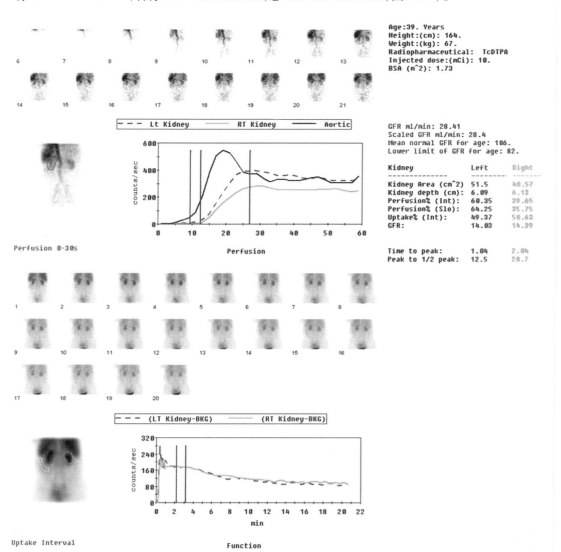

图 5-3-3　肾动态血流及灌注显像:双肾功能受损

医生给季先生解释:慢性肾脏病早期通常无症状,患者通常在疾病后期才发现,此时行肾活检的话,结果也仅仅显示肾脏纤维化、硬化,对确定病因没有帮助,且肾活检风险较大。多数病例没有办法确定具体的病因,因为一些疾病的最后结果都是类似的,如慢性肾小球肾炎(chronic glomerulonephritis,CGN)、高血压肾病、肾盂肾炎和反流性肾病,在病理上都引起肾小球硬化、肾小管萎缩和间质纤维化。这是慢性肾衰竭损伤后的共同结果。

同时医生告诉季先生,季先生有高血压,高血压病本身可引起慢性肾脏损伤,但肾脏本身病变也可以导致血压升高。心电图上没有发现因长期的高血压导致左心室肥厚的证据,胸片也未

Note

提示高血压导致心影增大的影像,眼底也没有高血压引起的病变存在,因此,高血压病引起的良性肾小动脉硬化可能不是季先生慢性肾脏损害的原因。季先生无慢性血糖升高的病史,排除糖尿病引起的肾脏损伤;除了贫血外,季先生无明显的其他血液系统异常,不支持骨髓瘤等血液系统病变;B超发现季先生肾脏缩小,排除多囊肾、淀粉样变等慢性肾衰时肾脏反而增大的疾病。季先生蛋白尿也较多,伴有血尿,并且水肿,高血压,病因可能为慢性肾小球肾炎。

季先生的肾功能差,属于慢性病变,且已出现贫血、高血压、慢性肾脏病矿物质和骨异常(chronic kidney disease-mineral and bone disorder,CKD-MBD)等并发症,病情已不可逆转,进展至终末期肾脏病(end-stage renal disease,ESRD)只是时间问题。在未来有可能需要长期肾脏替代治疗,可选择血液透析(hemodialysis,HD),腹膜透析(peritoneal dialysis,PD),有条件的话可考虑肾脏移植(kidney transplantation,KD)。

患者资料	拟实施行动
推断/假设	拟学习的问题

情　境　4

季先生想知道还有多久就得进行透析？还能活多久？服用中药效果如何？医生告知季先生，目前 eGFR 还可能会继续下降，至 10ml/min 以下或血肌酐升高至 707μmol/L 以上就需要进行替代治疗了，但是如果出现不适症状可能随时需要透析。病情发展的快慢与治疗和护理保养有很大关系，不建议使用中药方剂治疗。目前治疗主要针对血压、蛋白尿、贫血、矿物质和骨异常等症状的达标控制，来延缓疾病的进展。建议每 3 个月复查以下指标：血肌酐、血红蛋白、Ca、P、Ka、HCO_3^-、甲状旁腺激素（parathyroid hormone，PTH）。同时进行饮食评估，进行低磷伴或不伴低钾饮食，纠正酸中毒（补充碳酸氢钠），注意高钾血症（hyperkalemia，HK）的发生，避免诱发急性肾损伤或衰竭。提早做好透析准备很重要，如血液透析的动静脉内瘘（internal arteriovenous fistula，IAF），腹膜透析的腹膜透析置管，以便在需要进行肾脏替代治疗时能及时使用（包括急诊透析）。早期做好移植配型准备，在尸体肾移植等候名单上登记。如果有朋友或亲属提供活肾的话，可在需要透析之前进行肾移植。三种替代治疗方式可以转换，而移植是更好的选择，血液透析，腹膜透析各有其优缺点及相对适宜的人群。季先生处于没有其他器官实质性病变的中年，替代治疗恰当的话，也能长期存活。季先生和家人商量，2 个月后做了左前臂动静脉内瘘术，已进行移植登记并进行慢性肾脏病并发症的治疗和管理。

患者资料	拟实施行动
推断/假设	拟学习的问题

（李申恒）

案例4 石 来 石 去

情 境 1

魏阿姨是广场舞的爱好者,她是小区广场舞的"总管",为了准备街道举办的广场舞大赛,魏阿姨和老姐妹们天天紧张的排练,常常水都顾不得喝上一口。今天,正在示范动作的魏阿姨突然捂着肚子蹲了下来,表情痛苦、脸色苍白,脑门上霎时布满了汗滴。"是不是吃坏啥东西了?"老姐妹们七嘴八舌的询问着魏阿姨,魏阿姨眉头紧闭,说肚子疼。说完魏阿姨突然开始恶心呕吐起来,随后120把魏阿姨送去了医院急诊。

急诊的医生对魏阿姨进行了常规检查:体温36.7℃,脉搏80次/分,血压120/90mmHg,心率60次/分,面色苍白,心肺听诊正常。腹平软,无压痛及反跳痛,肝脾未触及,右侧下腹部腹股沟区有局部的深压痛,右肾区叩击痛。急诊血常规,电解质,尿常规的检查结果很快也出来了,血常规、电解质未见明显异常。尿常规显示隐血,尿红细胞镜检阳性。医生为病情平稳了的魏阿姨开立了泌尿系B超检查(图5-4-1)。

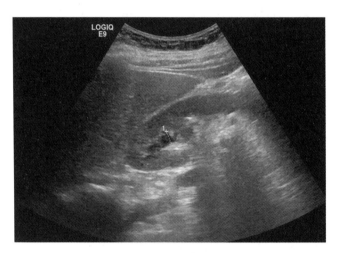

图5-4-1 泌尿系超声检查

患者资料	拟实施行动
推断/假设	拟学习的问题

　　泌尿系超声检查结果:右肾集合系统内可探及多个强回声,其中较大者约22.2mm×8.7mm,后伴声影,致使局部肾盂肾盏呈局限性扩展,较宽处约10mm,右输尿管下端近膀胱处有一6mm×5mm强回声。左侧肾盂肾盏无扩张。诊断为右侧肾结石(nephrolith)并肾积水(uronephrosis),输尿管结石(ureteral calculus)。结合魏阿姨的病情和检查结果,医生初步诊断:①右肾结石并肾积水;右输尿管结石。医生告诉魏阿姨她的疼痛、呕吐、血尿都与结石有关,从B超上看到的肾结石约2cm,说明结石已经存在很长时间了,这次是小的结石掉落到输尿管内出现的症状。建议入院到泌尿外科行进一步系统的治疗。入院后泌尿外科的医生为魏阿姨开立了入院常规及肾、输尿管CT平扫+重建检查(图5-4-2)。

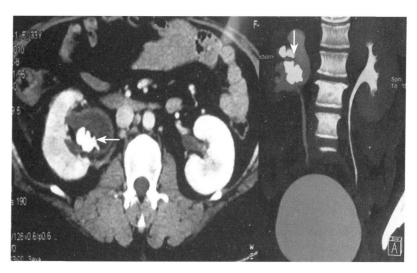

图5-4-2　上腹部CT平扫+重建

患者资料	拟实施行动
推断/假设	拟学习的问题

情　境　3

　　很快检验结果出来了。魏阿姨的尿素氮 6.7mol/L,肌酐 86.2μmol/L。CT 结果也印证了医生前期的诊断:右肾多发结石、右输尿管结石。"您的肌酐和尿素的结果虽然未见异常,但是输尿管结石引起的梗阻会对患侧肾功能产生持续的不可逆的损害,首先应该尽快处理输尿管结石解除梗阻。另外,右肾结石已经不适合行体外冲击波碎石(shock wave lithotripsy,SWL),可以考虑二期或同期经皮肾镜(percutaneous nephrolithotomy,PNL)手术治疗。经皮肾镜也是一种微创的结石治疗方式,根据您目前的病情行同期输尿管镜腔内碎石术和经皮肾镜是比较好的选择。"

　　听到医生对自己病情的详细解读和治疗建议,魏阿姨选择了经皮肾镜和输尿管镜腔内钬激光碎石取石手术。术后的魏阿姨进行了 CT 平扫(图 5-4-3)。

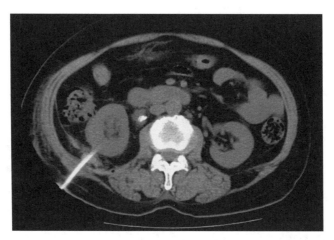

图 5-4-3 　术后 CT 检查结果

患者资料	拟实施行动
推断/假设	拟学习的问题

情 境 4

根据术后进行的 CT 平扫结果,魏阿姨的结石已经清理干净,看到检查结果的魏阿姨开心地笑了。性格开朗的魏阿姨和医生询问:"我听孩子说我现在带着三根管子,我怎么就看见两根?还有我这结石会不会再长?"针对魏阿姨的疑问,医生给予了详细的解释:经皮肾镜虽然是微创手术,还是会对人体造成损伤的,那三根管子都分别是肾造瘘管,尿管和输尿管支架管也就是常说的双 J 管也叫猪尾巴管。都是对人体起保护支持作用的。随着身体的恢复,会逐一拔除的。形成结石的成因很多,结石的成分也很复杂,咱们医院有先进的结石成分分析系统,不仅可以对结石的成分进行分析,还可以给出针对此种成分结石的注意事项。"听到有这样好的技术,魏阿姨高兴地对取出的结石进行了成分的分析。2 天后,结石分析的结果出来了(图5-4-4)。

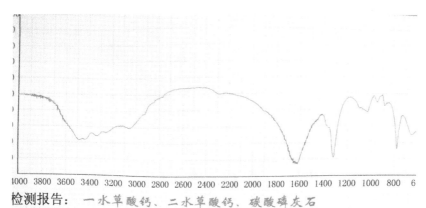

检测报告: 一水草酸钙、二水草酸钙、碳酸磷灰石

未检测出其他尿酸类、磷酸铵镁和胱氨酸成分。

图5-4-4 结石成分分析

魏阿姨的结石是草酸钙和碳酸磷灰石混合结石。医生告诉魏阿姨"草酸钙和碳酸磷灰石混合结石很常见,比较容易复发,日常还需多多注意,定期复查"。看到自己的结石成分分析结果和详尽的注意事项,魏阿姨对自己将来生活中预防结石复发有了底。2 周后造瘘管和尿管拔除后的魏阿姨高兴地出院了。医生叮嘱魏阿姨 1 个月后入院复查拔除留置的双 J 管。

1 个月后魏阿姨如约来到了医院,拔除了体内留置的双 J 管,治好了自己的结石,肌酐和尿素也在正常范围。魏阿姨高兴地给主治医生送来了锦旗表示感谢。

患者资料	拟实施行动
推断/假设	拟学习的问题

(刘庆勇)

案例 5　曲径缘何不通幽

情　境　1

　　老李是位退休的老教师,平日很注重身体的保健,自己也一直感觉身体不错,可最近 1 个月,老李有了烦心事。"1 个月前,开始出现了排尿费劲,排尿等待不说,尿线也细,尿起来也没劲,尿完了还有排尿不尽的感觉,症状是越来越重。该不是得了电视广告上说的前列腺肥大了吧。"老李说,"我就自己买了点治前列腺的药来吃,吃完没见效不说,症状还越来越重了。"12 个小时前老李突然出现了不能排尿,伴下腹部疼痛。家人赶紧把老李送到了医院。

　　泌尿外科的医师接诊后对老李先进行了简单的查体:膀胱隆突,耻骨上至脐叩诊呈浊音,未进行肛诊,未见其他明显的阳性体征,诊断为尿潴留(uroschesis)。考虑到老李身体一般情况可以耐受导尿,医师告知老李病情后就进行了导尿治疗,可是尿管怎么也插不进去,导尿失败了。老李憋得更厉害了,与老李及家属沟通后决定急症进行局麻下的耻骨上膀胱穿刺造瘘术。

　　造瘘后的尿管引流通畅,老李不那么难受了。"我个大活人差点让尿憋死,给咱好好查查,看到底是为啥突然就尿不出来了。"医生为老李进行了血常规,尿常规的检查,考虑到多次试插尿管,对前列腺肿瘤系列有影响,沟通后决定先进行泌尿系的 B 超检查和前列腺的磁共振检查(图 5-5-1)。1 周后再进行前列腺特异抗原(prostate specific antigen,PSA)检测。

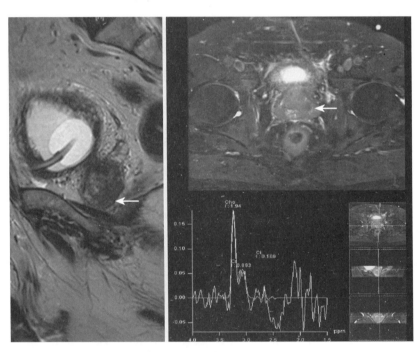

图 5-5-1　前列腺磁共振检查

　　泌尿系 B 超检查提示:双肾大小,形态正常,内部结构层次清晰,肾盂肾盏无扩张,双侧输尿管未见明显扩张。膀胱充盈佳,壁厚 7mm,毛糙,腔内透声好,未见结石及占位,前列腺大小约 49mm×33mm×39mm,包膜完整,边界清晰,内部回声均质,前列腺增生并钙化。磁共振的检查结果:前列腺体积明显增大,最大截面 3.2cm×4.8cm,信号不均匀,呈长/短 T_1,长/短 T_2 信号,T_2 压脂呈高/低混杂信号,外周带多发不均匀结节样,片状混杂稍短 T_2 信号,DWI 未见明显异常高信号,ADC 呈低信号,MRS 序列呈 cho 高尖改变,CR 峰明显低于 CHO 峰,周围肌肉组织及盆腔诸骨未见异常信号。

根据前列腺 MRI 平扫及 MRS 表现。初步诊断：前列腺癌（prostatic carcinoma）。

1 周后的 PSA 检测结果也出来了。

1. 基本项目检查（表 5-5-1）。

表 5-5-1　前列腺肿瘤系列

项目	结果	正　常　值
TPSA	36.204	0~4.0μg/L
FPSA	5.913	0~0.934μg/L
F-PSA/T-PSA 比值	0.16	TPSA<4，F/t>0.1 时 90% 为良性 F/t<0.1 时 40% 为恶性
		TPSA>4，F/t>0.25 时良性可能性大 F/t<0.25 时 90% 为恶性

　　医生告知老李的家属，目前情况是考虑前列腺癌的可能性大，想要进一步的明确诊断需要行经直肠前列腺超声微泡造影（transrectal ultrasound microbubble contrast）在超声引导下的前列腺穿刺活检（prostate biopsy，PB）送病理来明确。这项检查利用微泡造影剂对前列腺进行超声下造影，并结合磁共振上的可疑区域进行联合定位，可以做到对可疑病灶区域的细致观察并准确定位，定向定点进行精准穿刺，保证了前列腺癌疑似病灶的高检出率，是前列腺癌早期发现及明确诊断的新方法。老李相信科学，不希望医生对他隐瞒病情，他主动要求并积极配合进行前列腺穿刺活检。

　　经直肠的超声引导下，前列腺清晰显示，大小约 47mm×34mm×38mm，内回声减低不均质，内腺区可见 17mm×11mm 低回声结节。经肘静脉注入造影剂 2.4ml。前列腺结节呈不均质高强化，强化时间早于周围腺体，造影剂消退与周围腺体基本一致。超声引导下对可疑部位及常规穿刺部位进行了 14 针穿刺（图 5-5-2、5-5-3）。

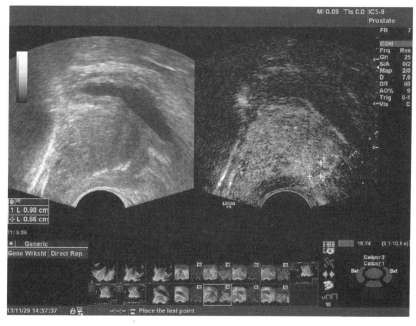

图 5-5-2　超声造影下前列腺穿刺活检

病理图像：

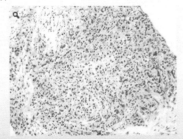

肉眼所见：

　　（1点）条索样组织1条，长径1.3cm，横径0.1cm，灰白色，质韧。 　（2点）条索样组织2条，长径0.5-1cm，横径0.1cm，灰白色，质韧。 　（3点）条索样组织1条，长径1.2cm，横径0.1cm，灰白色，质韧。 　（4点）条索样组织1条，长径1.5cm，横径0.1cm，灰白色，质韧。 　（5点）条索样组织1条，长径2cm，横径0.1cm，灰白色，质韧。 　（6点）条索样组织1条，长径2cm，横径0.1cm，灰白色，质韧。 　（7点）条索样组织1条，长径1.8cm，横径0.1cm，灰白色，质韧。 　（8点）条索样组织1条，长径1.7cm，横径0.1cm，灰白色，质韧。 　（9点）条索样组织1条，长径2.2cm，横径0.1cm，灰白色，质韧。 　（10点）条索样组织1条，长径2.1cm，横径0.1cm，灰白色，质韧。 　（11点）条索样组织1条，长径1.8cm，横径0.1cm，灰白色，质韧。 　（12点）条索样组织2条，长径0.2-0.7cm，横径0.1cm，灰白色，质韧。

病理诊断：

　　（1点-12点）前列腺腺癌，Gleason分级：5+4=9分。

图5-5-3　14针穿刺的病理结果

患者资料	拟实施行动
推断/假设	拟学习的问题

情 境 3

1周后老李穿刺的病理结果回来了,精准的穿刺结果进一步明确了前期的诊断:前列腺腺癌(adenocarcinoma of the prostate),Gleason 分级:5+4=9 分

医师告诉老李和家属,老李目前的情况根据血清 PSA,Gleason 评分和临床分期已经属于高危,已经不适用等待观察和主动监测这类保守治疗手段了,需要进行积极治疗。对于选择何种积极治疗的方案,则需要先进行全身骨扫描明确有无前列腺癌骨转移后再行确定。老李对自己的治疗要求很积极,当天就进行了发射型计算机断层扫描(emission computed tomography,ECT)来进行全身骨显像了解有无骨转移。

ECT 的检查结果:全身骨显像未见明显骨转移。医师对老李介绍了前列腺癌根治性手术治疗,前列腺癌外放射治疗,前列腺癌近距离照射治疗以及前列腺癌的内分泌治疗方案。根据老李的病情医生建议行前列腺癌根治性手术治疗,老李也选择进行手术治疗。并要求尽可能行腹腔镜下前列腺癌根治性切除手术治疗。

患者资料	拟实施行动

推断/假设	拟学习的问题

情　境　4

腹腔镜下的前列腺癌根治术很成功,切除的前列腺组织送病理也进一步明确了诊断:前列腺腺癌,Gleason 分级 5+4=9 分(图 5-5-4)。

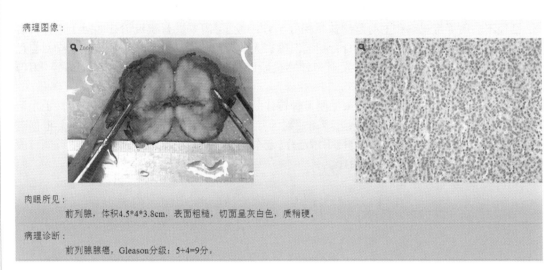

病理图像:

肉眼所见:

　　前列腺,体积4.5*4*3.8cm,表面粗糙,切面呈灰白色,质稍硬。

病理诊断:

　　前列腺腺癌,Gleason分级:5+4=9分。

图 5-5-4　前列腺病理结果

医生告诉老李,目前的诊断已经明确为高危的前列腺腺癌,进行根治术后要继续进行前列腺癌的辅助内分泌抗雄激素治疗,目的是治疗切缘残余病灶,残余的阳性淋巴结,微小转移病灶,提高长期存活率。根据老李目前的情况,使用戈舍瑞林和比卡鲁胺的双联治疗方案进行辅助内分泌治疗。经治疗后老李的 PSA 检测结果已经降至 0.03,远远低于正常值。恢复良好的老李已经出院了。持续使用双联抗雄药物治疗的老李复查 PSA 都低于正常值。现在已经彻底放下了心理负担的老李尿得很痛快,说到这里的老李爽朗地笑了。

患者资料	拟实施行动
推断/假设	拟学习的问题

（刘庆勇）

案例6 肾不山已

情 境 1

　　赵老先生是位退休的老干部,单位组织的查体年年参加,身体也一直很好。今年查体 B 超显示左肾占位,查体中心建议到泌尿外科门诊就诊。"查体说左肾有个占位,是啥意思？俺可是啥感觉都没有,啥时候长的呢？"来到门诊的赵老先生问了一连串的问题。泌尿外科的医师接诊后对赵老先生进行了简单的查体:双肾区无畸形,双肾下极均未触及,双肾区无叩痛,两侧肋脊角区均未闻及血管杂音。双输尿管区走行区无压痛,膀胱无隆突,耻骨上无叩浊。正常男性外生殖器。医生告诉赵老先生,左肾占位一般肿瘤的可能性大,建议住院行进一步的检查和治疗。

　　住院后医生对赵老先生进行了常规的入院检查,血常规,尿常规,肝肾功等常规检查均都是正常,医生给赵老先生开立了胸部 CT,腹部 CT 平扫+增强(图 5-6-1、5-6-2)。

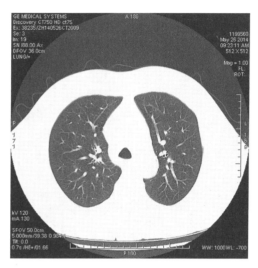

图 5-6-1　胸部 CT 检查

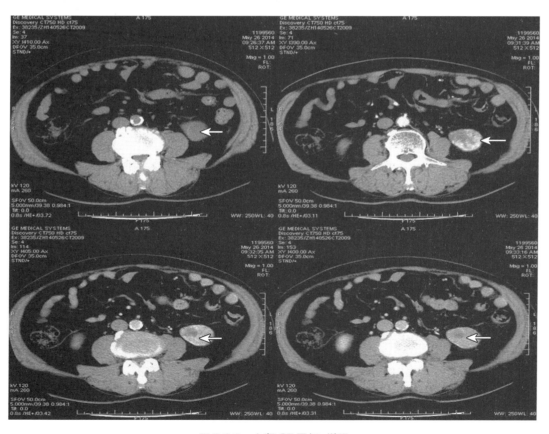

图 5-6-2　左肾 CT 平扫+增强

Note

情　境　2

　　入院后进行的 CT 检查还真发现了左肾的肿瘤。医生又建议赵老先生进行 CT 血管造影（CTA，CT angiography）来进一步明确肿瘤的大小，位置，与周围组织的毗邻关系（图 5-6-3）。

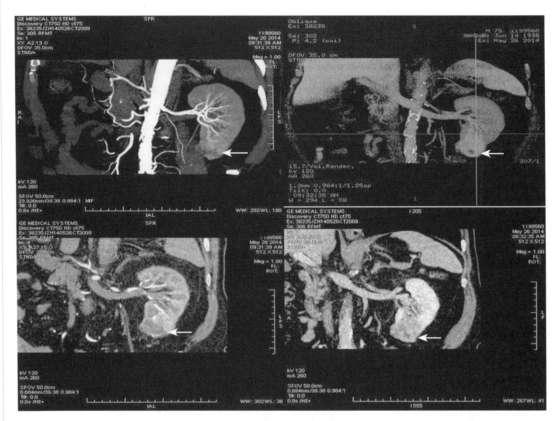

图 5-6-3　CTA 检查

　　增强 CT 和 CTA 的检查结果出来了：左肾下极可见最大截面约 3.4cm×4.7cm 低密度灶，该处在动脉期强化明显，静脉期呈相对低密度，中心可见无强化坏死区。下腔静脉及左肾静脉未见异常密度灶，胆囊，胰脾未见异常，腹膜后未见肿大的淋巴结。左肾下极的异常密度灶符合肾癌（renal cell carcinoma）的 CT 表现。

患者资料	拟实施行动
推断/假设	拟学习的问题

情 境 3

初步诊断:左肾癌。

趁家人不注意赵老先生看到了检查的报告,对于自己的病情赵老先生并不避讳,他在网络上查找了很多关于肾癌的资料,对于自己的病情赵老先生有话要说:我看到你们外科学教材中写到血尿(hematuresis),疼痛,腹部肿块是肾癌的三联症(the triad of renal cell carcinoma),为什么我一项也没有也得了这个病? B超我也做了,CT我也做了,要不要再做个磁共振,咱治疗疾病不怕花钱,你们给我安排个磁共振检查吧,查全一些。"对于赵老先生的疑问和要求,泌尿外科的医师给予了详细的解答:"首先随着科技的进步和生活水平的提高,群众健康查体习惯的养成,使得肾癌在早期就得以诊断,教材上讲到的肾癌三联症这类晚期肾癌的临床表现目前发生率已经不到6%,多数患者无临床症状和体征,体检时偶然发现。影像学检查可以提供直接的诊断依据,我们所进行的胸部CT,腹部CT的平扫和增强都是为了明确临床分期,从而选择最佳的手术方案,对于您的病情结合影像学检查可以大致明确。CT显示下腔静脉及左肾静脉没有累及,胆囊,胰脾,腹膜后淋巴结没有转移征象,所以不需要做磁共振来进一步明确了。您目前的情况可以选择肾部分切除也就是常说的小肾癌剜除术或者行肾癌根治术。"听到医生对病情的详细解释,赵老先生和家人商量后还是选择了肾癌根治术。"进行肾癌根治术之前需要进行肾功能、分肾功能的检查,了解对侧肾脏的情况后才能决定手术是否进行。"医生告诉赵老先生。在进行了肾功能(renal function),发射型计算机断层扫描来进行分肾功能的检查后,了解到了对侧肾脏功能正常,医生为赵老先生进行了腹腔镜下的肾癌根治性切除术(laparoscopic radical nephrectomy)。并将切下的肾脏组织送了病理。手术很成功,术后很快病理结果出来了(图5-6-4)。

病理图像:

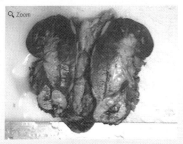 

肉眼所见:

左肾,体积16*9*6cm,表面光滑覆被膜,肾门部粗糙,切面于肾下极查见体积3.6*3.2*3cm的肿物,距被膜甚近,距肾盂黏膜最近处1.3cm,距输尿管残端最近处2cm,呈灰黄灰红色,质软。皮质厚0.6cm,髓质厚2.5cm,呈灰红色,质韧。输尿管长2.5cm,最大横径0.7cm,黏膜尚光滑,灰白色,质韧。肾静脉内未查见癌栓,肾周脂肪内未查见淋巴结。

病理诊断:

(左侧)肾透明细胞癌(Ⅲ级),体积3.6*3.2*3cm,部分坏死,侵达肾被膜。未累及输尿管残端切线。肾间质充血,伴少量淋巴细胞浸润。

图5-6-4 肾脏病理结果

患者资料	拟实施行动
推断/假设	拟学习的问题

情　境　4

根据术后的病理结果,赵老先生的病情属于 TNM 分期的 $T_{1a}N_0M_0$,证实前面所选择的保留同侧肾上腺的根治性肾癌切除是正确的手术方式,手术切除范围包括了肾周筋膜,肾周脂肪,患侧肾脏,髂血管分叉以上的输尿管。

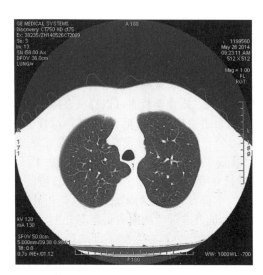

图 5-6-5　胸部 CT 检查

医生告诉赵老先生,对于肾癌的术后,在积极复查的同时也要进行术后的辅助治疗,对于局限性肾癌术后没有证实效果较好的辅助放化疗治疗方案,但是可以进行自体细胞因子活化杀伤细胞输注生物治疗(biotherapy)。赵老先生经过生物治疗后无不适感觉,已经顺利拆线出院了。出院前医生告诉赵老先生,每 3 个月入院复查一次,连续 3 年,3 年以后每年入院复查一次。3 个月后,赵老先生如约来到门诊进行了他的第一次复查。医生进行了血常规,血生化检测,进行了胸部的 CT 扫描(图5-6-5),腹部的超声波检查。

检查的结果都在正常范围,胸部 CT 也未见异常,赵老先生高兴地回去了,并约好 3 个月后再次来院复查。

患者资料	拟实施行动
推断/假设	拟学习的问题

(刘庆勇)

第六章 下肢骨、关节损伤

案例 1 一次意外的滑倒

情 境 1

李女士,56 岁,1 小时前行走时不慎在家中滑倒。伤后自觉右髋部疼痛剧烈,右下肢活动受限,不能站立及行走。被焦急的老伴和三个女儿紧急送往医院就医,王医生当班接诊,李女士当时意识清楚,表情痛苦,体温:36.6℃,脉搏:76 次/分,呼吸:19 次/分,血压:130/90mmHg,平卧平车上,心肺腹部未见异常。既往史:健康,孕 4 产 3。王医生初步检查见:右侧下肢呈略屈膝屈髋、短缩外旋畸形,右侧髋部前方压痛,王医生立即安排李女士摄右髋部 X 线片检查。

患者资料	拟实施行动
推断/假设	拟学习的问题

情　境　2

右髋部 X 线片检查完毕(图 6-1-1)。

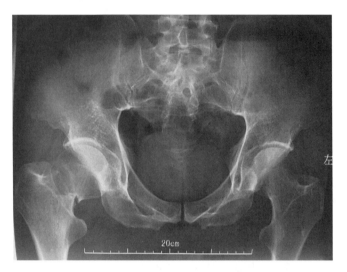

图 6-1-1　右髋部 X 线片

王医生看完李女士的右髋部 X 线片后,安排其住院。

入院后王医生为李女士做了详细的查体,专科查体如下:右侧下肢呈略屈膝屈髋、短缩外旋畸形,右下肢外旋畸形(55°),右髋周未见明显皮肤青紫瘀斑,右侧髋部前方中份压痛,右下肢轴向叩击痛阳性,右髋关节主被动活动受限,右下肢较左下肢短缩 2.0cm,Bryant 三角(Bryant triangle)底边较左侧短缩 2.0cm,右下肢足趾活动、感觉、血液循环良好。

患者资料	拟实施行动
推断/假设	拟学习的问题

诊断明确为股骨颈骨折(fracture of the femoral neck)及进行手术前相关检查后,王医生为李女士制订了手术计划,并于入院后第2天实施了手术治疗——行闭合复位三根空心钉内固定,术后X线片复查(图6-1-2)。

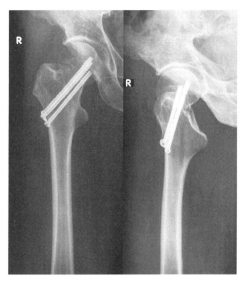

图6-1-2　右髋部术后X线片

术后半月李女士出院,患者未听从医嘱,过早(1.5个月)负重行走,出院半年后才第一次来诊随访,发现内固定略有松动,王医生让李女士患肢禁止负重2个月,1.5年后取出内固定。

患者资料	拟实施行动
推断/假设	拟学习的问题

情　境　4

3 年后,患者行走时右髋关节渐疼痛、活动障碍,复查 X 线片(图 6-1-3),诊断为:股骨头缺血坏死(ischemic necrosis of femoral head)、髋关节骨性关节炎(osteoarthritis),因术前王医生没有告知该病有股骨头缺血坏死的预后,患者及家属对前期治疗结果不满,出现医疗纠纷,后经多次耐心对该病的讲解和多方咨询,得到患者谅解。

经沟通后,患者入院行人工全髋关节置换(artificial total hip replacement)手术(图 6-1-4),并告知预后、随访时间及术后功能练习恢复注意事项,目前患者生活基本自理,行走步态良好,随访 5 年无疼痛,心情愉悦,并参加"人工关节病友会"成为义务健康宣传的骨干。

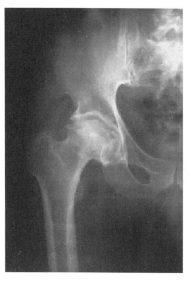

图 6-1-3　右髋部术后 3 年 X 线片

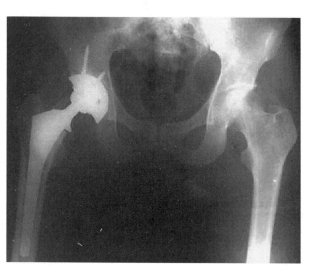

图 6-1-4　右髋部术后 5 年 X 线片

患者资料	拟实施行动
推断/假设	拟学习的问题

(曹立新)

案例2　脖子的困扰

情　境　1

梁先生,51 岁,某高校的优秀教师,是学校的教学、科研骨干,工作、生活压力很大,常常工作到深夜,近 1 个月来双手麻木持续加重,双下肢麻木无力,行走时有踏絮感,严重影响了他的工作和生活,在爱人的催促下来医院就医,骨外科张主任接待了他们,当时梁先生意识清楚,体温36.5℃,脉搏78 次/分,呼吸19 次/分,血压125/80mmHg,心肺腹部未见异常,张主任安排梁先生进行了相关检查。

患者资料	拟实施行动
推断/假设	拟学习的问题

情　境　2

1. 专科查体如下　颈部肌肉僵硬,双上臂肌力(5-),双手握力可。双上肢肱二头肌腱反射、桡骨膜反射、肱三头肌腱反射减弱,左侧 Hoffmann 征(+)。躯体感觉于剑突以下脐以上浅感觉过敏。双侧腹壁反射未引出,提睾反射双侧明显减弱。双侧髂腰肌肌力 4 级,双侧股四头肌肌力 4 级,其余肌力 5 级。双下肢肌张力明显增高,双侧膝腱、跟腱反射亢进。双侧 Babinski 征(+),双侧髌阵挛(patellar shock cramps)(+),踝阵挛(ankle shock cramps)(+),屈颈试验(cervical test)(+),无大小便功能障碍。

2. 梁先生被安排进行了颈椎 X 线片检查(正位、过伸过屈侧位)、颈椎 CT、颈椎 MRI 检查。

患者资料	拟实施行动
推断/假设	拟学习的问题

情　境　3

　　张主任看到了梁先生的颈椎 X 线片检查、颈椎 CT、颈椎 MRI 检查结果(图 6-2-1~6-2-3),作出了评估和诊断,并安排其住院治疗。

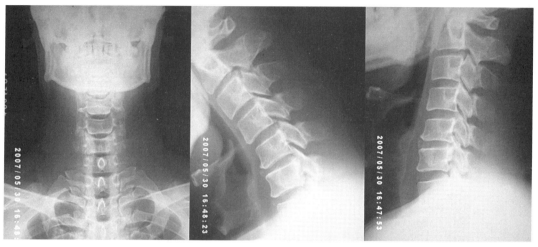

图 6-2-1　颈椎 X 线摄片检查

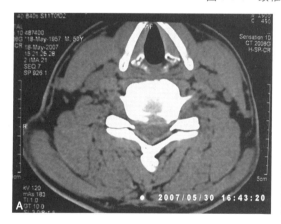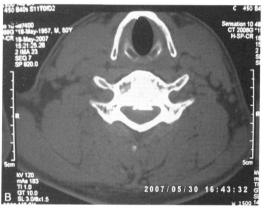

图 6-2-2　横轴位 CT 扫描
A. 颈 5/6 椎间;B. 颈 6/7 椎间

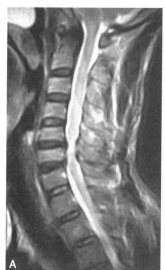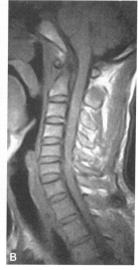

图 6-2-3　颈椎 MR
A. T_2WI;B. T_1WI

情　境　4

1. 张主任告诉梁先生,根据其病史、症状及目前颈椎 X 线片检查、颈椎 CT、颈椎 MR 检查结果,诊断为:脊髓型颈椎病(myelopathic type cervical vertebra disease),病变位于颈 5/6、6/7 椎间隙处。同水平的脊髓受压,故而产生了临床上的一系列病症。脊髓型颈椎病保守治疗效果差,脊髓受压症状会进一步加重,故建议手术治疗,解除脊髓受压的情况,同时植骨固定。手术方式:6 椎体次全切除+取右髂骨植骨+钛板内固定术。并告知手术的风险,固定材料昂贵,医保部分报销或不报销。

2. 本次入院,经沟通后,梁先生行上述手术,术后四肢麻木无力症状改善明显,复查 X 线片及 CT(图 6-2-4、6-2-5)。手术后 10 天,梁先生出院,医生告知术后注意事项、定期随访。半年后梁先生大部分症状消失改善,愉快地又投入了他心爱的教学、科研工作中。

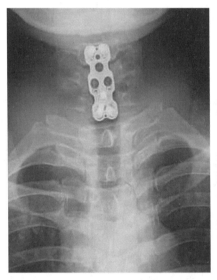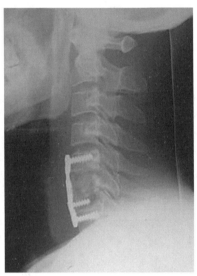

图 6-2-4　术后颈椎 X 线片

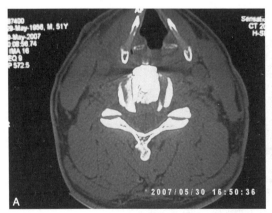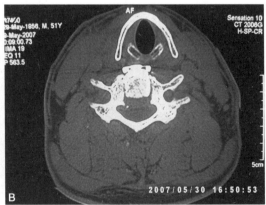

图 6-2-5　术后横轴位 CT 扫描
A. 颈 5/6 椎间;B. 颈 6/7 椎间

（曹立新）

案例3   少壮多劳老来疾

情　境　1

　　王女士六十多岁,是一位农民,常年下地劳作,体格强壮,年轻的时候挑担不输男性。但人到老年后身体渐渐不如从前,1年多前开始出现左膝关节钝痛,站立及活动之后疼痛更加明显,休息可以缓解,自己没有重视一直没去医院就诊。1年多来疼痛越来越厉害,4个月左右前开始感觉左腿活动不灵活,左膝关节略肿胀,于是到当地医院就诊,医生给她安排了膝关节X线片检查,看过片子后医生给她开了止痛药,并让王女士注意休息,避免过多负重。开始的一段时间王女士感觉止痛药效果还不错,疼痛有明显缓解,可最近她感觉止痛药效果越来越差,疼痛逐渐加重,上下楼梯时,偶尔关节会突然卡住不能活动,伴剧烈疼痛,于是来到我院骨科就诊。当时王女士意识清楚,精神尚可,心肺腹查体无殊,左膝关节肿胀,活动度0°~90°,无畸形,内侧关节间隙压痛,关节皮温不高,无皮肤发红,双膝前后抽屉试验阴性,侧方应力试验阴性,浮髌试验阴性。足背动脉搏动存在,余肢无殊,神经系统检查阴性。医生给她安排了住院并预约了检查。

患者资料	拟实施行动
推断/假设	拟学习的问题

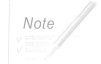

情　境　2

1. 入院后王女士抽血检查（表6-3-1）。

表6-3-1　血液检查结果

检验项目（单位）	结果	正常范围
白细胞（×10^9/L）	7.2	4～10
血沉（mm/h）	8	<20
C反应蛋白（mg/L）	2	<5
CCP（RU/ml）	2.3	<5
类风湿因子	阴性	阴性
ASO（IU/ml）	30	0～200
HLA-B27	阴性	阴性

2. 入院后行膝关节 X 线片检查（图6-3-1）、下肢全长 X 线片检查（图6-3-2）。

3. 入院后行左膝关节 MRI 检查（图6-3-3）。

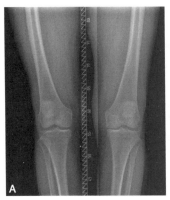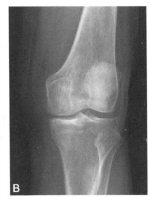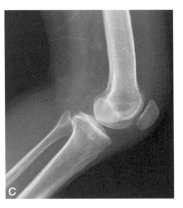

图6-3-1　膝关节 X 片
A. 双侧膝关节前后位；B. 左膝关节前后位；C. 左膝关节侧位

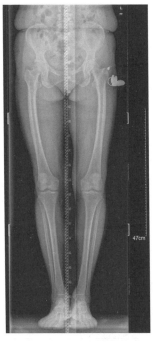

图6-3-2　双下肢全长 X 片

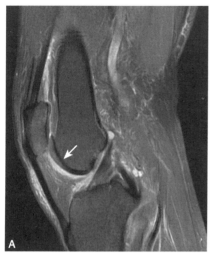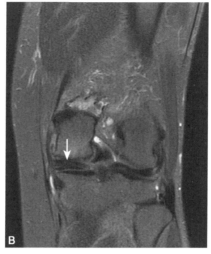

图 6-3-3 左膝关节 MRI(T$_2$相)
A. 矢状位；B. 冠状位

患者资料	拟实施行动
推断/假设	拟学习的问题

情　境　3

　　医生告诉王女士,她的膝关节 X 线片及 MRI 显示左膝关节内侧间隙狭窄,左膝关节内侧半月板后角撕裂,结合她的疼痛病史及上下楼梯时的关节卡锁症状,她的诊断为:左膝关节骨关节炎(osteoarthritis,OA),左膝关节内侧半月板撕裂(meniscus tear)。鉴于她药物治疗效果欠佳,医生建议她行关节镜(arthroscopy)治疗。王女士接受了医生的建议,在全麻下进行了关节镜下膝关节清理术。

患者资料	拟实施行动
推断/假设	拟学习的问题

情 境 4

关节镜治疗后,经过一段时间休息,王女士症状有所好转。但是她闲不住,经常上山干活,走山路,又出现疼痛加重。于是王女士又来到医院,医生安排她重新进行了 CT 检查提示"左膝关节间隙骨性狭窄",建议她行手术治疗。考虑到她的关节病变主要集中在内侧间隙,属单间室病变,并伴有半月板损伤,手术方案可考虑胫骨近端截骨术以及全膝关节置换术(total knee arthroplasty,TKA),前一种手术方式对缓解疼痛有一定帮助,但远期容易复发,全膝关节置换术对疼痛及活动受限效果最好,结合她的年龄,该手术是最佳选择,但是人工膝关节费用较贵。医生请王女士根据自己家庭经济及自身意愿选择手术方式。

患者资料	拟实施行动
推断/假设	拟学习的问题

Note

情　境　5

　　王女士跟家人商量后决定选择全膝关节置换术。医生遂于全麻下对王女士进行了手术,术中见到王女士股骨髁胫骨平台和髌骨软骨磨损剥脱,骨赘增生,滑膜增生明显,医生予清理关节腔,切除半月板、增生的骨赘以及过度增生的滑膜,切断交叉韧带,股骨远端前后面、胫骨近端截骨后植入了人工假体。术后医生给予了抗生素预防感染,并告诉王女士左下肢避免剧烈活动,需伸直、屈曲膝关节锻炼。

　　术后王女士首次下床行走时突然出现左侧胸痛,呼吸困难,口唇发绀,四肢厥冷,当时测血压 80/50mmHg,血氧饱和度 89%,心率 110 次/分,立即予以抢救后患者血压恢复至 100/70mmHg,但出现了颈静脉怒张,双下肢水肿。

患者资料	拟实施行动
推断/假设	拟学习的问题

情 境 6

　　医生急诊对王女士进行了 CT 肺动脉造影检查,发现双侧下肺动脉见充盈缺损,诊断为"双侧肺栓塞(pulmonary embolism,PE)",经过吸氧、溶栓、强心、利尿等治疗后,王女士病情逐渐平稳,但需卧床休息,抗凝等治疗。后逐渐康复,准备出院,但双下肢行走乏力,僵硬。医生建议她继续膝关节功能康复训练,卧床时可膝下垫一枕头练习被动伸膝,或将小腿垂于床沿锻炼膝关节屈曲,并逐步进行行走训练。

患者资料	拟实施行动
推断/假设	拟学习的问题

案例4　久 坐 成 疾

情　境　1

杨女士四十多岁,是一位办公室职员,主要从事文书工作,平时在电脑前一坐就是半天。4年多前,杨女士自己觉得腰痛、左腿痛,走路后痛得更厉害,躺着休息后明显好转,自己觉得没什么大问题,一直没去医院。2个月前杨女士觉得左腿疼痛比以前更厉害了,于是到当地医院就诊,当地医生安排她做了一些检查,建议她做了理疗、针灸,但是疼痛没有明显缓解。2个月来,杨女士觉得左腿痛越来越厉害了,以前散步时走一、两个小时路都不会难受,现在走路10分钟左右就必须休息一会儿,等腿痛缓解后才能继续行走,而且,她还感觉左足背外侧麻木,但大小便都无异常。杨女士觉得生活质量大不如前,于是来到医院骨科就诊。当时杨女士神志清楚,测体温36.6℃,脉搏82次/分,呼吸20次/分,血压134/87mmHg,心肺腹体检阴性,脊柱居中,腰椎各棘突压痛(-),叩击痛(-),左足外侧皮肤浅感觉减退,左下肢直腿抬高50°(+),加强试验(+),股神经牵拉试验(-),左侧膝、跟腱反射(+),双下肢肌力5级,右下肢无异常改变。双上肢无异常。医生建议先行门诊检查。

患者资料	拟实施行动
推断/假设	拟学习的问题

情　境　2

杨女士在门诊行了腰椎 X 线片检查,腰椎 X 线片提示腰 5/骶 1 椎间隙有狭窄,未见有明显的腰椎滑移。为进一步明确椎间盘突出的部位、大小及神经受压的严重程度,遂进行了腰椎 MRI 检查。

1. 门诊行腰椎 X 线片检查(图 6-4-1)。
2. 门诊行腰椎 MRI 检查(图 6-4-2)。

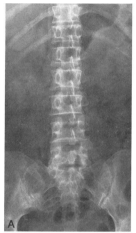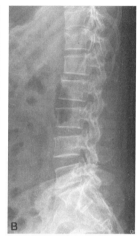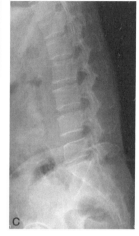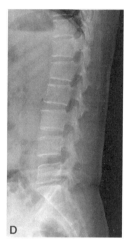

图 6-4-1　腰椎 X 线片
A. 正位;B. 侧位;C. 前屈位;D. 后伸位

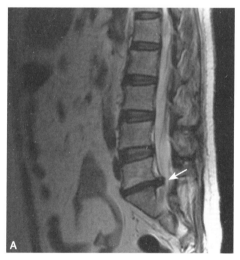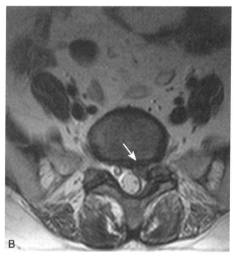

图 6-4-2　腰椎 MRI 检查
A. 矢状位;B. 冠状位

患者资料	拟实施行动
推断/假设	拟学习的问题

情　境　3

医生告诉杨女士,她的腰椎 MRI 检查发现腰 5/骶 1 椎间盘向左后突出,相应硬膜囊受压,椎间孔狭窄。检查发现的病变部位与她目前的左腿痛、左足背麻木症状吻合,根据 2012 年美国 NASS 指南,她的诊断为腰椎间盘突出症(lumbar disc herniation)。建议先回家保守治疗,采用半福勒卧位(屈髋屈膝侧卧位)并在腿间置一枕头,卧床休息 2 天,并予以非甾体类抗炎药口服镇痛,之后如疼痛好转可逐渐行走,尽量不要久坐。杨女士遂回家治疗。

患者资料	拟实施行动
推断/假设	拟学习的问题

情　境　4

　　杨女士回家保守治疗后症状稍有好转,但仍感觉有疼痛,坐位时更加明显。另外,杨女士上司打电话来说由于她的病假,公司有大量文书工作堆积,希望她能早日回公司。杨女士遂重回医院,希望尽快解除疼痛重新上班。医生告诉杨女士,针对她目前腰痛的症状,可采取硬膜外激素注射治疗(epidural steroid injection,ESI)获得短期的疼痛缓解。杨女士遂在门诊手术室接受了硬膜外激素注射治疗,腿痛症状有好转,逐渐恢复了办公室上班工作。

患者资料	拟实施行动
推断/假设	拟学习的问题

情　境　5

　　杨女士对硬膜外注射治疗非常满意,觉得自己腰椎间盘突出症已经痊愈了,便又像往常一样开始了上班顾家两不误的生活。但是,有一天,杨女士下班后买了一袋大米,扛上 5 楼的家后,突然觉得左腿剧烈疼痛,伴左腿的明显麻木,无力,肛门周围皮肤发麻,并且小便解出费力。杨女士急忙来到医院,医生安排了急诊 MRI 提示“腰 5/骶 1 明显的椎间盘突出,相应节段硬膜囊受压”。医生告诉杨女士,根据她的病史、临床表现及影像学表现,她的症状是由于突出的腰椎间盘压迫神经,导致了马尾综合征引起的,需要急诊行腰椎间盘摘除手术(lumbar discectomy)解除神经压迫。

患者资料	拟实施行动
推断/假设	拟学习的问题

情　境　6

　　医生急诊为杨女士进行了腰椎间盘摘除手术,手术过程顺利,并告诉她卧床休息,在床上多翻身,多活动四肢,以免出现深静脉血栓。鉴于术前杨女士解小便困难,术后予间断夹闭导尿管,待她自己对小便有明显感觉后拔出导尿管,拔管后杨女士能自行解大小便,左腿痛也逐渐好转,但是左足背仍然有麻木感,对手术是否完全成功仍有一些怀疑。

患者资料	拟实施行动
推断/假设	拟学习的问题

（李万里）

案例5 青少年的噩梦

情 境 1

小李是一名高中生,平时酷爱运动,擅长篮球,经常代表班级参加篮球比赛。在一次比赛中,小李不小心摔了一跤,赛后小李一直感觉左侧膝关节周围酸痛。他觉得自己在比赛中受了伤,于是到镇上的诊所进行了大约2周的针灸和理疗。经过治疗,小李感觉疼痛症状明显好转。1个月后,小李在上课时突然感觉左膝剧痛,关节周围肿胀明显,紧急到当地医院骨科就诊。当小李被送到医院时,面部呈急性病容,测体温38.0℃,脉搏80次/分,呼吸25次/分,血压115/87mmHg,听诊心音有力,律齐,未见明显杂音。双肺呼吸音清,无明显干湿性啰音,腹部平软,肠鸣音正常。左膝关节肿胀明显,压痛剧烈,皮温升高,活动严重受限。接诊医生建议其住院治疗,并行血、尿常规等检查。

1. 血常规检查结果如下

项　　目	检测值	项　　目	检测值
白细胞($\times 10^9$/L)	12.4	淋巴细胞%	24.5
红细胞($\times 10^{12}$/L)	4.56	单核细胞%	3.6
血红蛋白(g/L)	110	嗜酸性细胞%	1.2
血小板($\times 10^9$/L)	391	嗜碱性细胞%	0.2
中性粒细胞%	76		

2. 尿常规检查结果如下

项　　目	检测值	项　　目	检测值
尿比重	≤1.005	尿酮体	(−)
尿pH值	6.5	尿胆原	(−)
尿白细胞	(−)	尿胆红素	(−)
尿蛋白	(−)	尿潜血	(−)
尿糖	(+)		

患者资料	拟实施行动
推断/假设	拟学习的问题

情 境 2

1. 大生化检查结果（表6-5-1）。

表6-5-1 大生化检查结果

项目	结果	参考范围
总胆红素（μmol/L）	10.8	5.1~19
直接胆红素（μmol/L）	5.4	1.7~6.8
ALT（U/L）	15	5~35
AST（U/L）	18	8~40
碱性磷酸酶（U/L）	971	40~150
γ-谷氨酰转移酶（U/L）	20	7~32
总蛋白（g/L）	69.9	64~83
清蛋白（g/L）	32	35~55
球蛋白（g/L）	26.8	20~30
白球比例	1.6	1.5~2.5
肌酐（μmol/L）	38	44~106
尿素氮（mmol/L）	2.65	2.9~8.2
尿酸（μmol/L）	389	155~357
空腹血糖（mmol/L）	4.3	3.9~6.1

2. 肿瘤标记物检查结果（表6-5-2）。

表6-5-2 肿瘤标志物

项目	结果	参考范围
甲胎蛋白（μg/L）	2.2	0.89~8.78
癌胚抗原（μg/L）	2.0	<5.0
糖类抗原 CA125（U/ml）	5.4	<35
糖类抗原 CA19-9（U/ml）	8.9	<37
糖类抗原 CA15-3（U/ml）	11.1	<31.3
铁蛋白（ng/ml）	585.7	21.8~275
FPSA（ng/ml）	0.24	<0.93
PSA（ng/ml）	0.79	<4
SCC（ng/ml）	2.1	<1.5
CYFRA21-1（ng/ml）	4.16	<2.5

3. 膝关节 X 线正、侧位片（图 6-5-1）。

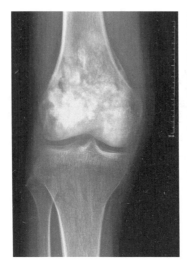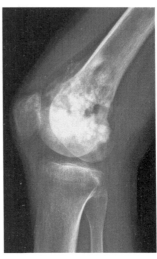

图 6-5-1　膝关节 X 线（正、侧位）

患者资料	拟实施行动
推断/假设	拟学习的问题

情 境 3

1. 膝关节 X 线片结果提示 左侧股骨下段及周围软组织内见不均匀密度影,呈絮状、团块状分布,局部骨膜增生反应明显,股骨下段可见多发不规则囊样低密度影。周围软组织肿胀。

2. 放射性核素骨扫描提示 静脉注射^{99m}Tc-MDP 2 小时后,行全身骨 ANT、POST 位静态显像,Matrix:256×1024。全身骨结构显影清晰,左股骨下段放射性浓聚,其内可见不均匀性放射性减低区,余未见明显异常放射性分布。

3. MRI 扫描(图6-5-2)。

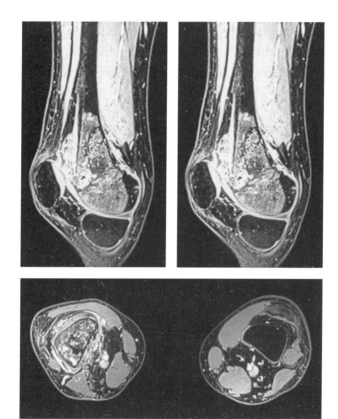

图 6-5-2 膝关节 MRI

4. PET-CT 扫描结果 左侧股骨下段形态失常伴骨质破坏,相应部位代谢可见明显异常增高,考虑骨肉瘤(osteosarcoma)表现。

全身其余探测部位未见明显恶性肿瘤病变或转移征象。

双侧鼻咽部代谢轻度增高,考虑局部炎症可能大,请结合临床。

5. 活检病理检查结果提示 (股骨下段病变髓腔内组织)恶性肿瘤,考虑为普通型骨肉瘤。股骨病变皮质及髓腔内纤维组织镜下见纤维增生,个别细胞轻度异型性,骨皮质可见破坏,髓腔内还可见大片坏死。

患者资料	拟实施行动
推断/假设	拟学习的问题

Note

情　境　4

　　医生告诉小李及其家人,病理检查结果提示:恶性肿瘤(股骨下段病变髓腔内组织),考虑为普通型骨肉瘤。股骨病变皮质及髓腔内纤维组织镜下见纤维增生,个别细胞轻度异型性,骨皮质可见破坏,髓腔内还可见大片坏死。结合影像学资料可以明确的诊断为普通型骨肉瘤。目前,骨肉瘤的治疗采用以手术和化疗为主的综合手段。在以前,骨肉瘤主要以单纯手术截肢(amputation)治疗为主。术后患者常出现患肢痛等并发症,严重影响了患者的功能和心理的康复。后来,人们逐渐引入了手术辅助化疗的方法,并发展为后期的新辅助化疗(neoadjuvant chemotherapy)。从小李自身的病情来说,医生认为小李具有保肢的条件。现代保肢手术种类繁多,其中包括:关节融合、生物性关节成形、大段同种异体骨移植、灭活再植、假体置换等。医生建议采取人工关节假体置换手术治疗,并辅助术前及术后的正规化疗。但是,人工关节假体费用昂贵,医保报销也有限,术后的康复锻炼也较为困难。在医生向小李的家人详细地介绍了该疾病及其治疗措施后,小李的家人决定全力支持小李的治疗,尽最大的努力帮助小李走出疾病的阴影。

患者资料	拟实施行动
推断/假设	拟学习的问题

（邵增务）

案例6 脖子上的炸弹

情 境 1

L女士,55岁,平日身体健康,退休前从事文案工作。近半年来,自觉左手手指麻木,不伴有左手运动功能异常。不伴有眩晕、颈肩痛等不适,不伴有躯体及下肢感觉、活动异常。L女士听说自己这个行业特别容易得颈椎病,遂来医院就诊。

骨科医生给她做了体检:左手手指及手背皮肤感觉障碍,左上肢肌力Ⅳ级,左侧Hoffman征阳性。右上肢皮肤感觉、肌力均正常,病理征阴性。根据体检结果,医生安排L女士进行颈椎正侧位X线片检查(图6-6-1)。

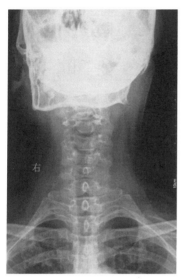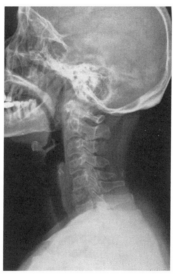

图6-6-1 颈椎X线(正侧位)

医生看了X线片结果后,立即让L女士戴上颈托,并安排她住院治疗。L女士很诧异,简单的手麻颈痛居然这么严重!

患者资料	拟实施行动
推断/假设	拟学习的问题

<h1 style="text-align:center">情 境 2</h1>

　　L女士的门诊X线结果显示颈6椎体压缩伴有骨质破坏。入院后,教授查房,查看患者后嘱咐下级医生给L女士安排了抽血化验和一些影像学检查,并嘱咐L女士严格卧床,可L女士却不以为然。

　　次日查房,部分检查结果出来了,具体如下:

　　1. 肿瘤标志物(表6-6-1)。

表6-6-1　肿瘤标志物检测

项目	结果	参考范围
CEA(μg/L)	36.54	<5.0
AFP(μg/L)	8.23	0.89~8.78
CA15-3(U/ml)	11.3	<31.3
CA19-9(U/ml)	8.9	<37
CA125(U/ml)	212.5	<35
CYFRA21-1(ng/ml)	29.7	<2.5

　　2. 尿本周蛋白(Bence Jones proteins)　κ轻链8.00mg/l,λ轻链46.10mg/l。

　　3. 结核相关抗体+结核抗体测定(表6-6-2)。

表6-6-2　结核相关抗体+结核抗体测定

LAM:阴性	38KD:阴性
16KD:阴性	结核抗体:阴性

　　4. 结核分枝杆菌DNA(TB-DNA)　阴性。

　　5. ECT(emission computed tomography)全身骨显像(图6-6-2)。

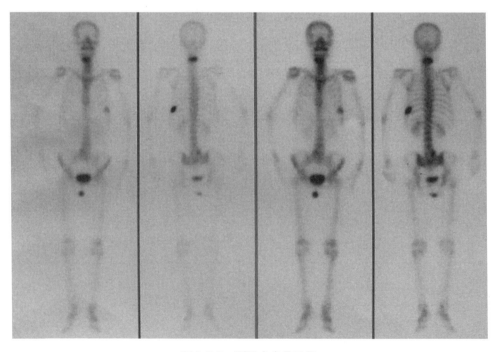

图6-6-2　ECT全身骨显像

情 境 3

L女士的ECT结果：①颈6椎体、左侧第9后肋骨质代谢异常活跃灶，考虑为骨肿瘤性病变可能性大，请结合临床进一步检查；②全身其余骨骼骨质代谢未见明显异常，建议定期复查。

医生又给L女士安排了肋骨CT检查。

在等待影像学检查结果的同时，医生安排L女士进行了颈椎肿瘤穿刺活检术，以明确诊断。几日后，CT及MRI检查结果和病理诊断结果都出来了。部分结果如下。

1. 颈椎CT平扫（图6-6-3）。

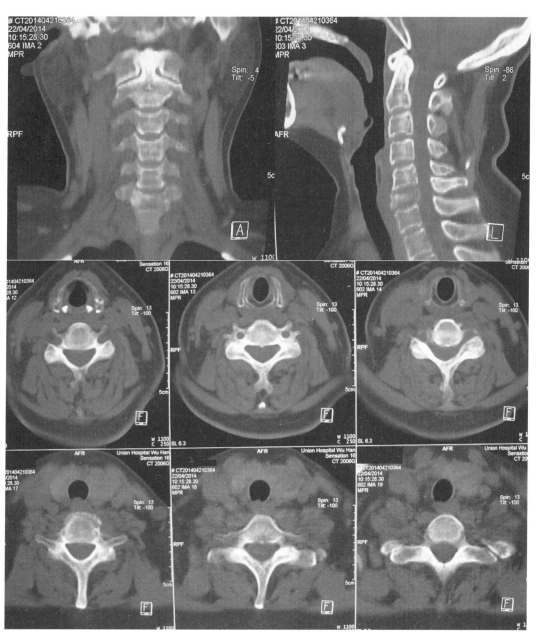

图6-6-3 颈椎CT平扫

2. 颈椎MRI（图6-6-4）。

3. 病理报告 送检（颈椎）标本全部取材制片，镜下见转移性低分化腺癌，标本量较少，来源难以确定。

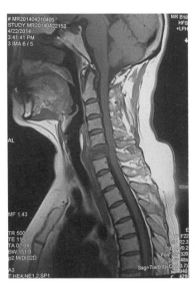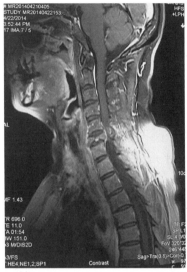

图 6-6-4   颈椎 MRI

教授打算给 L 女士安排肺部 CT 及 PET-CT 检查,而次日查房时,L 女士诉前 1 日起颈部出现酸胀感,并伴有头晕,四肢无力。体检示 L 女士上肢肌力 Ⅱ 级,下肢肌力 Ⅲ 级。皮肤感觉障碍的范围较前有所增大。

L 女士觉得很紧张,为什么自己的病情在一天之内恶化的这么快? 脖子上好像绑着一枚定时炸弹!

患者资料	拟实施行动
推断/假设	拟学习的问题

情 境 4

教授立即给 L 女士安排了颈椎肿瘤切除内固定术+肋骨肿瘤切除术。术后 1 周, L 女士感觉头晕的症状消失了,四肢无力也较术前好转,体检示上肢肌力 Ⅲ 级,下肢肌力 Ⅳ 级,皮肤感觉障碍同术前。拔除引流管后,医生给 L 女士安排了 X 线片检查(图 6-6-5)。

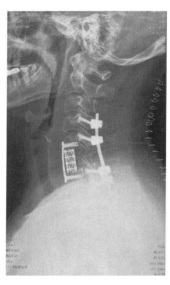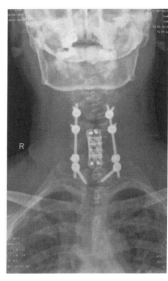

图 6-6-5 颈椎术后 X 线(正侧位)

此时, L 女士的术后病理报告也出来了,结果如下:(颈椎)转移性腺癌(metastatic adenocarcinoma)。免疫组化(immunohistochemistry)示癌细胞:CK7(+),TTF1(+),NapsinA(+),CK20(−),Villin(−),CDX2(−),TG(−),WT-1(−),CA125(部分+),ER(−)。免疫组化染色结果提示肺来源可能性大。

L 女士对手术治疗的效果非常满意,但仍然不明白今后应该如何继续治疗,因此愁眉不展。看到病理报告的第 2 天, L 女士的丈夫在查房时,希望与医生谈谈今后的治疗方案。

这时,医生应该如何与 L 女士以及她的丈夫交流呢?

患者资料	拟实施行动
推断/假设	拟学习的问题

(邵增务)

第七章　神经和精神系统疾病

案例 1　肢体无力是怎么回事

情　境　1

张女士,公务员,45 岁。1 个月前曾经有过一次"感冒"史,表现为咽喉部轻微疼痛,鼻塞感,几天后自愈。1 周前患者上午上班时感到很疲劳,觉察到四肢无力并进行性加重,同时四肢末端(如脚底和手掌)感觉不舒适,如同蚂蚁爬行感,中午时张女士走路时抬腿困难和手臂上举无力。次日早晨起床后发现四肢活动较前加重,随后家人呼叫"120"送到当地社区医院就医。当地医院给予针灸等治疗后,患者肢体乏力症状改善不明显,遂转到我院治疗。就诊时张女士意识清楚,感到四肢明显无力且肢体末端感觉减退,大小便功能正常,测体温 37.1℃,脉搏 70 次/分,呼吸 18 次/分,血压 130/85mmHg,心律规则、心音正常,呼吸音清,无明显啰音,急诊科医生查体后发现患者四肢肌力 3 级,肌张力低,腱反射减退,病理反射阴性,查急诊生化后(表 7-1-1),并立即安排其到神经科住院,进一步诊治。

表 7-1-1　急诊生化检查结果

检查项目	结果	参考值范围
钾(mmol/L)	4.0	3.5 ~ 5.3
钠(mmol/L)	139.1	137.0 ~ 147.0
氯(mmol/L)	100.8	99.0 ~ 110.0
钙(mmol/L)	2.38	2.10 ~ 2.60
尿素(mmol/L)	4.2	3.0 ~ 7.2
肌酐(μmol/L)	111	44 ~ 133
二氧化碳(mmol/L)	29	22 ~ 31
葡萄糖(mmol/L)	5.2	3.9 ~ 5.6

患者资料	拟实施行动
推断/假设	拟学习的问题

情 境 2

1. 入院后查体 体温37℃,脉搏78次/分,心率20次/分,血压130/83mmHg。发育正常,营养中等,查体合作。皮肤、黏膜无黄染,无出血点,浅表结巴结未扪及,头颅五官外观无畸形,无压痛。颈无抵抗,气管居中,胸廓对称,双肺呼吸音清,未闻及干湿性啰音。心界不大,心率:78次/分,律齐,各瓣膜听诊区未闻及病理性杂音。全腹软,无压痛和反跳痛,未扪及腹部包块;肝脾肋下未扪及,肝肾区无叩击痛;肠鸣音正常。脊柱四肢无畸形,无压痛。肛门、外生殖器未检。

神经系统检查:神清,言语流利,对答切题,高级神经活动检查配合,定向力,理解力和记忆力正常,视力粗测正常,双侧睑裂等大,无眼睑下垂、斜视,眼球无凸出,眼球运动正常,双侧瞳孔等大,直径约3.5mm,直接及间接对光反射灵敏,调节反射正常,无复视,角膜反射正常,颞咬肌无萎缩,咀嚼肌力正常,口角无偏斜,咽反射存在,吹气、鼓腮无漏气,下颌居中,下颌反射正常,右侧骨导<气导,左侧骨导<气导,骨传居中,听力正常,悬雍垂居中,软腭上抬可,咽反射正常,耸肩、转颈正常,伸舌居中,舌肌无明显萎缩,舌肌无纤颤,肌营养正常,颈部肌张力正常。四肢体浅感觉表现为手套-袜套样减退,四肢肌张力(muscle tension)降低,四肢肌力(muscle strength)2级,双侧肱二头肌反射、肱三头肌反射、桡骨骨膜反射、跟腱反射(-),双侧霍夫曼征(-),双侧掌-颏反射(-),左侧巴宾斯基征(-),右侧巴宾斯基征(-),双侧奥本海姆征(-)、戈登征(-)、罗索利莫征(-)、髌阵挛(-),双侧踝阵挛(-),颈软,克尼格征(-),布鲁金斯基征(-),拉塞格征(-)。

2. 住院后行血液学检查(表7-1-2)。

表 7-1-2 血液学检查项目

项目	结果	正常值
Total protein(g/L)	70	65~85
Albumin(g/L)	42	35~55
Cholesterol(mmol/L)	4.9	0~5.2
TG(mmol/L)	2.19	0.31~2.3
HDL-C(mmol/L)	0.82	0.80~1.96
LDL-C(mmol/L)	3.19	1.30~3.60
TBIL(μmol/L)	10.8	3.5~20.5
DBIL(μmol/L)	4.3	0~6.8
ALT(U/L)	24	0~40
AST(U/L)	38	5~45
ALK-P(U/L)	65	10~95
GGT(U/L)	30	10~60
BUN(mmol/L)	4.0	2.9~8.2
Creatinine(μmol/L)	99	59~134
Glucose(mmol/L)	5.2	3.9~6.1
Na(mmol/L)	136	135~149
K(mmol/L)	3.7	3.5~5.0
Ca(mmol/L)	2.3	2.3~2.8
WBC(×10^9/L)	8.8	4.0~10.0
Hb(g/L)	145	130~175
Platelet(×10^9/L)	204.0	125~350

3. 风湿免疫学检查 抗中性粒细胞胞质蛋白酶抗体(PR3-ANCA)0.236U/ml(参考区间:0~15U/ml);抗中性粒细胞胞质髓过氧化物酶抗体(MPO-ANCA)0.428U/ml(参考区间:0~15U/ml);抗核提取物nRNP(-);抗核提取物Sm(-);抗核提取物SSA(-);抗核提取物SSB(-);抗核提取物ScI-70(-);抗核提取物JO-1(-);血清本-周蛋白(-)。

4. 甲状腺功能检查(表7-1-3)。

表7-1-3　甲状腺功能

检查项目	结果	参考值范围
$T_3(nmol/L)$	1.44	0.92~2.79
$T_4(nmol/L)$	74.6	58.1~140.6
$FT_3(pmol/L)$	4.24	3.5~6.5
$FT_4(pmol/L)$	16.8	11.5~22.70
TSH(mU/L)	1.519	0.51~4.94
Anti TPO	27	0~60
Anti TG	23	0~60

5. 肿瘤系列检查(表7-1-4)。

表7-1-4　肿瘤系列

检查项目	结果	参考值范围
甲胎蛋白(ng/ml)	3.42	≤25
癌胚抗原(ng/ml)	1.9	≤5
糖类抗原125(U/ml)	21.3	≤35
糖类抗原15-3(U/ml)	16.8	≤25
糖类抗原19-9(U/ml)	2.5	≤34
细胞角蛋白19片段(ng/ml)	2.33	≤3.3
糖类抗原72-4(U/ml)	3.1	≤7
神经元特异性烯醇化酶(ng/ml)	13.4	≤16.3

6. 脑脊液检查　脑脊液澄清透明,测压力为135mmH₂O,取脑脊液6ml分别送常规,生化和真菌室检查。

7. 肌电图和神经传导速度检查(图7-1-1~7-1-3)。

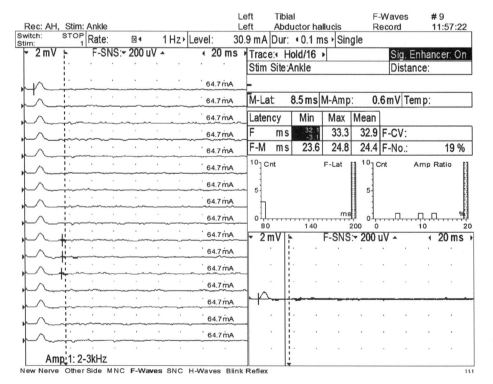

图7-1-1　肌电图(F波)

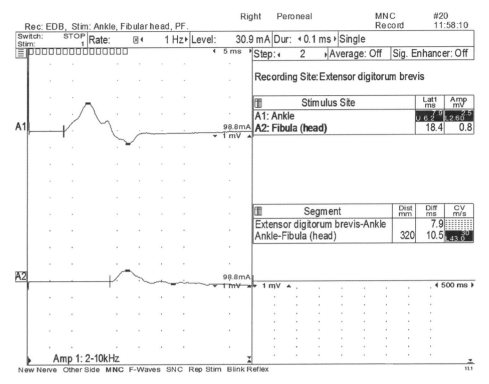

图 7-1-2 运动神经传导速度

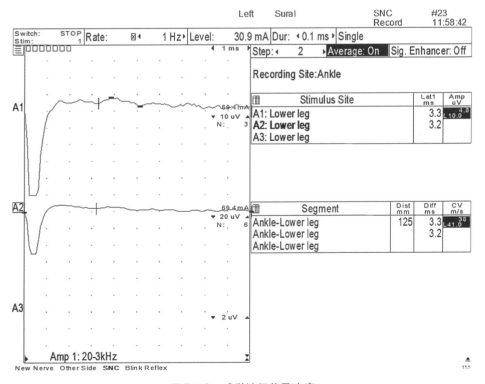

图 7-1-3 感觉神经传导速度

情 境 3

1. 脑脊液常规检查结果(表7-1-5)。

表7-1-5 脑脊液常规

检查项目	结果	参考值范围
颜色	无色	无色
透明度	透明	透明
球蛋白	阳性(++)	阴性
薄膜	阴性	阴性
红细胞	0	0~0
白细胞	0	0~8
中性粒细胞(%)	–	
淋巴细胞(%)	–	
嗜酸性粒细胞(%)	–	

2. 脑脊液生化检查(表7-1-6)。

表7-1-6 脑脊液生化

检查项目	结果	参考值范围
葡萄糖(mmol/L)	4.0	2.5~4.5
氯化物(mmol/L)	110.3	117.0~129.0
蛋白质(g/L)	1.05	0.15~0.45

3. 肌电图检查结果 感觉神经传导速度减慢、波幅降低,运动神经潜伏期延长、波幅降低,F波波幅明显下降,H反射消失,提示神经源性损害。

患者资料	拟实施行动
推断/假设	拟学习的问题

情　境　4

　　主管医师告诉张女士,综合分析患者起病特点,血液学检查,脑脊液结果以及肌电图(electromyography)的报告,临床上诊断为急性感染性多发性神经根神经炎,又称为吉兰-巴雷综合征(Guillain-Barre syndrome),是由病毒感染或感染后以及其他原因导致的一种自身免疫性疾病,建议采取大剂量静脉注射免疫球蛋白进行治疗,连用 5 天,同时进行床边针灸,肢体功能训练等,在治疗过程中还要复查脑脊液检查。张女士询问了使用药物期间的注意事项,以及药物的疗程和费用,表示同意并配合医生的治疗方案。

患者资料	拟实施行动
推断/假设	拟学习的问题

(闫振文)

案例 2   难以缓解的头痛

情   境   1

曾女士,农民,42 岁。患者于 12 天前开始出现发热,体温最高达 39.4℃,头痛(headache)以双额部为主,持续性胀痛不能够缓解,无耳鸣、天旋地转感,无恶心,呕吐,无肢体抽搐等。在当地基层医院行头颅 MR 检查示:右侧颞岛叶及左侧岛叶异常信号,腰椎穿刺示血性脑脊液,诊断考虑为"脑炎"。给予"抗病毒,脱水,营养神经"等治疗 3 天后,体温恢复正常,但头痛一直持续而无明显缓解,同时患者自觉阵发性闻到恶臭味。患者为求进一步诊治,到我院就诊,由神经科门诊直接收入病房。起病以来,患者精神稍差,胃纳饮食可,大小便无异常,患者既往无到疫区等特殊病史,否认有高血压,糖尿病,肝炎等病史。

患者资料	拟实施行动
推断/假设	拟学习的问题

情　境　2

1. 入院后查体　体温37.2℃,心率80次/分,呼吸20次/分,血压135/85mmHg。发育正常,营养中等,查体合作。皮肤、黏膜无黄染,无出血点,浅表结巴结未扪及,头颅五官外观无畸形,无压痛。颈无抵抗,气管居中,胸廓对称,双肺呼吸音清,未闻及干湿性啰音。心界不大,心率80次/分,律齐,各瓣膜听诊区未闻及病理性杂音。全腹软,无压痛和反跳痛,未扪及腹部包块;肝脾肋下未扪及,肝肾区无叩击痛;肠鸣音正常。脊柱四肢无畸形,无压痛。肛门、外生殖器未检。

神经系统检查:神清,言语流利,对答切题,高级神经活动检查配合,定向力,理解力和记忆力正常,视力粗测正常,初测嗅觉无异常,自述经常有阵发性闻到恶臭味,双侧睑裂等大,无眼睑下垂、斜视,眼球无凸出,眼球运动正常,双侧瞳孔等大,直径约3.0mm,直接及间接对光反射灵敏,调节反射正常,无复视,角膜反射正常,颞咬肌无萎缩,咀嚼肌力正常,口角无偏斜,咽反射存在,吹气、鼓腮无漏气,下颌居中,下颌反射正常,右侧骨导<气导,左侧骨导<气导,骨传居中,听力正常,悬雍垂居中,软腭上抬可,咽反射正常,耸肩、转颈正常,伸舌居中,舌肌无明显萎缩,舌肌无纤颤,肌营养正常,颈部肌张力正常。双侧肢体深浅感觉对称存在。四肢肌张力正常,四肢肌力5级,双侧肱二头肌反射、肱三头肌反射、桡骨骨膜反射、腱反射(++),双侧霍夫曼征(-),双侧掌-颏反射(-),左侧巴宾斯基征(-),右侧巴宾斯基征(-),双侧奥本海姆征(-)、戈登征(-)、罗索利莫征(-)、髌阵挛(-)、双侧踝阵挛(-),颈强直(-),克尼格征(-),布鲁金斯基征(-),拉塞格征(-)。

2. 住院后行血液学检查(表7-2-1)。

表7-2-1　血液学检查项目

项目	结果	正常值
Total protein(g/L)	75	65~85
Albumin(g/L)	45	35~55
Cholesterol(mmol/L)	3.9	0~5.2
TG(mmol/L)	2.09	0.31~2.3
HDL-C(mmol/L)	0.76	0.80~1.96
LDL-C(mmol/L)	3.09	1.30~3.60
TBIL(μmol/L)	13.8	3.5~20.5
DBIL(μmol/L)	3.3	0~6.8
ALT(U/L)	14	0~40
AST(U/L)	28	5~45
ALK-P(U/L)	45	10~95
GGT(U/L)	20	10~60
BUN(mmol/L)	3.4	2.9~8.2
Creatinine(μmol/L)	76	59~134
Glucose(mmol/L)	5.2	3.9~6.1
Na(mmol/L)	146	135~149
K(mmol/L)	3.8	3.5~5.0
Ca(mmol/L)	2.4	2.3~2.8
WBC(×10⁹/L)	8.8	4.0~10.0
Hb(g/L)	145	130~175
Platelet(×10⁹/L)	205.0	125~350

3. 风湿免疫学检查提示 抗中性粒细胞胞质蛋白酶抗体(PR3-ANCA)0.78U/ml(参考区间:0~15U/ml);抗中性粒细胞胞质髓过氧化物酶抗体(MPO-ANCA)0.34U/ml(参考区间:0~15U/ml);抗核提取物 nRNP(-);抗核提取物 Sm(-);抗核提取物 SSA(-);抗核提取物 SSB(-);抗核提取物 ScI-70(-);抗核提取物 JO-1(-)。

4. 甲状腺功能检查(表7-2-2)。

表7-2-2 甲状腺功能

检查项目	结果	参考值范围
T_3(nmol/L)	2.13	0.92~2.79
T_4(nmol/L)	78.5	58.1~140.6
FT_3(pmol/L)	5.24	3.5~6.5
FT_4(pmol/L)	13.8	11.5~22.70
TSH(mU/L)	2.49	0.51~4.94
Anti TPO	44	0~60
Anti TG	43	0~60

5. 腰椎穿刺术(lumbar puncture)进行脑脊液检查(examination of cerebrospinal fluid) 脑脊液呈洗肉水色,测压力为135mmH$_2$O,取脑脊液6ml分别送常规,生化和真菌室检查。

6. 脑电图检查(electroencephalogram test) 以8.5~9Hz,10~40Uvd的α活动为基本节律,波形一般,双侧基本对称,未见明显异常波发放。结论为正常范围脑电图。

7. 胸片检查 双侧骨性胸廓对称,气管居中,片中所及肋骨骨质未见异常。两肺纹理增多、增粗、模糊,双肺门不大,结构清晰。纵隔居中,未见局限性增宽。心影大小、形态未见异常。两膈面光整,双侧肋膈角锐利。

8. 头颅 MRI 检查(图7-2-1~7-2-6)。

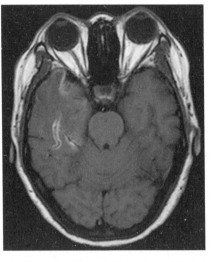 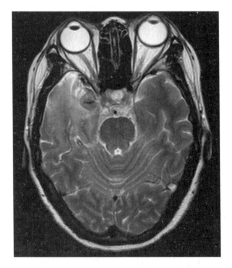

图7-2-1 头颅 MRI 检查(T_1,轴状位)　　　图7-2-2 头颅 MRI 检查(T_2,轴状位)

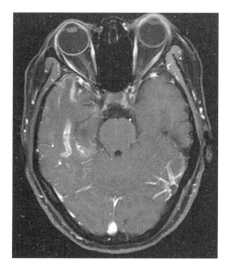

图 7-2-3　头颅 MRI 检查(T_1 增强,轴状位)

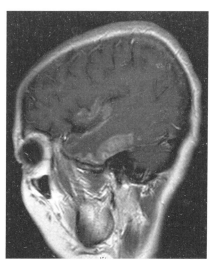

图 7-2-4　头颅 MRI 检查(T_1 增强,矢状位)

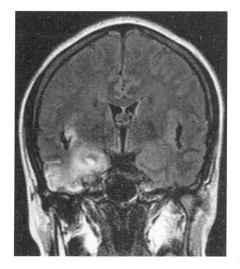

图 7-2-5　头颅 MRI 检查(T_2,FLAIR 矢状位)

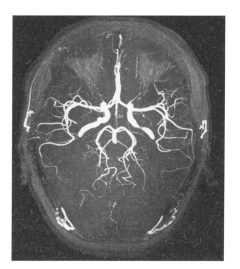

图 7-2-6　头颅 MRA 检查

患者资料	拟实施行动
推断/假设	拟学习的问题

情　境　3

1. 脑脊液常规检查结果(表7-2-3)。

表 7-2-3　脑脊液常规

检查项目	结果	参考值范围
颜色	浅红色	无色
透明度	浑浊	透明
球蛋白	阳性(+)	阴性
薄膜	阴性	阴性
红细胞	12 580	0~0
白细胞	2020	0~8
中性粒细胞(%)	22	
淋巴细胞(%)	72	
嗜酸性粒细胞(%)	6	

2. 脑脊液生化检查(表7-2-4)。

表 7-2-4　脑脊液生化

检查项目	结果	单位	参考值范围
葡萄糖	3.0	mmol/L	2.5~4.5
氯化物	123.7	mmol/L	117.0~129.0
蛋白质	1.21	g/L	0.15~0.45

3. 脑部 MR 检查结果　头颅大小、形态未见异常。右侧颞叶见大片状异常信号影,在 T_1WI 呈稍低信号,其脑沟内见条状高信号,在 T_2WI 呈高信号,T_2-FLAIR 呈高信号,病变边界不清楚,增强扫描见片状轻度强化,局部脑回强化明显,右颞叶部分脑沟、脑裂变平、变浅;左颞叶增强扫描局部血管呈放射状,拟小脑幕上小血管影。余脑实质未见异常信号灶,灰白质界限清楚。各脑室大小、形态正常。脑沟、脑裂、脑池未见增宽。中线结构居中。颅骨及鼻窦未见异常信号。脑血管成像未见异常。

结论:右颞叶异常信号影,结合临床病史,拟脑炎可并局部脑沟少许渗血。

患者资料	拟实施行动
推断/假设	拟学习的问题

情　境　4

主管医师告诉曾女士,根据患者病史,头颅磁共振检查的病变,脑脊液结果,诊断为单纯疱疹病毒性脑炎(vital encephalitis)的可能性大。建议给予足量足疗程的抗病毒药物(antiviral drugs)治疗,这期间还要再做几次腰椎穿刺取脑脊液进行化验检查,必要时复查头颅磁共振。曾女士对医师的意见表示理解,并积极配合治疗。患者在抗病毒治疗期间,又先后3次行腰椎穿刺取脑脊液检查,最后一次的检查结果如下(表7-2-5、7-2-6)。

表7-2-5　脑脊液常规检查结果

检查项目	结果	参考值范围
颜色	无色	无色
透明度	透明	透明
球蛋白	阴性	阴性
薄膜	阴性	阴性
红细胞	166	0～0
白细胞	22	0～8
中性粒细胞(%)	0	
淋巴细胞(%)	0	
嗜酸性粒细胞(%)	6	

表7-2-6　脑脊液生化检查

检查项目	结果	单位	参考值范围
葡萄糖	3.5	mmol/L	2.5～4.5
氯化物	127.1	mmol/L	117.0～129.0
蛋白质	0.44	g/L	0.15～0.45

患者资料	拟实施行动
推断/假设	拟学习的问题

(闫振文)

案例3　令人难忘的眩晕

情　境　1

霍先生,工程师,57 岁。7 小时前起床时突然出现剧烈头晕,伴天旋地转感,站立不稳,并向右侧倾斜,感觉右侧面部和左侧肢体麻木感,并出现构音障碍,饮水呛咳,不伴头痛,视物重影,肢体抽搐等,自服安宫牛黄丸后症状无缓解,遂到我院就诊。患者家属反映,起病前 1 天患者在酒店吃饭时,曾经有 2 次突发短暂的头晕以及左侧肢体麻木感,时间约 10 秒左右,自行缓解。患者既往有高血压病史十余年,不规律服用"氨氯地平(络活喜)"治疗。

就诊时霍某意识清楚,言语含糊,测体温 37.3℃,脉搏 70 次/分,呼吸 18 次/分,血压 155/95mmHg,心律规则、心音正常,呼吸音清,无明显啰音,急诊科医生查体后,发现患者右侧鼻唇沟变浅,双眼存在水平震颤,查头颅 CT,结果未见明显异常(图 7-3-1)。急诊生化见表 7-3-1。

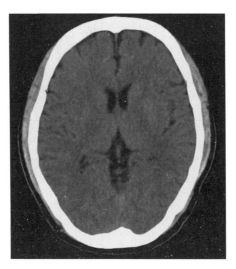

图 7-3-1　急诊头颅 CT

表 7-3-1　急诊生化检查

检查项目	结果	参考值范围
钾(mmol/L)	4.0	3.5 ~ 5.3
钠(mmol/L)	139.1	137.0 ~ 147.0
氯(mmol/L)	100.8	99.0 ~ 110.0
钙(mmol/L)	2.38	2.10 ~ 2.60
尿素(mmol/L)	4.2	3.0 ~ 7.2
肌酐(μmol/L)	111	44 ~ 133
二氧化碳(mmol/L)	29	22 ~ 31
葡萄糖(mmol/L)	5.2	3.9 ~ 5.6

情　境　2

1. 入院后查体　体温 37℃,脉搏 78 次/分,呼吸 20 次/分,血压 150/92mmHg。发育正常,营养中等,查体合作。皮肤、黏膜无黄染,无出血点,浅表结巴结未扪及,头颅五官外观无畸形,无压痛。颈无抵抗,气管居中,胸廓对称,双肺呼吸音清,未闻及干湿性啰音。心界不大,心率:78 次/分,律齐,各瓣膜听诊区未闻及病理性杂音。全腹软,无压痛和反跳痛,未扪及腹部包块;肝脾肋下未扪及,肝肾区无叩击痛;肠鸣音正常。脊柱四肢无畸形,无压痛。肛门、外生殖器未检。

神经系统检查:神清,言语含糊,对答切题,高级神经活动检查配合,定向力,理解力和记忆力正常,视力粗测正常,右侧眼睑下垂,睑裂较小,右侧额纹变浅,左侧睑裂正常,眼睑无下垂,眼球无凸出,双侧瞳孔不等大,右侧直径约 2.5mm,左侧直径 3.5mm,直接及间接对光反射灵敏,眼球可见水平以及垂直震颤,无复视,角膜反射正常,颞咬肌无萎缩,咀嚼肌力正常,口角向右侧稍偏斜,右侧咽反射消失,右侧吹气、鼓腮有漏气,下颌居中,下颌反射正常,右侧骨导<气导,左侧骨导<气导,骨传居中,听力正常,悬雍垂偏左侧,耸肩、转颈正常,伸舌居中,舌肌无明显萎缩,舌肌无纤颤,肌营养正常,颈部肌张力正常。右侧面部和左侧肢体浅感觉减退。四肢肌张力正常,肌力 5 级,双侧肱二头肌反射、肱三头肌反射、桡骨骨膜反射、腱反射(+),双侧霍夫曼征(−),双侧掌-颏反射(−),右侧巴宾斯基征(+),左侧巴宾斯基征(−),双侧奥本海姆征(−)、戈登征(−)、罗索利莫征(−)、髌阵挛(−),踝阵挛(−),颈强直(−),克尼格征(−),布鲁金斯基征(−),拉塞格征(−)。右侧指鼻试验欠稳准,闭目难立征(+),闭眼向右侧倾斜。

2. 住院后行血液学检查(表 7-3-2)。

表 7-3-2　血液学检查项目

项目	结果	正常值
Total protein(g/L)	75	65 ~ 85
Albumin(g/L)	42	35 ~ 55
Cholesterol(mmol/L)	4.9	0 ~ 5.2
TG(mmol/L)	3.19	0.31 ~ 2.3
HDL-C(mmol/L)	0.78	0.80 ~ 1.96
LDL-C(mmol/L)	4.19	1.30 ~ 3.60
hsCRP(mg/L)	3.78	0 ~ 3
TBIL(μmol/L)	10.8	3.5 ~ 20.5
DBIL(μmol/L)	4.3	0 ~ 6.8
ALT(U/L)	24	0 ~ 40
AST(U/L)	38	5 ~ 45
ALK-P(U/L)	65	10 ~ 95
GGT(U/L)	30	10 ~ 60
BUN(mmol/L)	4.0	2.9 ~ 8.2
Creatinine(μmol/L)	99	59 ~ 134
Glucose(mmol/L)	5.2	3.9 ~ 6.1
Na(mmol/L)	136	135 ~ 149
K(mmol/L)	3.7	3.5 ~ 5.0
Ca(mmol/L)	2.3	2.3 ~ 2.8
WBC(×10^9/L)	8.8	4.0 ~ 10.0
Hb(g/L)	145	130 ~ 175
Platelet(×10^9/L)	204.0	125 ~ 350

3. 双侧颈动脉 B 超检查（图7-3-2）。

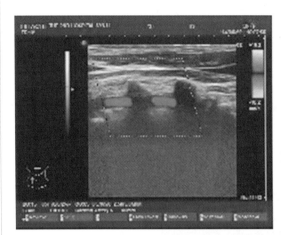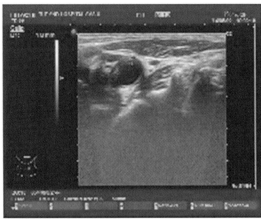

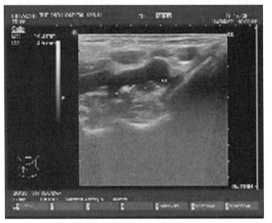

图7-3-2　双侧颈动脉 B 超检查

4. 头颅 MRI 和血管检查（图7-3-3～7-3-5）。

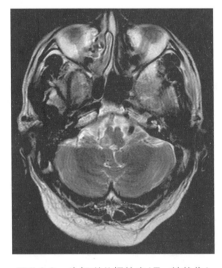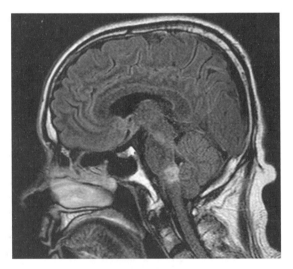

图7-3-3　头部磁共振检查（T₂，轴状位）　　　图7-3-4　头部磁共振检查（T₂，矢状位）

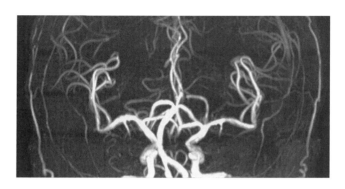

图7-3-5 头部磁共振血管检查

患者资料	拟实施行动
推断/假设	拟学习的问题

情　境　3

颈部超声描述:双侧颈动脉内膜面粗糙,局限性增厚,在颈动脉分叉处可见大小不等的高回声斑块,形状不规则,右侧斑块处管腔狭窄,狭窄率50%。

头颅 MRI 报告:右侧脑桥、延髓各见斑片状异常信号灶,T_1WI 呈低信号,T_2WI 呈稍高信号,边缘模糊,T_2-FLAIR 呈高信号,周围无水肿表现。左侧半卵圆中心、右侧基底节区圆点状异常信号影,T_1WI 呈低信号,T_2WI 及 T_2-FLAIR 呈高信号。增强扫描上述病灶均未见强化,余脑实质未见异常强化灶。脑室系统未见明显扩张,脑池、脑裂未见增宽。中线结构居中。颅骨及鼻窦未见异常。

头颅 MRA 报告:轻度脑动脉硬化。

患者资料	拟实施行动
推断/假设	拟学习的问题

情 境 4

　　医师告诉霍先生，根据他的临床表现，高血压病史，颈部血管 B 超，以及头颅 CT 和 MRI 的检查结果，可以直接诊断为脑梗死，病变部位在延髓的背外侧，又称为 Wallenberg 综合征（Wallenberg syndrome）。根据国际上对于缺血性卒中（ischemic stroke）治疗和二级预防（secondary prevention）的指南，目前主要采用抗血小板治疗，降脂和降压药物（antihypertension drugs）治疗等，同时还要对症治疗，比如改善头晕等。霍先生感到自己有长期高血压病史，平时不注意进行血压调控，且在生活中喜欢大吃大喝，现在出现了脑卒中，非常懊恼，表示一定配合医生的治疗。

患者资料	拟实施行动
推断/假设	拟学习的问题

（闫振文）

案例4　世界的旁观者

情　境　1

小静是一位19岁的青年女性,因脚踝扭伤在其母亲陪同下前来急诊。当时小静表现不安,目光不停扫视四周,对自己病情只是简单地说脚踝扭伤了。其母亲补充说女儿在家下楼梯时不慎将脚踝扭伤,出现疼痛、关节肿胀及青紫。小静在行X线片检查时,其母亲谈到了小静近期一些不太正常的状况。3个月前小静失去在星巴克的工作并开始回避和朋友来往;近来,她甚至开始疏远家人,每天把自己关在卧房里长达数小时;上周她最喜欢的阿姨从国外回来看她,她几乎都没出来待够1小时。据其母亲所知,这段时间小静既不和人通电话也不看书或者电视,仅仅是躺在床上,听着重量级甚至歇斯底里式的音乐;她从不冲凉,更别说乔装打扮;父亲埋怨她变懒了,不出去工作,她因此和父亲发生争吵。

急诊医师看到检查结果后,给小静做完急诊相关处理后转诊于我科门诊,并转述了以上情况。这时小静意识清楚,神情略显紧张,仍不停地打量诊室四周,问话少答,多以"嗯"或摇头应答,尚能配合医生指令、完成相关检查。体格检查未见异常。予以施测Scl-90、MMPI心理测验(表7-4-1、7-4-2;图7-4-1),并进一步向其母亲了解情况。

表7-4-1　Scl-90项目结果

测量结果	原始分	平均分	参考诊断	均分±标准差
总分	271			129.96±38.76
总均分	3.01			1.44±0.43
阴性项目数	11			24.92±18.41
阳性项目数	79			65.08±18.33
阳性项目平均分				2.60±0.59
躯体化	35	2.92	中	1.37±0.48
强迫状态	36	3.60	重	1.62±0.58
人际关系敏感	25	2.78	中	1.65±0.51
抑郁	46	3.54	重	1.50±0.59
焦虑	35	3.50	重	1.39±0.43
敌对	21	3.50	重	1.48±0.56
恐怖	15	2.14	轻	1.23±0.41
偏执	13	2.17	轻	1.43±0.57
精神病性	21	2.10	轻	1.29±0.42
其他项目	24	3.43	中	

表 7-4-2 MMPI 项目结果

编号	指标	原始分	标准分	参考提示
	谎分	2	35. 32	
	诈分	22	62. 13	＊
	校正分	4	30. 69	
1	疑病	18	69. 41	＊
2	抑郁	34	65. 77	＊
3	癔症	25	55. 47	
4	心理变态	26	66. 10	＊
5	男性化-女性化	28	51. 09	
6	偏执	27	86. 12	＊ ＊
7	神经衰弱	38	75. 40	＊ ＊
8	精神分裂	51	77. 58	＊ ＊
9	轻躁狂	26	64. 30	＊
0	社会内向	40	57. 98	
	不一致性	3		

注：＊（T 分大于一个标准差）　＊＊（T 分大于二个标准差）　弃权数:2

明尼苏达性别常模剖面图

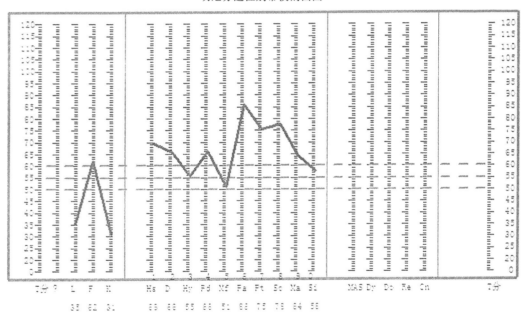

图 7-4-1　MMPI 测验

患者资料	拟实施行动
推断/假设	拟学习的问题

情　境　2

1. 母亲进一步补充病史

（1）既往史：否认高热、昏迷、抽搐等病史；否认有传染病、重大躯体疾病病史；否认有头部外伤及手术病史；无药物、食物过敏史。

（2）个人史：患者系家中独女，否认出生时有缺血、缺氧病史；自幼生长发育与同龄人无异，适龄上学，高中毕业后一直在星巴克咖啡厅做服务员，性格较开朗，待人热情，朋友多，注重个人打扮、紧跟潮流。无不良嗜好。

（3）家族史：否认两系三代家族中有精神异常史。

2. 专科检查　经过自测问卷后，小静的不安情绪较前缓解，接触交谈较前合作，小静承认她能凭空听见一个男性的声音，这个声音大多是在贬低她，有时甚至对她发号施令。言语表达尚流畅，内容有一定逻辑性，但她认为她母亲在她食物中投毒想要杀死她，以致她每天晚上昏睡不醒。情绪未明显明显低落，她把自己的情绪描述为"还行"，否认有自伤、自杀及冲动、混物行为。否认有明显的体重减轻。否认有病，并声称如果她母亲还继续在食物里投毒，她就搬出去一个人住。

3. 实验室检查：

（1）尿检："尿三合一"、"尿吗啡"结果阴性。

（2）甲状腺功能：TSH、T_3、T_4结果在正常范围内。

4. 参考评定量表（BPRS、SDS、SAPS、SANS），做进一步的评估与诊断（表7-4-3~7-4-5）。

BPRS 评估结果：87 分。

表7-4-3　SDS 项目结果

测试结果	
总粗分	49
标准粗分	61.25
参考诊断	有（中度）抑郁症状

表7-4-4　阳性症状项目结果

测试结果	
总分	80
分量表综合评价总分	12
幻觉综合评价	4
妄想综合评价	3
怪异行为综合评价	2
阳性思维形式障碍综合评价	3
突出的阳性症状群	幻觉
	妄想
	阳性思维形式障碍

表 7-4-5　阴性症状项目结果

测试结果	
总分	82
分量表综合评价总分	16
情感平淡或迟钝综合评价	3
思维贫乏综合评价	3
意志缺乏综合评价	4
兴趣/社交缺乏综合评价	4
注意障碍综合评价	2
突出的阴性症状群	情感平淡
	思维贫乏
	意志缺乏
	兴趣/社交缺乏

患者资料	拟实施行动
推断/假设	拟学习的问题

情 境 3

1. 明确诊断　根据病史,小静近来有明显的人格改变(personality change),精神检查查获评论性幻听(commentary hallucination)、命令性幻听(command hallucination)及被害妄想(delusion of persecution);情绪明显低落,情感淡漠(apathy),漠视家人关心;意志减退(hypobulia),个人卫生差,头发蓬乱、身上异味重,对未来没有计划,自知力(insight)无,否认有病。

根据小静临床表现、持续时间,结合相关诊断标准,参考相关实验室检查和心理测验结果,诊断为"精神分裂症"(schizophrenia)。

2. 治疗手段

(1) 药物治疗

1) 药物种类:典型(typical)和非典型抗精神病药物(atypical antipsychotics)。

2) 药物剂型:口服和注射。

(2) 无抽搐电休克治疗(modified electra convulsive therapy,MECT)。

患者资料	拟实施行动
推断/假设	拟学习的问题

情　境　4

　　小静母亲被告知自己的女儿患有"精神分裂症"，它已经严重影响了小静的正常生活、工作和社交，根据治疗指南，需要临床治疗。但小静目前否认自己有病，不愿接受治疗，是否需要强行入院治疗，其母陷入深深地痛苦中：如果选择在家自行给药，药物调整会较慢且起效也需要一段时间甚至出现可怕副作用，期间小静病情可能会加重，偶有的命令性幻听可能会伤害自己及其家人，后果将不堪设想；如果强制小静入院，是否会对她的心理产生创伤，对她的病情更加不利。

　　母亲还被告知"精神分裂症"属于慢性重性精神疾病，需要长期的药物治疗，怎么才能让小静病情好转后坚持服药，严防病情复发，即使可以使用长效针剂，但是昂贵的非典型长效针剂费用何以承担，典型长效针剂虽然价格便宜，但是副作用大；小静才19岁，长期服药带来的副作用又如何处理：肥胖、内分泌紊乱甚至迟发性运动障碍（tardive dyskinesia，TD）等，这些都让小静母亲感到很绝望。

患者资料	拟实施行动
推断/假设	**拟学习的问题**

（刘哲宁）

案例 5　膨胀的自我

情　境　1

　　小宇是一名 18 岁的高三男生,因话多、情绪不稳定在母亲的陪同下就诊。小宇打扮夸张,一头的金黄色卷发,衣着鲜艳,耳朵里塞着耳塞,听着很劲爆的音乐,边走边跳进入诊室,马上凑到医生耳边,说:"快给我妈妈看看,我妈妈'更年期综合症'",接着不停地对诊室环境加以评判,并对医生的衣着加以评论,看见诊室角落里的垃圾桶,硬是要帮忙出去倒掉! 当母亲介绍小宇的情况时,多次遭到小宇的打断甚至怒斥。当时小宇意识清楚,表情夸张,测体温 36.7℃,脉搏 106 次/分,呼吸 18 次/分,血压 130/90mmHg,体格检查和神经系统检查未发现异常。在安排小宇做 Scl-90、MMPI 的同时,向其母亲进一步了解小宇的近况

　　(Scl-90 结果患者未能完成)。

患者资料	拟实施行动
推断/假设	拟学习的问题

情　境　2

母亲进一步介绍:近2周来小宇因高三学习压力大,在学校表现叛逆,不服从课堂管理,上课时听很劲爆的音乐,跟老师、同学说自己的记忆力超常,不听课也能考得好成绩,肯定能上名牌大学。喜欢多管闲事,好插嘴,不停地打断他人谈话甚至是老师的讲课;花钱大手大脚,买昂贵的礼物送给班上女生并表达倾慕之情;在家脾气大,家人不满足需求时发脾气;近2天来,小宇情绪变得更加易激惹,因小事大发雷霆,拒绝上学,认为读书是在浪费生命,并要家人给自己一百万出去做生意,自己能力超强,肯定能赚大钱;晚上不睡觉,扬言在策划一桩大买卖,并不时大笑。饮食尚可。否认有情绪低落病史。

患者系家中独子,自幼生长发育与同龄人无异,适龄上学,高中三年级,成绩中等,性格外向,待人热情,朋友多,注重个人打扮、紧跟潮流。患者否认有精神活性物质(psychoactive substances)摄入史。小宇爷爷有"双相障碍"(bipolar disorders)病史,病史多年,已故。

小宇在做自测问卷时,仍不停地吹嘘自己有超能力,根本不能安静地完成测试问卷,作答随意,并针对问卷内容与施测者展开"讨论",谈话内容多变。交谈接触主动,语速快,话多,有一定的逻辑性,但话题转变快,自称脑子变灵活了,认为自己的能力非常强,并透露或许因为自己的超能力而遭人嫉妒乃至加害;对父母不支持自己的创业计划表示强烈的不满,甚至称自己可能不是他们亲生的。情绪易激惹,在家有毁物行为,情感高涨(elation),与周围环境尚协调,行为慷慨,活动增多,好多管闲事,否认有病。

1. 实验室检查

(1)尿检:"尿三合一"、"尿吗啡"结果阴性。

(2)甲状腺功能:TSH、T_3、T_4结果在正常范围内。

2. 参考评定量表(YMRS、BPRS),做进一步的评估与诊断(表7-5-1、7-5-2;图7-5-1)。BPRS总分:54分。

表 7-5-1　MMPI 项目结果

编号	指标	原始分	标准分	参考提示
	谎分	2	35.32	
	诈分	33	92.45	＊＊
	校正分	3	28.29	
1	疑病	20	70.42	＊＊
2	抑郁	17	27.38	
3	癔症	23	50.32	
4	心理变态	26	67.33	＊
5	男性化-女性化	28	59.92	＊
6	偏执	22	73.87	＊＊
7	神经衰弱	35	70.75	＊＊
8	精神分裂	52	80.83	＊＊
9	轻躁狂	32	79.77	＊＊
0	社会内向	31	40.66	
	不一致性	1		

注:＊(T分大于一个标准差)　＊＊(T分大于二个标准差)　弃权数:0

表 7-5-2   YMRS 项目结果

测验结果	
总分	28
幻觉	2
妄想	2
诊断结果	有严重的躁狂症状

明尼苏达性别常模剖面图

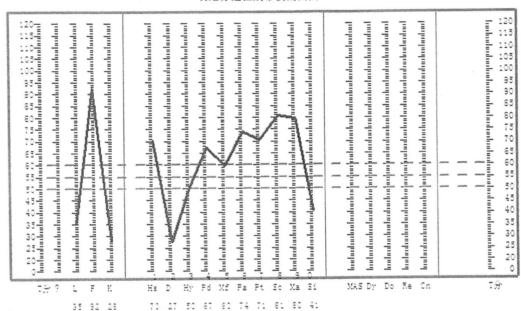

图 7-5-1   MMPI 测验剖面图

患者资料	拟实施行动
推断/假设	拟学习的问题

情 境 3

1. 明确诊断　根据病史,精神检查查获思维奔逸(flight of thought)、夸大妄想(delusion of grandeur),情感高涨,意志活动增强(hyperbulia),活动增多,无自知力(insight),否认有病。

根据小宇临床表现、持续时间,结合相关诊断标准,参考相关实验室检查和心理测验结果,诊断为躁狂症(mania)。

2. 治疗手段　药物治疗:

(1) 药物种类:情绪稳定剂(mood stabilizer)和/或非典型抗精神病药物(atypical antipsychotics)。

(2) 药物剂型:口服和注射。

患者资料	拟实施行动
推断/假设	拟学习的问题

情　境　4

　　小宇母亲被告知自己的儿子患有"躁狂症",它已经严重影响了小宇的正常生活、学习和社交,根据治疗指南,需要临床治疗。但小宇本人否认自己有问题,治疗依从性不高,间断服药可能会导致疾病的反复发作,即使此病有一定的自愈性,如何能让小宇规律服药? 其母陷入深深的担忧中。

　　更重要的是,小宇病史中有一个高危致病因素,即其爷爷有双相病史,几乎50%的双相患者都有家族史,因此小宇极有可能发展为"双相障碍"。母亲还被告知服药期间一定要密切关注儿子的情绪变化,严防有自伤、自杀行为。小宇的情况可能需要长期的药物治疗,怎么才能让小宇病情好转后坚持服药,严防病情复发,长期服药带来的沉重的经济负担如何面对以及药物副作用又如何处理:肥胖、内分泌紊乱甚至迟发性运动障碍等,这些都让小宇母亲感到很绝望。最后,母亲问道:"如果小宇情况不好,法律上是否允许她再生一个孩子,以及这个孩子罹患这种疾病的概率是多大?"想到这么多难题,母亲也不知该如何是好。

患者资料	拟实施行动
推断/假设	**拟学习的问题**

（刘哲宁）

案例6　黑色降临

情　境　1

　　小浩是一位 20 岁大学男生,因感觉快要死去被送入急诊。小浩表情痛苦,满头大汗,全身颤抖状,双手捂住胸口,自感心悸,胸痛,气短,眼前黑矇等多重症状等。自认为是心脏病发作,因此迫切要求家人将其送入急诊。当时小浩意识清楚,迫切要求住院治疗。测体温 37.5℃,脉搏 115 次/分,呼吸 35 次/分,血压 136/92mmHg,瞳孔等大等圆,对光反射存在,口腔黏膜湿润,皮肤未见皮疹、擦伤或注射痕迹,窦性心动过速,心音正常,呼吸急促,双肺未闻及干、湿啰音及哮鸣音,腹部平软,肠鸣音正常。在安排心电图检查及验血、验尿同时,安排小浩入住心理科。结果如下:急查血糖 10.7mmol/L;尿常规、尿三合一及尿吗啡结果阴性。

患者资料	拟实施行动
推断/假设	拟学习的问题

情　境　2

1. 心电图结果正常,住院后立即予以"地西泮 10mg"静推,并行甲状腺功能、血脂等相关检查;小浩强烈要求行心脏彩超检查。

2. 进一步完善病史:

(1) 既往史:无。

(2) 个人史:患者系家中长子,家中三兄弟姐妹,与父母一起生活。自幼生长发育与同龄人无异,适龄上学,大学一年级,成绩优异,性格偏内向,对人、对事敏感,易紧张。否认有精神活性物质(psychoactive substances)摄入史。

(3) 家族史:无。

(4) 专科检查:对症处理后小浩感觉"得救了",情绪平稳,表情舒缓,躯体不适感多但不强烈,对自己为什么会这样感到很奇怪,回溯病史,小浩谈到爷爷是 3 年前因"急性心脏病"发作去世的,自己亲眼目睹了整个过程,曾有过担心自己会不会也会遗传爷爷的心脏病,但时间一长也就忘了,最近因为学习压力比较大,经常会感觉胸口闷,时有隐隐作痛,今天是最厉害的一次,认为自己是心脏病,强烈要求医生给自己做全面检查,住院系统治疗。

3. 参考评定量表(Scl-90、SAS、MMPI),做进一步的评估(表 7-6-1 ~ 7-6-3,图 7-6-1)。

4. 甲状腺功能、血脂及心脏彩超结果均未见异常。

表 7-6-1　Scl-90 项目结果

测量结果	原始分	平均分	参考诊断	均分±标准差
总分	190			129.96±38.76
总均分	2.11			1.44±0.43
阴性项目数	49			24.92±18.41
阳性项目数	41			65.08±18.33
阳性项目平均分	3.44			2.60±0.59
躯体化	15	1.25	无	1.37±0.48
强迫状态	32	3.20	中	1.62±0.58
人际关系敏感	17	1.89	轻	1.65±0.51
抑郁	27	2.08	轻	1.50±0.59
焦虑	35	3.50	重	1.39±0.43
敌对	17	2.00	轻	1.48±0.56
恐怖	07	1.00	无	1.23±0.41
偏执	11	1.83	轻	1.43±0.57
精神病性	20	2.00	轻	1.29±0.42
其他项目	14	2.00	轻	

表 7-6-2　SAS 项目结果

测试结果	
总粗分	60
标准粗分	75
参考诊断	有(重度)焦虑症状

表 7-6-3　MMPI 项目结果

编号	指标	原始分	标准分	参考提示
	谎分	2	35.32	
	诈分	21	60.67	*
	校正分	9	41.42	
1	疑病	27	88.36	* *
2	抑郁	35	67.79	*
3	癔症	34	72.26	* *
4	心理变态	25	63.81	*
5	男性化-女性化	27	48.61	
6	偏执	19	65.71	*
7	神经衰弱	38	75.40	* *
8	精神分裂	39	65.75	*
9	轻躁狂	21	54.79	
0	社会内向	45	65.25	*
	不一致性	1		

注:＊(T 分大于一个标准差)　＊＊(T 分大于二个标准差)　弃权数:0

明尼苏达性别常模剖面图

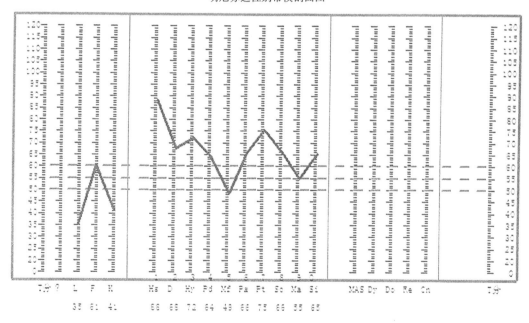

图 7-6-1　MMPI 测验剖面图

患者资料	拟实施行动
推断/假设	拟学习的问题

情　境　3

1. 明确诊断　根据病史,精神检查查获恐惧(phobia)、濒死感(feeling of impending death),强烈要求治疗,自知力(insight)存在。体格检查未发现异常。

根据小浩临床表现,结合相关诊断标准及排除标准,并参考相关实验室检查和心理测验结果,诊断为惊恐发作(panic attack)。

2. 治疗手段

(1) 药物治疗:抗抑郁剂(anti-depressants)、苯二氮䓬类药物(benzodiazepines,BDZ)。

(2) 心理治疗(psychotherapy)。

患者资料	拟实施行动
推断/假设	拟学习的问题

情　境　4

　　小浩被告知自己刚才的状况属于"惊恐发作",这种状况可能会反复发作,也可能会因为担心病情发作而感到害怕、痛苦,治疗的目的有两个:其一是预防再次发作,其二是减轻预期焦虑。小浩被告知这种状况的发生与其既往经历(目睹爷爷突发心脏病死亡)及其对这个经历的认知是密切相关的,所以认知-行为治疗(cognitive-behavior therapy)是非常有必要的。小浩对于医生的解释半信半疑,仍强调发作时自己真的很辛苦,并询问是否还有更精密的检查。另外,被告知药物治疗可能是一个长期的过程,小浩开始担心长期服药带来的副作用,甚至自己也不能确定能否坚持足量、足疗程的治疗。更重要的是,小浩家住农村,目前没有经济条件允许他进行心理治疗,想到年迈的父母不仅要供养兄妹三个读书,还要长期承担这么昂贵的医疗费用,小浩陷入了深深的痛楚之中。

患者资料	拟实施行动
推断/假设	拟学习的问题

（刘哲宁）

第八章　宿主防御与传染性疾病

案例 1　长治才能久安

情　境　1

张先生,37 岁,从事网络行业,经常工作到深夜。最近他工作的时候总是感到很疲倦,早上醒来还行,但到了中午就想打盹,一天工作熬下来,回到家就筋疲力尽了。而且张先生觉得胃口不好,右上腹胀痛。现在张先生特别担心自己的身体,于是就到医院就诊。医生对他进行了查体:一般情况良好,稍显疲倦,体温 37.2℃,脉搏 72 次/分,呼吸 15 次/分,血压 110/80mmHg,巩膜未见黄染,甲状腺和淋巴结未扪及肿大,心肺听诊无异常,腹部平软,无压痛及反跳痛,无杵状指、发绀和水肿。门诊医生了解到张先生以前读大学时曾经体检查出乙肝表面抗原阳性,当时张先生没有任何不适,而且肝功正常,所以没有接受治疗,张先生自己也没有放在心上,从那以后从未进行这方面的检查。于是门诊医生安排张先生在门诊接受乙肝标志物以及肝功能等检查(表 8-1-1)。

表 8-1-1　肝功能检查结果

项目	结果	参考值
丙氨酸氨基转移酶 ALT(IU/L)	490	<50(男)<40(女)
天冬氨酸氨基转移酶 AST(IU/L)	439	<40(男)<35(女)
总胆红素 TBIL(μmol/L)	38.2	5.0～28.0
直接胆红素 DBIL(μmol/L)	9.2	<8.8
间接胆红素 IBIL(μmol/L)	29.0	<20
总蛋白 TP(g/L)	74.2	65.0～85.0
清蛋白 ALB(g/L)	41.3	40～55
球蛋白 GLB(g/L)	32.9	18～36
清蛋白/球蛋白(A/G)	1.26	1.20～2.50
碱性磷酸酶 ALP(IU/L)	178	51～160
谷氨酰基转移酶 GGT(IU/L)	94	<60(男)<45(女)

乙肝标志物结果如下:乙型肝炎表面抗原(HBsAg)阳性;乙型肝炎表面抗体(HBsAb)阴性;乙型肝炎 e 抗原(HBeAg)阳性;乙型肝炎 e 抗体(HBeAb)阴性;乙型肝炎核心抗体(HBcAb)阳性。

拿到检查结果后,医生安排张先生住院。

案　例　2

张先生住院后,医生为张先生安排了详细的检查,具体结果如下(表 8-1-2):乙肝病毒 DNA (HBV-DNA)>5.0×10^{7}IU/ml(参考区间:<1.0×10^{3}IU/ml);甲胎蛋白(AFP)158.3g/L(参考区间: 0~20g/L)。

表 8-1-2　凝血六项检查结果

项目	结果	正常值
PT(s)	12.7	8.0~12.0
INR(%)	1.20	
APTT(s)	28.6	23.9~35.5
Fibrinogen(g/L)	2.7	2~4
FDP(mg/L)	9.2	0~5
D-dimer(mg/L)	3.9	0~0.5

腹部彩超结果:肝脏大小正常,表面尚光滑,实质回声增强,稍粗,欠均匀,门静脉内径约 1.0cm。胆囊、胰腺及脾未见异常。

患者资料	拟实施行动
推断/假设	拟学习的问题

情 境 3

张先生住院后,医生考虑诊断为慢性乙型肝炎(chronical hepatitis B,CHB),给予张先生甘草酸二胺注射液,还原性谷胱甘肽注射液等药物保肝降酶治疗,并给予张先生恩替卡韦抗病毒治疗(antiviral treatment),治疗10天后,张先生觉得乏力和疲倦明显好转,食欲也恢复了很多,医生一边安排张先生继续治疗,一边安排张先生复查(表8-1-3)。

表8-1-3　复查结果

项目	结果	参考值
丙氨酸氨基转移酶 ALT(IU/L)	108	<50(男)<40(女)
天冬氨酸氨基转移酶 AST(IU/L)	76	<40(男)<35(女)
总胆红素 TBIL(μmol/L)	27.2	5.0~28.0
直接胆红素 DBIL(μmol/L)	5.8	<8.8
间接胆红素 IBIL(μmol/L)	21.4	<20
总蛋白 TP(g/L)	76.2	65.0~85.0
清蛋白 ALB(g/L)	43.5	40~55
球蛋白 GLB(g/L)	32.7	18~36
清蛋白/球蛋白(A/G)	1.42	1.20~2.50
碱性磷酸酶 ALP(IU/L)	178	51~160
谷氨酰基转移酶 GGT(IU/L)	94	<60(男)<45(女)
甲胎蛋白 AFP(g/L)	58.3	0~20

医生拿到检查结果后,安排张先生出院治疗,并要求张先生坚持服用恩替卡韦抗病毒治疗,告诉张先生应该每3个月到医院门诊随访。

患者资料	拟实施行动
推断/假设	拟学习的问题

情境 4

5 年之后,张先生又来到医院看病。这次他的情况不太良好,明显的倦怠,面色萎黄。经过询问得知,张先生在 5 年前出院后 1 个月自己到医院复查肝功,结果显示肝功恢复正常,张先生自己也觉得精神不错,所以就停了包括恩替卡韦在内的所有的药物。之后张先生自己创业,开了家公司,应酬更多,工作更累,有时候觉得肝区不适,张先生也没有到医院复查,自己买一点保肝的口服药。这一次,张先生在 3 周前应酬饮酒后觉得乏力,食欲不好,自行购买保肝药物后没有好转,特别是近日张先生觉得肝区不适加重。于是医生为张先生安排了检查(表 8-1-4)。结果如下:

表 8-1-4 肝功能检查结果

项目	结果	参考值
丙氨酸氨基转移酶 ALT(IU/L)	145	<50(男)<40(女)
天冬氨酸氨基转移酶 AST(IU/L)	107	<40(男)<35(女)
总胆红素 TBIL(μmol/L)	56.2	5.0~28.0
直接胆红素 DBIL(μmol/L)	23.8	<8.8
间接胆红素 IBIL(μmol/L)	81.4	<20
总蛋白 TP(g/L)	64.7	65.0~85.0
清蛋白 ALB(g/L)	35.5	40~55
球蛋白 GLB(g/L)	29.2	18~36
清蛋白/球蛋白(A/G)	1.21	1.20~2.50
碱性磷酸酶 ALP(IU/L)	154	51~160
谷氨酰基转移酶 GGT(IU/L)	108	<60(男)<45(女)

乙肝标志物检查:乙型肝炎表面抗原(HBsAg)阳性;乙型肝炎表面抗体(HBsAb)阴性;乙型肝炎 e 抗原(HBeAg)阳性;乙型肝炎 e 抗体(HBeAb)阴性;乙型肝炎核心抗体(HBcAb)阳性;乙肝病毒 DNA(HBV-DNA)>$5.0×10^7$IU/ml;甲胎蛋白(AFP)1054.2g/L(参考区间:0~20g/L)。

医生拿到结果后,立即安排张先生再次入院,并给予张先生甘草酸二胺静脉注射液,多烯磷脂酰胆碱注射液,恩替卡韦治疗,并安排张先生行上腹部增强 CT 检查(图 8-1-1)。结果显示,左肝有一大小 8.5cm×7.8cm 大小占位,显影剂动脉相有显影以及静脉相有显影剂快速消失,考虑原发性肝癌(primary hepatic carcinoma)可能性大。经肝脏外科会诊后,转外科手术治疗。

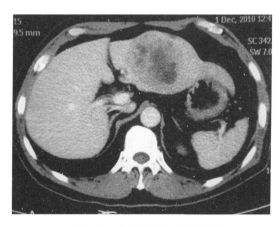

图 8-1-1 上腹部 CT 检查结果

(白 浪)

Note

案例2　风流的代价

情　境　1

薛先生43岁,卡车司机,经常往返于四川和云南运输货物。1个多月前,薛先生受凉后,腰腹部出现粟粒大小的水疱,疱壁紧张发亮,可簇集成片,但不融合,伴有明显的针刺样疼痛,发热,体温最高达40.0℃,伴畏寒,寒战,口腔黏膜糜烂。薛先生到医院就诊,医生诊断为"带状疱疹",给予薛先生抗病毒药物治疗后,可是薛先生仍然发热,部分水疱溃破糜烂,消瘦更加明显,体重下降10多公斤。遂转院到当地最好的医院就诊,门诊医生为薛先生测量体温为39.6℃,双肺呼吸音粗糙,双肺底可以闻及少许湿啰音,因此门诊医生以"肺部感染"收入呼吸科住院治疗。

患者资料	拟实施行动
推断/假设	拟学习的问题

情　境　2

　　薛先生住进呼吸科以后,医生为薛先生安排了血常规、肝功能、胸部正侧位平片以及痰培养等检查,并给予薛先生头孢哌酮/舒巴坦钠抗感染治疗。当薛先生发热时,还为薛先生安排了血常规检查(表8-2-1),肝功能检查(表8-2-2),以及胸部正侧位平片(图8-2-1)检查。

表 8-2-1　血常规检查结果

项目	结果	单位	参考值
红细胞计数	3.13	$10^{12}/L$	4.0~5.5
血红蛋白	98	g/L	120~160
血细胞比容	0.287	L/L	0.40~0.50
平均红细胞体积	91.7	fL	80~100
平均红细胞 HGB 含量	31.3	pg	27~31
平均红细胞 HGB 浓度	341	g/L	310~360
RBC 分布宽度 SD	47.7	fL	37.0~54.0
RBC 分布宽度 CV	14.4	%	11.5~14.5
血小板计数	157	$10^9/L$	100~300
白细胞计数	2.07	$10^9/L$	4.0~10.0
中性分叶核粒细胞百分率	75	%	50~70
淋巴细胞百分率	16	%	20~40
中性杆状核粒细胞百分率	5.0	%	1.0~5.0
单核细胞百分率	3.0	%	2.0~8.0

表 8-2-2　肝功能检查结果

项目	结果	参考值
丙氨酸氨基转移酶 ALT(IU/L)	34	<50(男)<40(女)
天冬氨酸氨基转移酶 AST(IU/L)	45	<40(男)<35(女)
总胆红素 TBIL(μmol/L)	21.7	5.0~28.0
直接胆红素 DBIL(μmol/L)	5.6	<8.8
间接胆红素 IBIL(μmol/L)	16.1	<20
总蛋白 TP(g/L)	48.6	65.0~85.0
清蛋白 ALB(g/L)	21.8	40~55
球蛋白 GLB(g/L)	26.8	18~36
清蛋白/球蛋白(A/G)	0.81	1.20~2.50
碱性磷酸酶 ALP(IU/L)	121	51~160
谷氨酰基转移酶 GGT(IU/L)	37	<60(男)<45(女)

Note

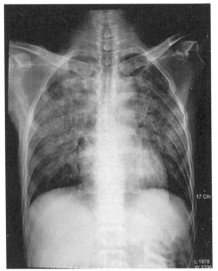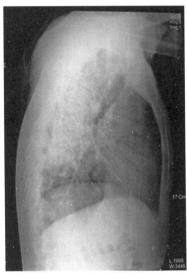

图 8-2-1　胸部正侧位平 X 线片

患者资料	拟实施行动
推断/假设	拟学习的问题

情　境　3

胸部正侧位 X 线片结果（见图 8-2-1）：双肺可见大片状影，以中上肺野为甚，考虑双肺感染，心影大小未见异常。

薛先生经过头孢哌酮/舒巴坦钠抗感染治疗后，体温没有明显下降，医生又为薛先生安排了胸部 CT（图 8-2-2），期间又在薛先生发热时抽取血培养两次，并且安排了痰培养等检查。

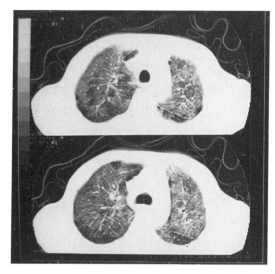
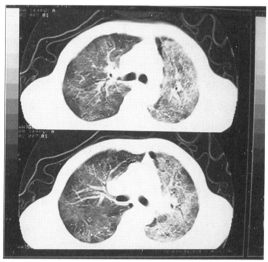

图 8-2-2　胸部 CT

呼吸科为调整抗菌药物使用，请感染科医生会诊。感染科医生在询问病史时，发现薛先生由于常年在外，有多个性伴侣，为满足生理需求，经常与这些女子发生性行为。因此感染科医生建议行人类免疫缺陷病毒（human immunodeficiency virus，HIV）初筛，并积极追查痰培养结果。

患者资料	拟实施行动
推断/假设	拟学习的问题

情　境　4

胸部 CT 结果:双肺上、中、下肺野可见弥漫性对称性毛玻璃状密度增高影,以双肺上中野为重,双肺纹理增多,透光度增强。考虑双肺弥漫性毛玻璃状肺间质改变。

呼吸科医生根据感染科医生会诊意见,安排薛先生行 HIV 初筛,并积极联系微生物室追查痰培养及血培养结果。

痰培养结果显示:白色念珠菌生长。

HIV 初筛:(+)。

呼吸科医生拿到上述两个结果后,将患者转入感染科进一步治疗。感染科医生接诊后,立即给薛先生加用氟康唑静滴抗真菌治疗。并安排患者查 CD4$^+$T 淋巴细胞绝对计数,HIV 确证试验以及 HIV-RNA 病毒载量检查。薛先生经过氟康唑抗真菌治疗后,体温逐渐恢复正常,复查胸部 CT,肺部病变明显好转。这时,CD4$^+$T 淋巴细胞绝对计数,HIV 确证试验以及 HIV-RNA 病毒载量检查结果提示如下:

CD4$^+$T 淋巴细胞绝对计数:23 个/μl。

HIV 确证试验:阳性。

HIV-RNA 病毒载量:5.0×10^{6}copy/ml。

患者资料	拟实施行动

推断/假设	拟学习的问题

情　境　5

于是感染科医生按照目前我国推荐的获得性免疫缺陷综合征（acquired immunodeficiency syndrome，AIDS）一线高效抗反转录病毒治疗（highly active anti-retroviral therapy，HAART）治疗方案，开始给予患者齐多夫定（AZT）300mg＋拉米夫定（3TC）150mg＋奈韦拉平（NVP）200mg，2次／日。

就在薛先生出院前的最后一次复查，李护士匆忙跑来告诉医生，在给薛先生抽血的时候，带血的针尖扎到自己的手指。李护士非常恐慌，医生安慰李护士不要着急，立即让李护士从近心端向远心端开始轻柔挤压伤口，并用肥皂液和流动的清水清洗伤口，然后用 0.5% 聚维酮碘（碘伏）消毒伤口并包扎。医生并让李护士立即服用 AZT＋3TC，同时抽血查 HIV 抗体，并向医院感染管理科上报这起职业暴露（occupational exposure）。

患者资料	拟实施行动
推断/假设	拟学习的问题

（白　浪）

案例3 一波三折

情境 1

甘女士6天前无明显诱因出现皮肤巩膜黄染,小便颜色深黄,开始并没有引起她的重视,直到4天前,甘女士觉得右上腹及腰部胀痛明显,同时觉得恶心,这才急忙到医院就诊。门诊医生发现她皮肤巩膜中度黄染,安排查肝功(表8-3-1),发现胆红素升高明显,立即将其收入感染科住院治疗。

表 8-3-1 肝功能检查结果

项目	结果	参考值
丙氨酸氨基转移酶 ALT(IU/L)	161	<50(男)<40(女)
天冬氨酸转移酶 AST(IU/L)	118	<40(男)<35(女)
总胆红素 TBIL(μmol/L)	68.7	5.0~28.0
直接胆红素 DBIL(μmol/L)	55.8	<8.8
间接胆红素 IBIL(μmol/L)	12.9	<20
总蛋白 TP(g/L)	70.4	65.0~85.0
清蛋白 ALB(g/L)	42.5	40~55
球蛋白 GLB(g/L)	27.9	18~36
清蛋白/球蛋白(A/G)	1.52	1.20~2.50
碱性磷酸酶 ALP(IU/L)	134	51~160
谷氨酰基转移酶 GGT(IU/L)	67	<60(男)<45(女)

患者资料	拟实施行动
推断/假设	拟学习的问题

甘女士住院后,医生询问病史中了解到甘女士近几个月饭量并没有明显的变化,可是体重却减轻了有5kg左右。体格检查后发现:体温36.5℃,脉搏75次/分,呼吸19次/分,血压106/70mmHg,神志清楚,全身皮肤巩膜轻度黄染,全身浅表淋巴结未扪及肿大,心界正常,心律齐,各瓣膜听诊区未闻及病理性杂音,双肺呼吸音清,未闻及干湿啰音。腹部外形正常,全腹软,右上腹轻度压痛,腹部未触及包块,肝、脾肋下未扪及,Murphy征(+),双肾区无叩痛,移动性浊音(-),双下肢无水肿。医生给予甘女士保肝降酶治疗。为明确诊断,医生安排了甲型肝炎标志物、乙型肝炎标志物、丙型肝炎标志物、戊型肝炎标志物和TORCH检测,同时安排了腹部超声检查。

结果如下:

乙型肝炎表面抗原(HBsAg)阴性;乙型肝炎表面抗体(HBsAb)阳性;乙型肝炎e抗原(HBeAg)阴性;乙型肝炎e抗体(HBeAb)阴性;乙型肝炎核心抗体(HBcAb)阴性;甲型肝炎标志物(HAV-IgM)阴性;丙型肝炎抗体(anti-HCV)阴性;戊型肝炎标志物(HEV-IgM)阴性;TORCH阴性。

B超提示:肝脏形态大小尚可,实质回声稍粗欠均匀,肝内外胆管扩张。

患者资料	拟实施行动
推断/假设	拟学习的问题

情 境 3

医生告诉甘女士及其家人,根据肝功能以及腹部 B 超检查结果,她的黄疸类型考虑为梗阻性黄疸(obstructive jaundice),但是还需要进一步安排磁共振检查和自身免疫性肝病相关抗体等检查证实。甘女士和家属商量后,同意做磁共振检查。甘女士同时告诉医生,最近一段时间,下午 2 点到 3 点的时候,测量体温总是有点偏高,徘徊在 37.9℃ 左右,不做任何处理,体温可以慢慢恢复正常。医生拿到甘女士的上腹部增强 MRI 的检查结果(图 8-3-1),为甘女士安排了相关肿瘤标志物的检查。

自身免疫性肝病相关抗体:阴性。

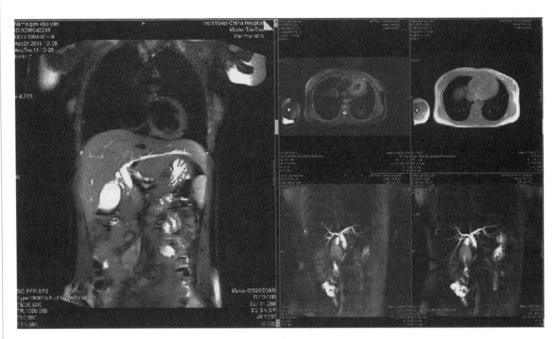

图 8-3-1　上腹部增强 MRI

AFP:18.21μg/L(参考区间:0~20μg/L);CEA:3.67μg/L(参考区间:0~6μg/L);CA-199:24.3U/ml(参考区间:0~40U/ml)。

患者资料	拟实施行动
推断/假设	拟学习的问题

情　境　4

上腹部增强 MRI 显示：肝静脉与门静脉间占位，肿块压迫胆总管下段，其近端肝内外胆管扩张。门腔间隙、肝胃韧带、腹主动脉右侧见多个分隔环状强化结节、肿块影；多系肿大淋巴结，门腔间隙上述肿块压迫胆总管下段，致上方肝内胆管扩张。

医生告诉甘女士，目前虽然做了上腹部磁共振检查，但是胆道梗阻的原因还是不清楚。若要明确病因，需要腹腔镜活检取出腹腔肿大的淋巴结，通过病理检查明确诊断。但是甘女士同丈夫商量后，不愿意行腹腔镜手术活检。同时告诉医生这 2 天洗脸时摸到右侧颈部有个包块，医生触诊后发现甘女士右侧颈部可以扪及一个 2cm×3cm 左右大小的包块，质地中等，于是立即安排甘女士行颈部淋巴结活检以及结核感染 T 细胞 γ-干扰素释放试验。活检结果提示：肉芽肿性炎症伴坏死及微脓肿形成，抗酸染色查见阳性杆菌，提示结核（tuberculosis）。同时结核感染 T 细胞 γ-干扰素释放试验结果为 1015.50pg/ml。于是医生给予甘女士异烟肼，利福平，乙胺丁醇和吡嗪酰胺抗结核治疗并短期加用泼尼松，甘女士体温逐渐恢复正常，胆红素消退明显，好转出院（图 8-3-2）。

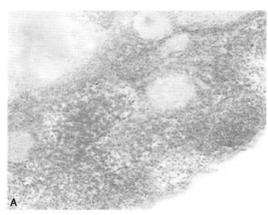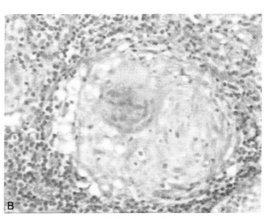

40× HE染色　　　　　　　　　200× HE染色

图 8-3-2　颈部淋巴结活检病理结果
A. HE 染色（×40）；B. HE 染色（×200）

患者资料	拟实施行动
推断/假设	拟学习的问题

（白　浪）

案例 4   烦人的大疱

情　境　1

马先生,35岁,用丝巾包住头面部,在妻子的陪同下来医院看病,告诉医生病情,"医生呀,我2年多前出现了烂嘴巴,去医院看了,医生说是口腔溃疡,用了药也不见好,这时身上也开始出现水疱,水疱特容易破,破了很难长好,医生给用了激素后就好了。2周前我自己停了药物,不知道怎么回事,又开始出现水疱,痛得厉害,烂得也比以前厉害(图8-4-1、8-4-2),伴有严重的臭味"。入院时马先生意识清楚,测体温36.9℃,脉搏82次/分,呼吸18次/分,血压130/95mmHg,一般情况可,慢性病容,满月脸,全身浅表淋巴结未见明显肿大。心肺腹未见明显异常。各关节无红肿,脊柱活动自如。生理反射正常,病理反射未引出。皮肤科情况:口腔黏膜及全身可见散在多数绿豆到蚕豆大的水疱,疱壁薄,破溃后形成糜烂面。尼氏征阳性。安排验血、验尿同时,医师安排其住院。

血常规检查结果见表8-4-1。

表 8-4-1   血常规检查结果

项目	结果	正常值
WBC($\times10^9$/L)	8.19	4.0~10.0
GRAN%	63.3	50~70
LYM%	26.6	20~40
MONO%	8.40	0.0~12
EOS%	1.50	0.0~7.0
RBC($\times10^{12}$/L)	4.78	4.0~5.74
Hb(g/L)	155	131~172
PLT($\times10^9$/L)	182	125~350

尿液检查结果如下:尿白细胞:(−);尿蛋白:(−);尿酮体:(−);尿胆原:(−);尿胆素:(−);尿葡萄糖:(−);尿隐血:(−)。

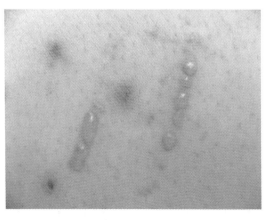

图 8-4-1   水疱

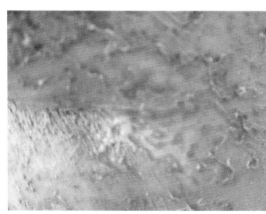

图 8-4-2   水疱破后形成糜烂面

情　境　2

1. 住院后行血生化检查(表8-4-2)。

表8-4-2　血生化检查项目

项目	结果		正常值
Total protein(g/L)	76.0		65~85
Albumin(g/L)	46.7		35~55
Cholesterol(mmol/L)	4.2		0~5.2
TBIL(μmol/L)	12.3		3.5~20.5
DBIL(μmol/L)	5.2		0~6.8
ALT(U/L)	16		0~40
AST(U/L)	19		5~45
ALK-P(U/L)	68		10~95
GGT(U/L)	38		10~60
BUN(mmol/L)	5.4		2.9~8.2
Creatinine(μmol/L)	107	H	59~104
Glucose(mmol/L)	4.6		3.9~6.1
Na(mmol/L)	140.9		135~149
K(mmol/L)	4.9		3.5~5.0
Ca(mmol/L)	2.44		2.3~2.8

2. 组织病理检查示表皮内水疱(图8-4-3)。

3. 免疫荧光(immunoflurorescence)检查示

(1) 皮损直接免疫荧光检查示 IgA(+)、IgG(+)、C_3(+),IgM(−)。

(2) 间接免疫荧光检查示天疱疮抗体阳性(图8-4-4)。

入院后做了相关检查后,马先生问:"我到底得了什么病? 应该怎么治疗呢? 能根治吗?"

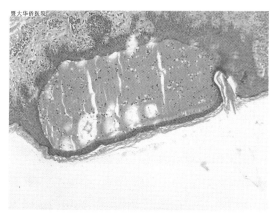
图 8-4-3　组织病理图

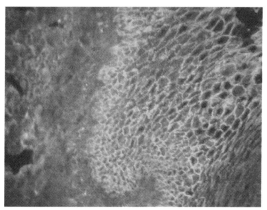
图 8-4-4　间接免疫荧光检查

情　境　3

医生告诉马先生,您得了天疱疮(pemphigus),需要激素治疗。马先生说激素副作用太多了,会血糖高、血压高、消化道出血,坚决不用。在医生和其妻子的劝说下,予泼尼松60mg/d,病情控制不佳,将糖皮质激素增至泼尼松170mg/d,并加用环磷酰胺1.0g,分2天加入氯化钠注射液250ml中静脉滴注,每月1次冲击治疗后,皮损消失,但在治疗过程中出现严重的肺炎,经过抗感染治疗后得到控制。出院后一直遵医嘱服用泼尼松。但2年后减至5mg/d后,再次出现水疱、水疱破裂和双侧髋部疼痛,走路也变成跛行了。更令马先生绝望的是他妻子坚决要与他离婚。

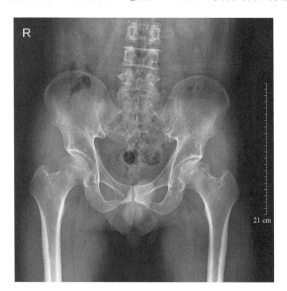

图8-4-5　放射检查结果

1. 放射检查示左股骨头变扁,并可见小囊状骨质破坏区,边缘不清,密度不均。左侧髋关节间隙变化不大。余骨盆组成各骨及软组织未见异常(图8-4-5)。

2. 磁共振检查结果示双侧髋关节不对称,双侧髋关节间隙稍变窄,以左侧为著,关节腔内可见少量长T_1长T_2液体信号影。双侧股骨头变扁,尚对称,双侧髋关节面下髋臼及股骨头可见多个囊状及斑片状异常信号,呈长T_1长T_2信号改变,周围可见低信号骨质硬化边,以左侧股骨头为重,左侧股骨颈缩短、增粗。周围软组织未见明显异常(图8-4-6)。

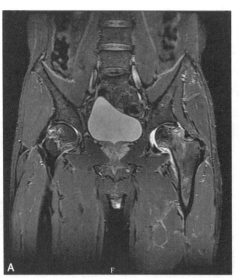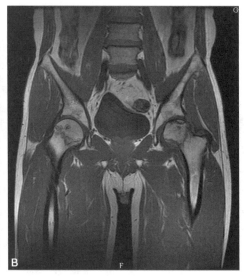

图8-4-6　磁共振检查结果
A. T_1加权;B. T_2加权

3. 骨密度检查示双侧髋部股骨颈、大转子、Wards三角骨密度明显低于正常,提示骨量减少,钙储备差。

情　境　4

　　医生告诉马先生,病情出现复发,需要增加糖皮质激素的用量。但放射检查和磁共振磁检查结果发现已经出现了双侧股骨头坏死(osteonecrosis of the femoral head),以左侧为著,治疗宜停用或至少减少糖皮质激素用量。目前出现了治疗矛盾,股骨头坏死建议先接受保守治疗,原发病建议接受靶向治疗(target therapy)或是接受新的临床药物试验,也可尝试选用自体外周血造血干细胞移植治疗。但是靶向药物药费昂贵,医保不予报销,副作用较多且较重。新药临床试验虽然免费,但也不知道确实的疗效与副作用会如何。近年来,自体造血干细胞移植治疗该病取得显著的近期效果,但其严格昂贵,远期疗效尚需进一步评价,且在治疗适应证和治疗方案方面仍存在巨大的争议。马先生想起不到十岁的儿子和家中年迈的父母,也不知道该如何做决定。

患者资料	拟实施行动
推断/假设	拟学习的问题

（孙乐栋）

案例 5　除不去的顽疾

情　境　1

张先生,53 岁,在儿子和女儿的劝说下到医院来看病。张先生对医生说:"我 8 年前头皮、身上长了红斑,上面有好多皮屑,不痒也不痛,刚开始没当一回事,但很快越长越多,都不敢出去见人。到医院去看病,吃了药可以好,但停药又会起,根本治不好。医生您告诉我是不是得了皮肤癌,还能活多久?"入院时张先生意识清楚,测体温 36.2℃,脉搏 78 次/分,呼吸 18 次/分,血压132/85mmHg,一般情况可,慢性病容,全身浅表淋巴结未见明显肿大。心肺腹未见明显异常。各关节无红肿,脊柱活动自如。生理反射正常,病理反射未引出。皮肤科情况:全身可见广泛对称分布的鳞屑性红斑(图 8-5-1),部分融合成片,以头皮、背部和四肢伸侧为著。头发呈束状,油腻,但无明显脱发。全部指甲有不同程度的凹陷、变形。薄膜现象和 Auspitz 征阳性。在安排验血、验尿同时,医师安排其住院。

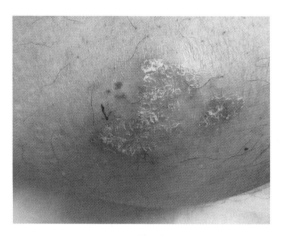

图 8-5-1　鳞屑性红斑

血常规检查结果(表 8-5-1)。

表 8-5-1　血常规检查结果

项目	结果	正常值
WBC($\times10^9$/L)	6.61	4.0 ~ 10.0
GRAN%	59.7	50 ~ 70
LYM%	32.1	20 ~ 40
MONO%	5.90	0.0 ~ 12
EOS%	2.00	0.0 ~ 7.0
RBC($\times10^{12}$/L)	4.81	4.0 ~ 5.74
Hb(g/L)	130	131 ~ 172
PLT($\times10^9$/L)	277	125 ~ 350

尿液检查结果如下:尿白细胞:(-);尿蛋白:(-);尿酮体:(-);尿胆原:(-);尿胆素:(-);尿葡萄糖:(-);尿隐血:(-)。

情　境　2

1. 住院后行血液学检查(表8-5-2)。

表8-5-2　血液学检查项目

项目	结果		正常值
Total protein(g/L)	77.2		65~85
Albumin(g/L)	34.1	L	35~55
Cholesterol(mmol/L)	3.6		0~5.2
TBIL(μmol/L)	10.2		3.5~20.5
DBIL(μmol/L)	5.5		0~6.8
ALT(U/L)	16		0~40
AST(U/L)	18		5~45
ALK-P(U/L)	71		10~95
GGT(U/L)	43		10~60
BUN(mmol/L)	3.1		2.9~8.2
Creatinine(μmol/L)	82		59~104
Glucose(mmol/L)	4.2		3.9~6.1
Na(mmol/L)	141.1		135~149
K(mmol/L)	3.86		3.5~5.0
Ca(mmol/L)	2.28	L	2.3~2.8

2. 组织病理检查示表皮角化过度、角化不全,其间可见 Munro 微脓肿,颗粒层变薄,棘层肥厚,表皮突向下延伸(图8-5-2)。

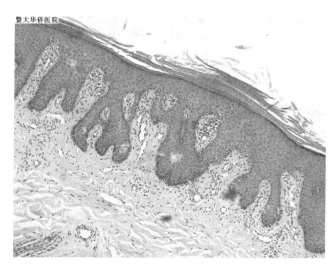

图 8-5-2　组织病理图

3. 指甲真菌直接镜检和培养均阴性。

4. 不加热血清反应素试验阴性;类风湿因子检查阴性;HLA-B$_{27}$检查阴性。

做了很多检查后,张先生问,他到底是什么病? 是皮肤癌吗? 短期会死吗?

情　境　3

医生告诉张先生他得了银屑病(psoriasis),在调整心态的基础上,系统用药配合外用药物治疗及规律的生活多可使病情取得较好的缓解,但目前无法根治,要学会与病共存。张先生和家人表示理解,医生遂予张先生静脉滴注甲氨蝶呤及外用皮质类固醇制剂、钙泊三醇软膏等治疗后,症状缓解,病情得到控制。但半年后再次出现上述症状,并出现关节红肿、疼痛。张先自己到药店买药,吃了后没什么好转。张先生遂到医院再次就诊,医生安排张先生完善手部 X 线片检查、骶髂关节磁共振检查及不加热血清反应素试验、类风湿因子和 HLA-B$_{27}$等检查。结果如下:

1. 手部放射检查示双手骨质疏松、近关节骨关节肿胀(图 8-5-3)。

2. 磁共振检查见骶骨及双侧髂骨骨质信号不均匀,T$_1$WI 呈以高信号为主的混杂信号,双侧骶髂关节间隙不对称,左侧变窄,双侧骶骨关节面毛糙。周围软组织未见明显异常。扫描范围内双侧髋关节内少许液体信号影;髋关节周围的软组织肿胀;双侧的股骨头可见斑片状的 T$_2$WI高信号,但未见双线征(图 8-5-4)。

3. 不加热血清反应素试验阴性;类风湿因子检查阴性;HLA-B$_{27}$检查阴性。

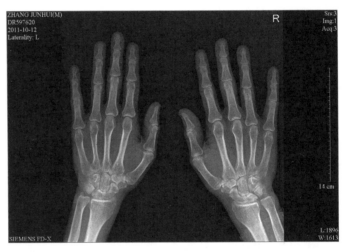

图 8-5-3　放射检查结果

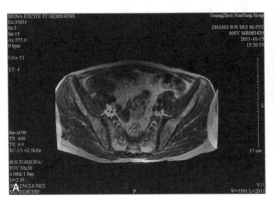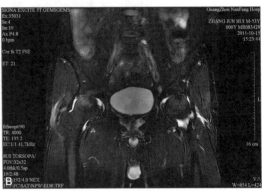

图 8-5-4　磁共振检查结果
A. T$_1$加权;B. T$_2$加权

Note

情 境 4

医生予以张先生静脉滴注甲氨蝶呤(15mg/w),口服柳氮磺胺吡啶,外用皮质类固醇制剂、钙泊三醇软膏等治疗6周后,皮损消退,关节红肿、疼痛消失。但半年后病情又复发了,其弟弟听说当地有一神医治疗好很多银屑病。张先生慕名找到神医,神医给了张先生一些神药,连续吃了1年多,大部分红斑都消退了。但逐渐出现上腹部一直胀痛,而无发热、消瘦、恶心、呕吐、头晕、乏力、鼻和牙龈出血等。张先生再次来医院看病,在安排血常规等检查的同时将神药送相关部门检查。

1. 血常规检查结果(表8-5-3)。

表8-5-3 血常规检查结果

项目	结果		正常值
WBC(×10⁹/L)	31.8	H	4.0~10.0
MONO%	15.9	H	0.0~12
RBC(×10¹²/L)	4.23		4.0~5.74
Hb(g/L)	104	L	131~172
PLT(×10⁹/L)	1100	H	125~350

2. 腹部B超示脾脏大。

3. 血生化示 LDH 360U/L(参考区间:135~215U/L),ESR 111mm/1h(参考区间:0~15mm/1h),CRP 8.2mg/L(参考区间:<5mg/L),Ferr 1542ng/ml(参考区间:15~200ng/ml)。

4. 骨髓形态示 滚片中幼单占14.5%,未见到巨核细胞;外周血幼单6%,可见少许幼粒细胞。

5. FISH 未见 BCR/ABL 融合信号。

6. 骨髓活检 活检组织造血面积约90%,粒系增生极度活跃,以中晚幼粒和杆状核细胞为主,可见核大而扭曲、核仁模糊近成熟单核细胞增生,并与增生的晚期阶段粒细胞混杂分布。间质纤维组织明显增生。

7. 免疫分型 表达 CD33、CD13、CD7、CD64 等分化抗原。

8. 相关部门检查发现神药的主要成分为乙双吗啉。

患者资料	拟实施行动
推断/假设	**拟学习的问题**

(孙乐栋)

案例6　无辜的男婴

情　境　1

张小姐,24岁,已婚,某公司职员。3周前参加朋友生日聚会,醉酒后与某公司白领发生性关系,2天前发现右侧会阴部溃烂,但不痛,于2002年7月12日到医院皮肤科求诊。就诊时张女士意识清楚,测体温36.6℃,脉搏80次/分,呼吸20次/分,血压126/80mmHg,全身浅表淋巴结未见明显肿大。心肺腹未见明显异常。各关节无红肿,脊柱活动自如。生理反射正常,病理反射未引出。皮肤科情况:右侧大阴唇可见一花生米大小的浅表溃疡(图8-6-1),近似圆形,边界清楚且稍隆起,表面有少许分泌物。触之有软骨样感觉。全身未见其他斑疹、丘疹、结节、风团、水疱和赘生物等。

1. 溃疡分泌物暗视野检查可见大量梅毒螺旋体(图8-6-2)。
2. 梅毒血清学检查结果　不加热血清反应素试验阴性;梅毒螺旋体颗粒凝集试验阴性。
3. 血清HIV-Ab阴性。
4. 溃疡分泌物检测单纯疱疹病毒阴性。
5. 溃疡分泌物镜检杜克雷嗜血杆菌阴性。
6. 尿道拭子进行淋病奈瑟菌培养、支原体培养和沙眼衣原体免疫荧光检查均阴性。

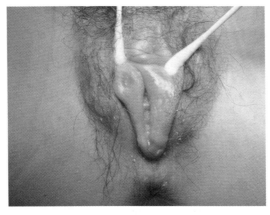
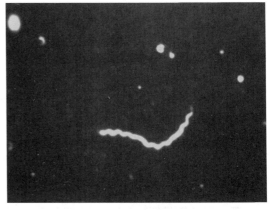

图8-6-1　硬下疳　　　　　　　　　　　　　　图8-6-2　暗视野检查

患者资料	拟实施行动
推断/假设	拟学习的问题

情　境　2

医生告诉张小姐得了梅毒(syphilis),是一种性传播疾病(sexually transmitted diseases)。张小姐非常难以接受事实,并表示绝对不可能。医生详细解释了梅毒相关检查结果的意义及梅毒的传播途径后,张小姐同意接受驱梅治疗。予以苄星青霉素 240 万 U,分两次臀部肌注,1 次/周,建议连续治疗 3 次。但张小姐以工作忙为由只注射 1 次,并拒绝复诊。2 个月后张小姐全身出现散在的玫瑰色斑疹,既不疼痛,也不瘙痒,遂到医院就诊。她还告诉医生她这个月月经明显延后,目前已超过 10 多天。就诊时张女士意识清楚,测体温 36.2℃,脉搏 82 次/分,呼吸 20 次/分,血压 128/76mmHg,颈部、双侧腋窝、腹股沟等处均可触及肿大、变硬淋巴结,但无明显疼痛。心肺腹未见明显异常。各关节无红肿,脊柱活动自如。生理反射正常,病理反射未引出。皮肤科情况:全身可见散在分布的玫瑰色斑疹,圆形或椭圆形,大小不等,压之退色。掌跖可见铜红色鳞屑性斑片,边缘固着,中心游离(图 8-6-3)。安排相关检查同时,医师安排其住院。

1. 皮损处暗视野检查可见大量梅毒螺旋体。

2. 梅毒血清学检查结果　不加热血清反应素试验阳性,滴度 1:64。梅毒螺旋体颗粒凝集试验阳性。

3. 血清 HIV-Ab 阴性。

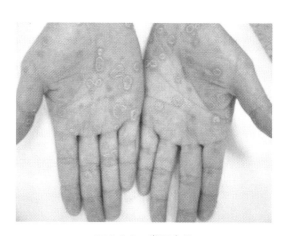

图 8-6-3　掌跖皮损

患者资料	拟实施行动
推断/假设	拟学习的问题

情 境 3

1. 入院后血液学检查结果(表 8-6-1)。

表 8-6-1　血常规检查结果

项目	结果	正常值
WBC($\times 10^9$/L)	7.31	4.0~10.0
GRAN%	58.7	50~70
LYM%	29.1	20~40
MONO%	11.40	0.0~12
EOS%	0.70	0.0~7.0
RBC($\times 10^{12}$/L)	4.71	4.0~5.74
Hb(g/L)	153	131~172
PLT($\times 10^9$/L)	133	125~350
Total protein(g/L)	73.9	65~85
Albumin(g/L)	46.4	35~55
Cholesterol(mmol/L)	4.5	0~5.2
TBIL(μmol/L)	7.4	3.5~20.5
DBIL(μmol/L)	4.0	0~6.8
ALT(U/L)	18	0~40
AST(U/L)	25	5~45
ALK-P(U/L)	71	10~95
GGT(U/L)	22	10~60
BUN(mmol/L)	5.1	2.9~8.2
Creatinine(μmol/L)	106	59~104
Glucose(mmol/L)	4.0	3.9~6.1
Na(mmol/L)	138.6	135~149
K(mmol/L)	4.54	3.5~5.0
Ca(mmol/L)	2.57	2.3~2.8

2. 头颅 CT 未见明显异常。

3. 脑脊液常规和生化检查未见明显异常。

4. 腹部 B 超和心脏超声检查未见明显异常。

5. 尿道拭子进行淋病奈瑟菌培养、支原体培养和沙眼衣原体免疫荧光检查均阴性。

6. 尿妊娠试验阳性。

患者资料	拟实施行动
推断/假设	拟学习的问题

情　境　4

　　医生告诉张小姐其梅毒已发展为二期梅毒,并可传播给胎儿。予以苄星青霉素 240 万 U,分两次臀部肌注,1 次/周,连续治疗 3 次,并嘱定期复诊,妊娠末 3 个月再进行 1 个疗程的治疗。但张小姐未复诊,也未返院再次进行治疗。孕 37 周后产一男婴,体重 2.5kg。出生后 3 周头面、躯干和肢端出现散在斑丘疹,在当地医院当作湿疹治疗,没有什么效果且皮损逐渐增多,部分融合成片。患儿出生后吃奶少,喜哭闹拒抱。查体:体温 38.1℃,心率 136 次/分,呼吸 42 次/分。发育一般,易激惹。双侧腋窝、腹股沟等处均可触及散在的黄豆大淋巴结,质中,无明显压痛。鼻塞,张口呼吸,心肺未见明显异常。肝于右肋缘下 2cm 处可触及,质软。脾于左肋缘下 4cm 处可触及。皮肤科情况:头面、躯干、臀部可见红色斑丘疹,表面有小脓疱和鳞屑。掌跖可见红色鳞屑性斑片,肛周有放射状皲裂(图 8-6-4、8-6-5)。

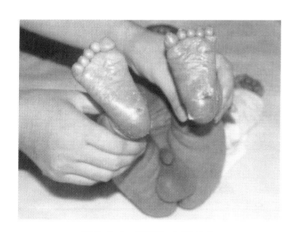

图 8-6-4　掌跖部皮肤改变

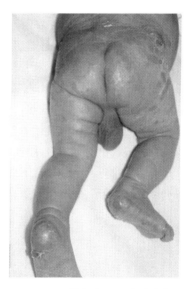

图 8-6-5　臀部和肛周皮肤改变

患者资料	拟实施行动
推断/假设	**拟学习的问题**

（孙乐栋）

第九章　血液与肿瘤疾病

案例1　壮小伙病倒了

情　境　1

　　小王是个20岁出头的壮小伙,在家干农活时,100斤的麻袋扛起就走,平时连感冒都没得过。为攒点钱娶媳妇,这2年农闲时就进城打工,加工胶鞋,工作的环境不太好,厂房里总是有刺鼻的胶水味。他最近几个月总感觉累,干重活后心跳得厉害,气短,有时刷牙后牙龈有少量出血,脸色也不好,以为工作累,未引起注意。

　　3天前因为淋了雨受凉,出现咽痛、咳嗽,随后发热,体温38.6~39.1℃,怕冷,以为感冒了,口服双黄连口服液和布洛芬退热,出汗后体温降到正常,可是过了几个小时,又再次发热。他到社区卫生院静点青霉素,但治疗了2天没效,如果不吃退热药就持续发热,咳嗽加重了,有白痰。昨天鼻出血一次,出血量较多,朋友帮助用棉花填塞鼻孔、用冷水敷头部止血;出血后面色特别苍白,乏力明显加重,卧床不起,下地活动后心慌气短,伴头晕、耳鸣、头痛,食欲缺乏,进食很少。原来的壮小伙病倒了,父母很着急,带他来到医院。

患者资料	拟实施行动
推断/假设	拟学习的问题

情 境 2

医生检查:小王意识清楚,体温 38.9℃,脉搏 103 次/分,呼吸 30 次/分,血压 110/60mmHg,面色苍白,静点针刺部位的皮肤有瘀斑,右肺少量湿啰音,心律齐,心尖部可闻 2 级收缩期杂音,腹部正常,肝脾和浅表的淋巴结未触及。安排血常规、血型和凝血功能化验、肺部 CT 检查。

血常规结果见表 9-1-1。

表 9-1-1 血常规检验结果

检验项目	英文对照	结果	单位	参考值
白细胞	WBC	2.58	10^9/L	4 ~ 10
中性粒细胞百分率	G%	7.41	%	50 ~ 70
中性粒细胞绝对值	G#	0.19	10^9/L	2 ~ 7
淋巴细胞百分率	L%	89.5	%	20 ~ 40
淋巴细胞绝对值	L#	2.31	10^9/L	0.8 ~ 4
单核细胞百分率	M%	2.75	%	3 ~ 8
单核细胞绝对值	M#	0.07	10^9/L	0.12 ~ 1
嗜酸细胞百分率	EO%	0.34	%	0.5 ~ 5
嗜酸细胞绝对值	EO#	0.01	10^9/L	0 ~ 1
嗜碱细胞百分率	BASO%	0.00	%	0 ~ 1
嗜碱细胞绝对值	BASO#	0.00	10^9/L	0 ~ 1
红细胞	RBC	1.63	10^{12}/L	4.3 ~ 5.86
血红蛋白	Hb	57.8	g/L	137.2 ~ 179.4
血细胞比容	HCT	15.47	%	40 ~ 52
平均红细胞体积	MCV	91.84	Fl	80 ~ 98
平均红细胞血红蛋白量	MCH	30.00	Pg	27 ~ 34
平均红细胞血红蛋白浓度	MCHC	342.00	g/L	329 ~ 360
血小板	PLT	20.57	10^9/L	98 ~ 300.2
血小板平均体积	MPV	11.30	fl	7.6 ~ 13.1
血小板分布宽度	PDW	13.90	fl	
血型	BG	A		

凝血功能:正常。

肺部 CT 结果:双肺炎症(图 9-1-1)。

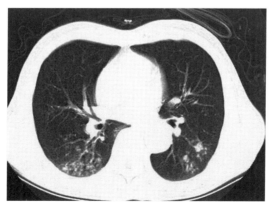

图 9-1-1 肺部 CT

情　境　3

医师的初步诊断为：全血细胞减少（pancytopenia）、支气管肺炎（bronchopneumonia）。并告诉小王的父母：这不是普通的感冒、肺炎，现在的发热、乏力、出血症状都是由于造血功能下降造成的。患者的病情重，需要收入血液内科住院，治疗的同时全面检查，确诊造血系统疾病。小王的父母就这么一个宝贝儿子，听了医生的交代，同意马上住院，配合检查和治疗。

入院后给退热、止血、输红细胞等对症治疗。针对肺炎，采血培养和痰细菌培养后，选择了抗生素：头孢哌酮/舒巴坦 3.0 每日两次，静脉滴注。

这样治疗了 3 天，小王觉得明显好转：热退了、咳嗽咳痰改善；输血后乏力明显改善，皮肤及脸色也有些红润，进食好转。全面的检查结果也逐渐回报。

1. 血液专科相关检验结果（表 9-1-2）。

表 9-1-2　血液专科相关检验结果

项目	结果	项目	结果
肝功	正常	尿罗氏试验	阴性
肾功	正常	抗人球蛋白试验	阴性
病毒肝炎系列抗体	正常	血叶酸、维生素 B_{12}	正常
网织红细胞计数	0.7%	铁蛋白	正常
汉姆试验	阴性	粒细胞、红细胞 CD55、CD59 检测	99% 阳性
糖水试验	阴性		

2. 免疫细胞检查　$CD4^+$：$CD8^+$ 细胞比值减低，Th1：Th2 细胞比值增高，$CD8^+T$ 抑制细胞、$CD25^+T$ 细胞、$\gamma\delta TCR^+T$ 细胞比例增高。

3. 肝胆脾彩超　正常。

4. 骨髓象分析　骨髓增生减低，粒、红系及巨核细胞减少；淋巴细胞、网状细胞、浆细胞比例增高（图 9-1-2）。

5. 骨髓活检结果　造血组织面积减少，被脂肪组织取代，粒红两系细胞数明显减少，巨核细胞少；浆细胞、吞噬细胞易见，组织嗜碱性细胞增多（图 9-1-3）。

6. 染色体分析　46，XY（20）。

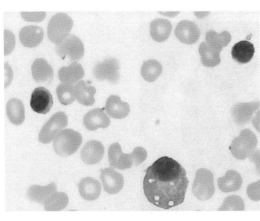

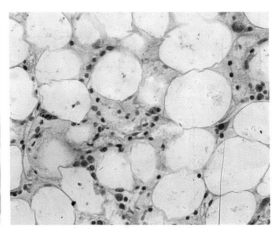

图 9-1-2　骨髓象分析　　　　　　　　图 9-1-3　骨髓活检

情　境　4

　　医师告诉小王和家属,根据化验和检查的结果,确定诊断为:慢性再生障碍性贫血(chronic aplastic anemia)。这是一种造血功能衰竭的慢性疾病,需要免疫抑制治疗(immunosuppressive therapy,IT)等系统治疗。但疗程较长,患者逐渐减少输血、恢复部分造血功能,可能需要半年以上的时间,有效率在50%～60%左右。目前用抗生素治疗肺炎后,患者没有发热已经1周,可以开始系统治疗。

　　因为小王家里的经济条件不好,这次住院治疗肺炎和确诊已经花了不少钱。家里商量后要求出院,选择最基本的口服药物治疗:环孢素A(ciclosporin A)、司坦唑醇。医生根据他的选择给予指导:

　　1. 因为这两种药物都可能出现副作用,要求患者用药1～2周后,到门诊测血压、检查环孢素浓度和血常规、肝肾功能,并调整药量。

　　2. 如果出院后贫血乏力加重,需要到医院输血改善症状。如果出现发热、出血等不适及时就诊。

　　3. 生活中不要剧烈活动,避免外伤和出血;尽量不去公共场所、避免感冒;食物要清洁无菌、低油脂,不要吃橘子和柚子以免影响药物的浓度。

患者资料	拟实施行动
推断/假设	拟学习的问题

(范圣瑾)

案例2　一位年轻妈妈的命运

情　境　1

　　小张28岁,从小生长在农村,读书不多,但漂亮贤惠,因为结婚早,已经是个6岁男孩的妈妈了。丈夫性格温和,在外地打工,她在家种地、操持家务,生活平静安定、其乐融融。1个月前偶尔有关节疼,小张不娇气,以为受凉了,没注意,但最近1周觉得关节、腿疼越来越严重,而且觉得特别疲乏,不想吃饭。3天前出现发热,38℃左右,嗓子痛、没有咳嗽,吃了几天感冒胶囊和头孢霉素片也不见好,而且发热时间延长、体温最高可达到39.5℃,嗓子痛得越发厉害了,食物和水都不能下咽。双腿的皮肤也不知什么时候出现青紫,妹妹陪她到当地县医院就诊,查了血常规,明显异常,当天转诊来到三甲医院血液专科。

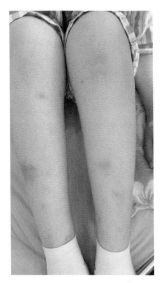

图 9-2-1　双下肢皮肤瘀斑

　　医生查体:体温38.8℃,脉搏92次/分,血压120/80mmHg,呼吸25次/分,精神萎靡,面色苍白,咽部黏膜轻度充血,扁桃体Ⅱ°肿大、无脓苔,浅表淋巴结未触及肿大,胸骨压痛阳性,双肺呼吸音清,未闻及干湿啰音。心律齐,未闻及病理性杂音。腹软,肝脾未及,双下肢皮肤散在瘀斑(图9-2-1)。医生又看了她们带来的血常规化验单,马上复查,结果和当地的检查一致(表9-2-1),建议马上入院明确诊断和系统治疗。

表 9-2-1　血常规检验报告单

检验项目	英文对照	结果	单位	参考值
白细胞	WBC	158	10^9/L	4~10
中性粒细胞百分率	G%	0.96	%	50~70
中性粒细胞绝对值	G#	1.51	10^9/L	2~7
淋巴细胞百分率	L%	58.28	%	20~40
淋巴细胞绝对值	L#	92.1	10^9/L	0.8~4
单核细胞百分率	M%	38.3	%	3~8
单核细胞绝对值	M#	60.52	10^9/L	0.12~1
嗜酸细胞百分率	EO%	0.00	%	0.5~5
嗜酸细胞绝对值	EO#	0.00	10^9/L	0~1
嗜碱细胞百分率	BASO%	2.46	%	0~1
嗜碱细胞绝对值	BASO#	3.89	10^9/L	0~1
红细胞	RBC	2.1	10^{12}/L	3.68~5.13
血红蛋白	Hb	75.47	g/L	113~151
血细胞比容	HCT	22.14	%	33~45
平均红细胞体积	MCV	97.5	fl	80~100
平均红细胞血红蛋白量	MCH	31.9	pg	27~34
平均红细胞血红蛋白浓度	MCHC	340.8	g/L	329~360
血小板	PLT	23.11	10^9/L	98~300.2

情　景　2

　　医生避开小张,单独与她的妹妹沟通:从血常规来看,白细胞高出正常值15倍,同时存在贫血和血小板减少、骨痛,所以初步诊断:"急性白血病(acute leukemia)"的可能性很大,病情很重,要明确诊断和系统治疗,必须做骨髓穿刺检查。妹妹听到这个消息惊呆了,她从电视中听说过"白血病",这是血癌呀! 这种病很不好治,花钱多、活不长,经常人财两空。她们姐妹俩感情很好,更何况小外甥才6岁,不能没有妈呀! 一定要全力以赴救活姐姐! 她同意骨穿和全面化验检查,按最好的治疗做准备,请求医生暂时别把病情告诉姐姐,自己尽量安慰姐姐配合治疗。并且马上打电话通知父亲和姐夫赶来。

　　入院后,医生根据初步诊断:①急性白血病;②急性扁桃体炎;③高白细胞血症(hyperleuko-cytosis),给予对症治疗。当天做了骨穿,同时送检了骨髓象分析、骨髓细胞免疫分型、染色体分析、融合基因筛查。

　　检查结果:

　　1. 急检凝血系列(表9-2-2)。

表9-2-2　凝血系列

项目名称	缩写	结果	单位	参考范围
凝血酶原时间	PT	9.7	s	9.8~12.1
纤维蛋白原定量	FIB	3.6	g/L	1.8~3.5
部分凝血活酶时间	APTT	24.5	s	21.1~36.5
凝血酶时间	TT	15.4	s	14.0~21.0
D二聚体	D-dimer	4.5	mg/L	0~0.5

　　2. 生化系列　肝、肾功能和离子、血糖大致正常、乳酸脱氢酶和尿酸轻度增高。

　　3. 肺CT　正常。

　　4. 骨髓细胞学检查　骨髓增生明显活跃,粒红系比值为98:1,粒系增生活跃,原粒占63.5%,早幼粒占5%,红系受抑,全片未见到巨核细胞,未见成簇的血小板。外周血片可见到原始粒细胞占65%。组化染色:POX(+),糖原染色(−)(图9-2-2)。

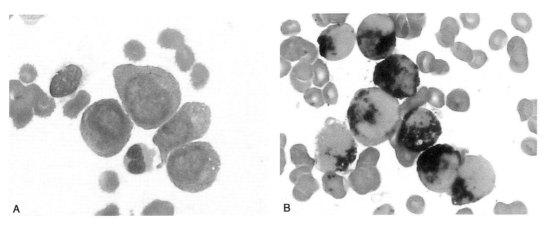

图9-2-2　骨髓细胞学检查
A. 瑞氏染色;B. POX染色

　　5. 免疫分型结果　在CD45/SSC点图上设门分析,原始细胞的分布区域可见异常细胞群(红色),占有核细胞的81.3%,表达CD33、CD38,部分细胞表达HLA-DR、CD7、CD13、CD15、CD34、CD117、MPO(图9-2-3)。

FCM 细胞分布：

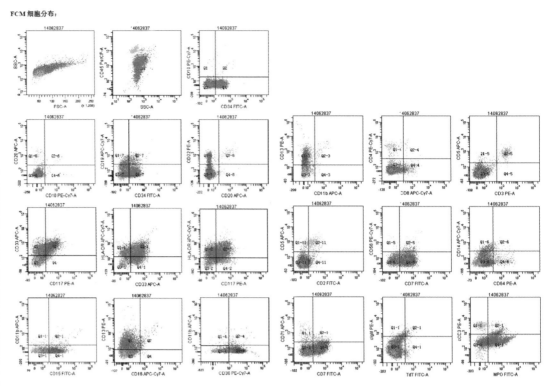

图9-2-3 骨髓细胞免疫分型

患者资料	拟实施行动
推断/假设	拟学习的问题

情　境　3

　　小张的父亲和丈夫赶来了,医生与他们进行沟通病情:根据骨髓象和免疫分型的检查结果,确定诊断为"急性髓细胞白血病(acute myelocytic leukemia)AML-M2a 型",该病为血液系统恶性疾病,首先需要诱导化疗,一个疗程4周左右:第1周用化疗药物,第2、3周为骨髓抑制期,需要抗感染、输血支持、止血治疗,第4周造血逐渐恢复。如果骨髓完全缓解。以后的治疗包括巩固化疗或造血干细胞移植等。

　　目前面临诱导化疗方案的选择,这要根据患者的病情、体质状况、经济状况等因素综合考虑。小张的父亲表示家庭内部很团结,自己家和小张的2个同胞弟妹、小张婆家都全力支持治疗,要求用目前治疗效果最好的方案。医生帮助她选择了IDA方案,同时补液,水化碱化、保护脏器、营养支持等一般治疗。

患者资料	拟实施行动
推断/假设	拟学习的问题

情　境　4

化疗结束后第 6 天,当天的血常规提示粒细胞缺乏(表 9-2-3)。下午 4 时左右,小张大便后突然出现剧烈寒战,继而高热达 40℃。医生分析:患者目前处于化疗后骨髓抑制期,粒细胞缺乏,诊断考虑感染性发热。给予处置:①采血培养后给亚胺培南/西司他丁钠(泰能)1.0 每 8 小时一次,静脉滴注;②给予粒系刺激因子(G-CSF)150μg 每日两次,皮下注射;③退热对症治疗。

下午 6 时,患者突然意识朦胧,四肢凉,尿少,测血压为 60/40mmHg,心率 120 次/分,诊断:感染中毒性休克(septic shock)。抗休克治疗后血压升至 90/50mmHg,尿量逐渐恢复。至次日晨血压恢复正常为 120/80mmHg,体温恢复正常。24 小时后,血培养初步结果回报:ESBL(+)大肠埃希氏菌,亚胺培南敏感。继续予该药物治疗,效果良好,未再发热,7 天后停药。

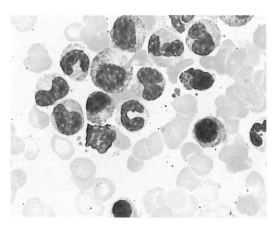

图 9-2-4　治疗后的骨髓象

化疗结束后第 21 天,小张的血常规逐渐恢复接近正常,复查骨穿骨髓象分析结果:原始粒细胞 0.5%,正常造血功能恢复(图 9-2-4)。第一阶段的治疗已达到完全缓解,大家都很高兴。

这时小张的染色体也回报了:46,XX(20);融合基因:*FLT-3* 阳性、*c-kit* 阴性、*NPM-1* 阴性、*CEBP-1* 阴性。根据急性白血病 AML 的危险度分层(risk stratification),提示小张为高危型。尽管取得了第一阶段的胜利,但是争取长期生存或治愈,还需要进一步的巩固化疗和造血干细胞移植(hematopoietic stem cell transplantation)。小张的求生之路还很漫长和艰辛,医生、亲人会全力帮助她前进!

表 9-2-3　血常规检查结果

检验项目	英文对照	结果	单位	参考值
白细胞	WBC	0.3	10^9/L	4 ~ 10
中性粒细胞绝对值	G#	0.00	10^9/L	2 ~ 7
血红蛋白	Hb	61.5	g/L	113 ~ 151
血小板	PLT	10.1	10^9/L	98 ~ 300.2

患者资料	拟实施行动
推断/假设	拟学习的问题

(范圣瑾)

案例3　豌豆上的公主

情　景　1

19 岁的小妍是大学一年级的学生,皮肤白净,美丽聪明,被称为"白雪公主"。因为准备期末考试、熬夜复习,小妍在考试前 2 周感冒了,而且没休息好,拖了 1 周多才逐渐恢复。考试终于结束了,同学们结伴去爬山,当晚睡在农家的土炕。第 2 天醒来,她发现全身皮肤很多青紫,小腿上有很多小出血点,同学们笑她是"豌豆上的公主"。第 2 天回到学校,皮肤上的瘀斑更多了,刷牙后牙龈出血,小妍觉得老胃病犯了,有些胃痛,排便后特别乏力、头晕,脸色苍白,大便的颜色也很黑,就马上到医院就诊。

门诊医生检查:体温 36.7℃,脉搏 80 次/分,血压 110/70mmHg,心率 20 次/分,一般状况良好,面色轻度苍白,心肺听诊正常。腹软,剑突下轻压痛,肝脾未触及,双下肢皮肤散在瘀斑(ecchymosis)和出血点(hemorrhagic spot),口腔内血疱一个(图 9-3-1)。检查了血常规(表 9-3-1)和凝血功能(表 9-3-2),便潜血:3+。

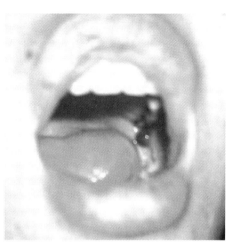

图 9-3-1　口腔左侧壁血疱

表 9-3-1　血常规结果

检验项目	英文对照	结果	单位	参考值
白细胞	WBC	8.88	10^9/L	4～10
中性粒细胞百分率	G%	66.0	%	50～70
淋巴细胞百分率	L%	30.1	%	20～40
单核细胞百分率	M%	3.73	%	3～8
嗜酸细胞百分率	EO%	0.00	%	0.5～5
嗜碱细胞百分率	BASO%	0.14	%	0～1
红细胞	RBC	3.63	10^{12}/L	3.68～5.13
血红蛋白	Hb	109	g/L	113～151
血细胞比容	HCT	32.44	%	33～45
平均红细胞体积	MCV	89.47	fl	80～100
平均红细胞血红蛋白量	MCH	30.05	pg	27～34
平均红细胞血红蛋白浓度	MCHC	335.9	g/L	329～360
血小板	PLT	5.39	10^9/L	98～300.2

表 9-3-2　凝血功能结果

项目名称	缩写	结果	单位	参考范围
凝血酶原时间	PT	10.1	s	9.8～12.1
纤维蛋白原定量	FIB	3.2	g/L	1.8～3.5
部分凝血活酶时间	APTT	24.7	s	21.1～36.5
凝血酶时间	TT	15.4	s	14.0～21.0

情 境 2

化验结果提示,出血的原因为血小板显著减少,医生的初步诊断是:①血小板减少性紫癜;②消化道出血(alimentary tract hemorrhage);③轻度贫血(失血性)。医生告诉小妍,血小板的主要功能是止血,她的血小板重度减少,皮肤上的瘀斑、出血点、口腔血疱、牙龈出血都是血小板减少导致的出血。小妍的胃痛、黑便、贫血提示有消化道出血,这是内脏出血,存在生命危险,需要立即入院到血液内科系统治疗。

小妍听了马上哭了,她独自在外地上学,父母不在身边,上学这一年来的生活起居都勉强应付,一下得了这么重的病,怎么办? 医生安慰她别着急,先给父母打个电话,医生通过电话谈了病情和治疗方案,他们同意住院并尽快赶到医院陪护。

小妍先让同学来帮忙办理住院手续,到病房后,医生护士立即安排检查和治疗:①卧床、避免剧烈活动和用力;②禁食水、静脉营养支持;③升血小板:急检血型并预约新鲜同型血小板;④请消化科医生会诊指导消化道出血的治疗。很快骨穿和化验结果回报:

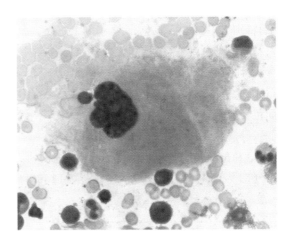

1. 血小板抗体(+)。
2. 抗核抗体(−)。
3. 生化系列 正常。
4. 胸片 正常。
5. 骨髓象 骨髓增生活跃,全片见到78个巨核细胞,巨核细胞发育成熟障碍:巨核细胞体积变小,胞质内颗粒减少,幼稚巨核细胞增加,产板型巨核细胞减少;成熟血小板少见。红系及粒、单核系正常(图 9-3-2)。

图 9-3-2   骨髓巨核细胞

患者资料	拟实施行动
推断/假设	拟学习的问题

情 境 3

根据骨穿和化验检查的结果,医生的确定诊断为"原发性血小板减少性紫癜(immune throm-bocytopenic purpura,ITP)"。输了 1 袋 20U 的新鲜血小板后,小妍口腔内的血疱很快消失、牙龈也不再出血。但进一步的治疗选择出现困难,因为小妍有胃病和消化道出血,一线治疗药物:糖皮质激素(glucocorticoid)会增加消化道出血的风险。可以选择副作用相对少、起效快的免疫球蛋白(gamma globulin)治疗,但缺点是疗效持续时间短、费用很高,是自费药物。小妍的父母已经赶到医院,因为家里的经济条件还好,宝贝独生女儿的安全是第一位的,所以决定用免疫球蛋白治疗。

3 天后,小妍腿上的出血点逐渐消退了、瘀斑颜色变浅、大便转为黄色,打针、采血后也很容易止血了,她没有发热和不舒服。复查血常规提示治疗有效(表 9-3-3)。

表 9-3-3 治疗 3 天复查血常规结果

检验项目	英文对照	结果	单位	参考值
白细胞	WBC	9.2	10^9/L	4~10
中性粒细胞百分率	G%	72.0	%	50~70
中性粒细胞绝对值	G#	6.62	10^9/L	2~7
血红蛋白	Hb	110.3	g/L	113~151
血小板	PLT	50.8	10^9/L	98~300.2

患者资料	拟实施行动
推断/假设	拟学习的问题

<h2 align="center">情 境 4</h2>

医生认为：小妍的消化道出血已经停止，血小板也明显回升到相对安全范围，可以逐渐吃流食和软食、减少补液和止血药物。为了制订下一步的治疗方案，还需要明确诊断引起消化道出血的基础疾病，胃镜、肠镜检查是首选。但是小妍从小娇生惯养，很惧怕胃镜，说什么都不同意做。请消化科和麻醉科医生会诊，提出采用无痛电子胃肠镜检查，小妍也很乐于接受这种检查方法。肠道准备后，小妍顺利地做了胃肠镜检查，肠镜正常，胃镜提示：慢性浅表性胃炎，溃疡（ulcer）1 处，没有活动性出血（图 9-3-3）。

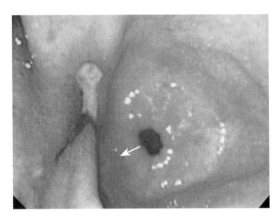

图 9-3-3 胃镜

消化道溃疡是糖皮质激素应用的禁忌，所以医生建议小妍首先治疗消化道溃疡，密切观察血小板计数和出血症状，如果血小板>30×10^9/L，可暂时不用激素治疗，待溃疡稳定后再酌情加用激素。近期要注意休息、避免外伤和剧烈活动，避免感冒和感染，如果血小板下降或有出血症状及时就诊。

患者资料	拟实施行动
推断/假设	拟学习的问题

（范圣瑾）

案例4　不可忽视的疼痛

情　境　1

陆先生,56 岁,由于工作应酬,长期大量饮酒,同时有近30 年的吸烟史,每天一包左右。6 个月前他出现中上腹疼痛,自行服用硫糖铝片缓解,便没有重视。上个月,他发现自己进食后阻塞感、吞咽困难(dysphagia),特别是固体食物。肛门排气很多,大便颜色偏黄,但成形。于是,他来到了医院就诊。追问病史,这半年来,陆先生的食欲下降,进食后常有腹胀、腹痛(abdominal pain),尤其是硬食。偶有恶心呕吐,呕吐物为胃内容物,体重下降5 公斤。

10 年前他曾因间断性上腹部疼痛做过胃镜检查,被诊断"慢性胃炎,幽门螺杆菌(Helicobacter pylori)(+)",但没有进行正规药物治疗,也从未复查。

医生给他进行了详细的体格检查,功能状态评分 KPS90 分,体重70kg,身高176cm,无贫血貌,锁骨上和其他浅表淋巴结均阴性,心肺检查没有异常发现,腹平软,未触及明显肿块,肝脾肋下未及,腹水(−)。直肠指检(−)。

了解这些情况后,医生马上为他安排了胃镜检查和腹部增强 CT,同时安排了血常规检查和肝肾功能检查。

患者资料	拟实施行动
推断/假设	拟学习的问题

<h1 style="text-align:center">情　境　2</h1>

实验室检查：Hb112g/dl，WBC 5.7×10⁹/L，PLT 231×10⁹/L。

实验室检查：Hb112g/dl，WBC $5.7×10^9$/L，PLT $231×10^9$/L。

肝肾功能检查：结果在正常范围。

胃镜检查时陆先生有点难受，出来后他很快拿到了报告的结果（图 9-4-1）。

胃镜检查：中段食道黏膜正常，距门齿 38cm 近贲门口见 2cm×2cm 黏膜隆起，表面高低不平，40cm 过贲门，胃镜倒转观察贲门口见一圈隆起病灶约 2cm×3cm，表面溃疡，活检 8 块，病灶累及胃体上部后壁及大小弯。

诊断：贲门 MT 累及胃体上部和食管下端。

腹部增强 CT 检查（图 9-4-2）：胃部充分水充盈后，贲门处有一 41mm×43mm 软组织密度肿块影，累及全层，周围无肿大的淋巴结，肿块周围间隙较模糊。肝、双肾多发囊肿，后腹膜未见肿大淋巴结，腹腔内无积液。

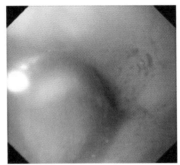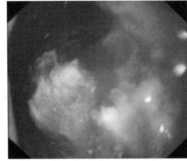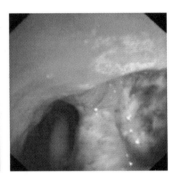

图 9-4-1　胃镜检查图像

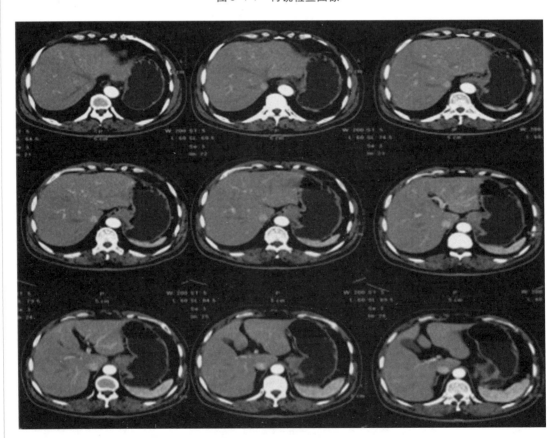

图 9-4-2　腹部增强 CT 检查

几天后,陆先生拿到了自己的胃镜活检病理报告(图9-4-3),提示:(贲门)腺癌(cardia ade-nocarcinoma)。

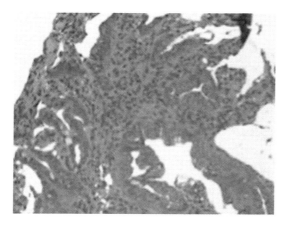

图9-4-3 胃镜活检病理图像

患者资料	拟实施行动
推断/假设	拟学习的问题

情　境　3

为进一步明确患者病灶的局部侵犯情况,陆先生按医生的安排,又进行了超声胃镜(endoscopic ultrasonography,EUS)检查。EUS 结果提示,病灶深度20mm,长径3.2cm,内部不均匀低回声,累及食管壁全层,部分突破浆膜层。病灶周围可探及两枚约 0.8 ~ 1.0cm 淋巴结,病灶上方约 2cm 处另可探及一枚 0.8cm 大小的淋巴结。超声内镜下分期为 T_4N_1(图 9-4-4)。

医生考虑为局部进展期胃癌,临床分期较晚,即使行根治手术,术后复发率也很高。征得陆先生同意后,医生决定先实施化疗,化疗方案参照姑息性化疗(palliative chemotherapy)的原则,希望患者能达到新辅助化疗(neo-adjuvant chemotherapy)

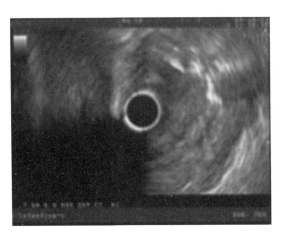

图 9-4-4　超声胃镜图

的效果。陆先生基本状况较好,医生为他选用了卡培他滨、奥沙利铂和表柔比星的 EOX 三联方案(epirubicin-oxaliplatin-capecitabine combination regimens)。

患者资料	拟实施行动
推断/假设	拟学习的问题

经过 4 次化疗,3 个月后,陆先生进食梗阻感明显好转,胃肠道不适症状和骨髓抑制等化疗不良反应均较轻微,体重下降 4kg。复查腹部 CT 和胃镜后发现,局部病灶没有显著缩小,但也没有进展;胃镜下贲门口仍可见 3cm×2cm 隆起病灶,但胃体和胃底占位与溃疡病灶几乎消失,仅见黏膜充血与糜烂(图 9-4-5)。超声胃镜提示肿瘤的 T 分期降为 T_3。1 个月后,医师为陆先生进行了根治性全胃切除手术(D_2 淋巴结清扫术)。手术病理:送检切缘未见癌累及,送检第 1~2 组淋巴结 8 枚,其中 2 枚见癌转移(2/8),第 6 组淋巴结 3 枚,第 10 组淋巴结 5 枚,均未见癌转移(0/8)。分期 $ypT_2N_1M_0$。

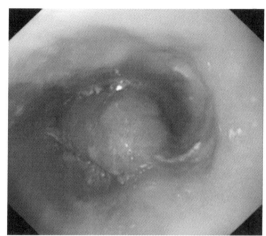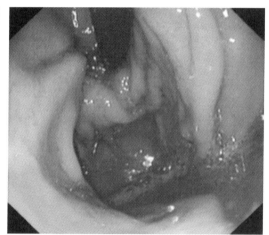

图 9-4-5　复查胃镜图像

患者术后恢复好,无发热,腹腔引流液为淡血性液体,逐渐减少,术后第 4 天拔除腹腔引流管。胃肠减压量 100~250ml/d,术后第 3 天排气,术后第 4 天拔除鼻胃管并嘱饮水。分别于术后第 5、6、7 天给予流食半量、流食全量和半流食。术后第 7 天排便。术后第 7 天病理结果回报:贲门腺癌(肠型)化疗后改变,免疫组化:p53(−),ki67 70%~90%,HER-2(−),CD44(−),bcl-2(−),EGFR(++),CEA(+),CA19-9(+)。

出院时,医生嘱咐他注意饮食卫生,密切关注自身情况,1 个月后门诊复诊,并每 3 个月到门诊随访,复查。

患者资料	拟实施行动
推断/假设	拟学习的问题

(陈世耀)

案例5 挣扎的信念

情 境 1

宋先生,47岁,长期大量饮酒,2年前偶然发现饮酒或吃辛辣刺激性食物后出现便血(hematochezia),使用痔疮膏后有所好转,所以一直没有在意。近1个月他发现自己常常出现腹胀,大便后马桶里有鲜血,排便次数也明显增加,现在每天多达5~6次,每次量不多,但大便变细,排便时没有疼痛。门诊时,医生了解到,宋先生近半年来常常感觉乏力,食欲下降,体重下降5kg。体格检查腹平软,无压痛、反跳痛,肠鸣音正常,双下肢不肿。肛指检查(−)。

实验室检查发现,RBC $4.03×10^{12}$/L,Hb 128g/L,WBC $6.1×10^9$/L,PLT $227×10^9$/L。粪常规+隐血:可见红细胞,粪隐血试验(fecal occult blood)阳性。

为了进一步明确诊断,医生为他安排了结肠镜检查(colonoscopy)。

患者资料	拟实施行动
推断/假设	拟学习的问题

情　境　2

肠镜检查结果：距肛缘25cm可见一3cm×4cm肿块，占肠腔1/3圈，菜花状，表面有糜烂坏死；直肠见一直径0.8cm亚蒂息肉，表面光滑。

肠镜肿块活检病理提示中分化腺癌。肿瘤标志物AFP：8.4μg/L（参考区间：0～20μg/L）、CEA（carcinoembryonic antigen）：2.08μg/L（参考区间：0～6μg/L）、CA-199：5.7U/ml（0～40U/ml）。

PET-CT检查结果提示：乙状结肠Ca伴肝脏两枚转移病灶（肝右叶前下段及肝左叶内侧段见直径约45mm类圆形高浓度影，SUVmax分别为9.32，7.42）。诊断结肠癌肝转移（colon liver metastases）。

医生联系了肝外科会诊后，决定先行超声引导下肝脏射频消融术（radiofrequency ablation）。再进行腹腔镜探查。腹腔镜探查中，医生发现乙状结肠明显粘连至脾曲水平，决定行开腹Dixon术。术后病理显示：腺癌，溃疡浸润型，大小4cm×2cm×1cm，中分化腺癌，侵及外膜，血管累犯（−），淋巴管累犯（−），神经累犯（−）。"上下切缘及环周切缘"阴性。肿块旁淋巴结见癌转移（1/4）。

*KRAS*基因检测为野生型。

患者资料	拟实施行动
推断/假设	拟学习的问题

情 境 3

　　3 个月后,宋先生来医院检查腹盆腔增强 CT。结果提示:肝左右叶均见类圆形低密度影,大小分别为 50mm×53mm,41mm×31mm,左叶病灶内可见出血及点状钙化,增强扫描动静脉期强化不明显,左叶病灶周围见片状异常灌注,另肝右叶见小圆形囊性无强化灶,肝内血管分布均匀,走向自然,未见狭窄或充盈缺损(图 9-5-1、9-5-2)。

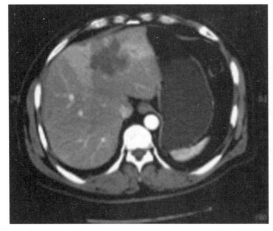 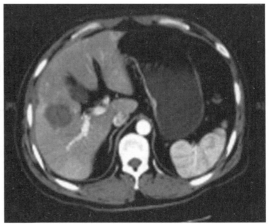

图 9-5-1　腹盆腔增强 CT(肝左叶病灶)　　　　图 9-5-2　腹盆腔增强 CT(肝右叶病灶)

　　医生看到检查结果后,请了肝胆外科医师、放疗科医师及肝肿瘤内科医师进行多学科会诊,作进一步的评估与诊断。最终决定予姑息一线"爱必妥+FOLFIRI 方案"化疗(chemotherapy)6 周期,化疗后宋先生出现 1 级皮疹,其他反应良好。6 个周期的化疗结束后,达到可手术切除标准。进行了"肝 V 段部分切除+肝左外叶切除术"。术中探查见肿瘤两枚,边界清,无包膜,肝无硬化,轻度脂肪变。无癌栓,未见肿大淋巴结。术后病理示(肝左右叶)腺癌(2 灶),分化 Ⅱ～Ⅲ级伴大片坏死,符合直肠癌转移,周围肝脂肪变性(约 30%)。患者术后恢复可。手术结束后,宋先生继续接受"爱必妥+FOLFIRI 方案"化疗 6 周期。

患者资料	拟实施行动
推断/假设	拟学习的问题

情　境　4

　　化疗结束后,宋先生回到了家里,密切随访,在自己的坚持和家人的支持下,他回到了原来的工作岗位,生活和饮食习惯也明显改变了。

　　然而,1年后,宋先生来到医院复查,PET/CT发现肝左右叶交界处及右叶下角胆囊窝旁2枚转移灶(图9-5-3、9-5-4)。

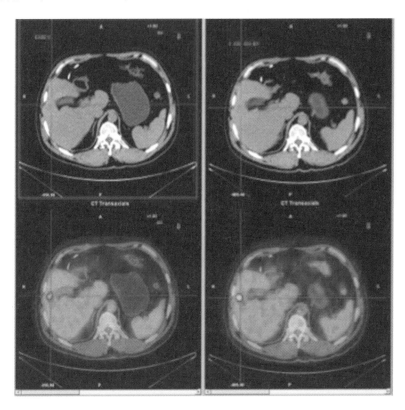

图 9-5-3　PET/CT检查(肝左右叶交界处病灶)

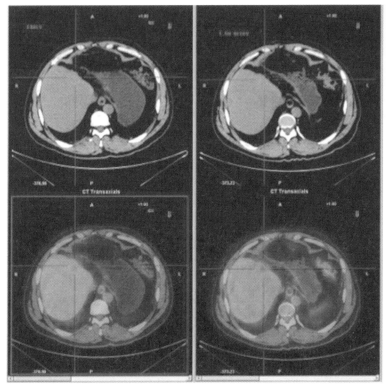

图 9-5-4　PET/CT检查(胆囊窝病灶)

　　宋先生拿到报告时非常难过,但是考虑再三,他还是要求医生竭尽全力积极治疗。讨论后,医生给出了下面几个治疗方案:

　　(1) 肝肿瘤切除手术。

　　(2) 肝动脉化疗栓塞术(transcatheter arterial chemoembolization,TACE)。

　　(3) 肝肿瘤射频消融治疗。

患者资料	拟实施行动
推断/假设	拟学习的问题

（陈世耀）

案例6 守护乳房

情 境 1

陈女士,50岁,来自农村。在一次洗澡的时候无意中发现左侧乳房外上象限有一约3cm×3cm大小的肿块,而并没有发热、畏寒、低热、盗汗,乳房胀痛,乳头溢血及溢液等伴随症状,因此陈女士没有重视,未到医院就诊。但后来过了约3个月,陈女士发现肿块较以前增大了,于是到医院就诊。患者精神状态佳,胃纳佳,大小便正常,体重无明显下降。进一步询问病史,13年前有子宫肌瘤切除病史,月经史13~3/28~49,19岁结婚,育有两个子女。体检发现左侧乳房外上象限可扪及直径约4cm大小的肿块,质地硬,境界不清,活动度差,与皮肤粘连,表面皮肤无红肿及橘皮样外观,腋下淋巴结未扪及肿大。

因为乳房肿块(breast lump),当地医院B超检查提示:左侧乳房外上象限实质性占位,建议进一步检查。

患者资料	拟实施行动
推断/假设	拟学习的问题

Note

情 境 2

1. 住院后行血液学检查(表9-6-1)。

表9-6-1　血液学检查项目

项目	结果	单位	正常值
WBC(白细胞计数)	6.5	×10⁹/L	4.0~10.0
LYN(淋巴细胞%)	23.0	%	20~40
MID(单核细胞%)	5.3	%	3.0~8.0
GRAN(中性粒细胞%)	71.7	%	52.0~77.0
RBC(红细胞计数)	4.05	×10¹²/L	3.5~5.0
HGB(血红蛋白)	121	g/L	110~150
HCT(血细胞比容)	37	%	37~47
PLT(血小板计数)	251	×10⁹/L	100~300
TBIL(总胆红素)	9.0	μmol/L	2.0~24
D-TBIL(直接胆红素)	3.0	μmol/L	0~7
ALP(碱性磷酸酶)	71	IU/L	40~130
ALT(谷丙转氨酶)	20	IU/L	0~60
AST(谷草转氨酶)	15	IU/L	0~60
LDH(乳酸脱氢酶)	97	IU/L	90~250
GGT(谷氨酰转肽酶)	46	IU/L	5~54
UREA(尿素氮)	3.4	mmol/L	2.5~7.1
CRE(肌酐)	55	μmol/L	44~133
UA(尿酸)	244	μmol/L	150~450

2. 超声波检查　左乳外上(10点)探及低回声13mm×13mm×12mm,边界尚清,形态欠规则,边缘不光滑,内部回声欠均匀,见点状强回声和条状血流 RI 0.80,双乳腺组织增厚,回声不均匀,结构较紊乱,呈结节状团块状改变。腋下、肝、脾、胆囊、胰腺、腹部、卵巢超声检查未见明显异常。

3. MRI 检查(图9-6-1~9-6-3)　两乳腺体分布基本对称,纤维腺体散在,腺体背景轻微强化。左乳内上肿块,约17mm×15mm,部分边缘浸润,增强后明显不均匀强化,T₂WI 高信号。右乳未见明显占位及异常强化。皮肤乳头显影正常,所示两腋下未见肿大淋巴结。

4. 钼靶检查(图9-6-4~9-6-7)检查所见　两侧乳腺少量腺体型,腺体分布对称。左乳上方见不规则形高密度肿块,约20mm×15mm,边缘分叶,毛刺。右侧腺体内目前未见明确占位,右乳见圆形钙化影。两侧乳头影对称无凹陷,两侧皮肤未见明显增厚。两侧腋下未见明显肿大的淋巴结。检查印象:左乳上方肿块,考虑 MT 可能性大,BI-RADS 4C。右乳良性钙化,BI-RADS 2。

5. 粗针穿刺,病理　(左乳)浸润性癌,部分区域为浸润性微乳头癌(invasive ductal carcinoma)。

6. 医生看到检查结果后诊断为左乳乳腺癌,建议陈女士进行相应的术前评估与准备,择期进行手术。

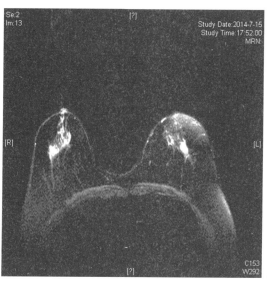

图 9-6-1　乳房 MR 图

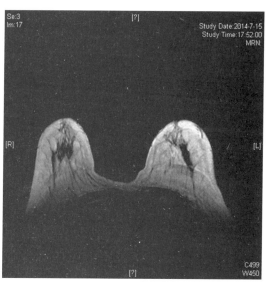

图 9-6-2　乳房 MR 图

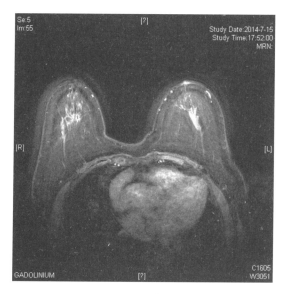

图 9-6-3　乳房 MR 图

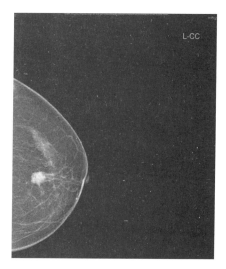

图 9-6-4　乳房钼靶检查

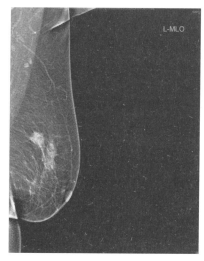

图 9-6-5　乳房钼靶检查

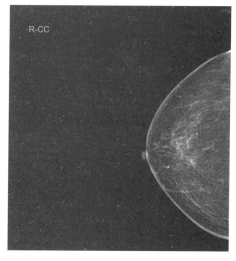

图 9-6-6　乳房钼靶检查

Note

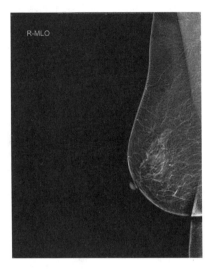

图 9-6-7　乳房钼靶检查

患者资料	拟实施行动
推断/假设	拟学习的问题

情 景 3

陈女士同意进行手术,并进一步完善术前相关检查,主要有:

1. 乙肝系列、丙肝及 HIV Anti-HAV IgM(-),HBSAg(-),anti-HBs(-),HBeAg(-),anti-HBe(-),anti-HBc IgM(-),HCV(-),HIV(-)。

2. 肿瘤标志物　AFP:1.63ng/ml(参考区间:0~10ng/ml);CEA:1.93μg/ml(参考区间:0~5.2ng/ml);CA-199:9.43U/ml(参考区间:0~40U/ml);CA-125:8.60U/ml(0~40U/ml);CA-153:12.55U/ml(0~25U/ml)。

3. 心电图和心脏超声检查　正常心电图,心脏超声未见异常发现。

4. 肺功能检查正常。

5. 腹部超声检查　肝脾、胆囊、胰腺及双肾未见异常发现。

6. 凝血相关检查结果如表9-6-2。

表 9-6-2　凝血六项检查

项目	结果	正常值
PT(s)	9.7	8.0~12.0
INR(%)	1.30	
APTT(s)	29.8	23.9~35.5
Fibrinogen(g/L)	3.89	2~4
FDP(mg/L)	2.2	0~5
D-dimer(mg/L)	3.5	0~0.5

医生对陈女士的检查结果进行评估后,认为陈女士可以进行手术,并由陈女士的丈夫签署手术知情同意书后,陈女士在入院第7天进行了左乳腺改良根治术(modified radical mastectomy)-Auchincloss,手术过程顺利,术后将标本送至病理检查。

患者资料	拟实施行动
推断/假设	拟学习的问题

情 境 4

　　1 周后病理结果出来了：（左乳腺改良根治术标本）外上象限，2cm×1cm×0.8cm，组织学诊断为浸润性导管癌；组织学分化：Ⅱ级；腋下淋巴结（1/16）；其他检查：神经侵犯（−），乳头（−），皮肤（−），基底（−），脉管内癌栓（+）。瘤细胞示：ER 少（+），PR（−），P53（−），PCNA 约 10%（+），PS2（−），nm23（+），Neu（−），P450（−）。

　　陈女士术后生命体征平稳，伤口愈合良好，并在术后 9 天顺利出院，且使用的为可吸收缝线因此无需拆线，医生嘱其门诊随诊化疗。

　　1 个月后陈女士到门诊随访，此时她已用 CEF 化疗方案一次，医生建议其继续使用 CEF 化疗。由于乳房切除所带来的畸形以及化疗的各种副作用（side effect），并且担心复发和转移，陈女士一度处于情绪低落状态。

患者资料	拟实施行动
推断/假设	**拟学习的问题**

（陈世耀）

第十章　女性生殖系统疾病

案例1　体检——重生

情　境　1

2013年4月3日,妇科门诊接待了一位30岁的年轻女性宋女士。宋女士是一位新上海媳妇,目前在自家开的饭店帮忙,面容清秀,体格清瘦,看起来弱不禁风。她告诉医生,最近一个多月,不知道为什么总觉得肚子胀气,胃口逐渐减小,自己摸摸肚子,好像也觉得肚子变大了。

宋女士:"主要是因为前几天到你们医院做了体检,昨天拿到体检报告,好像不是太好,本来觉得腹胀没什么的,现在得让医生看看体检报告,想知道问题到底严不严重。"

宋女士自诉,月经初潮年龄15岁,平时月经周期规则,一般周期28~32天,行经约7天,量中等,无痛经。2006年因为"ICP"足月剖宫产一健康男婴,分娩后于2007年因意外怀孕做过1次人流。平时没有避孕措施。这次月经为2013年3月20日,量和性质与既往月经一样。最近一个多月明显感觉腹部胀气,但是没有明显腹痛,没有发热,平素有轻微便秘症状,近日的排便习惯也未发现明显改变。

就诊时体温:37.2℃,两肺呼吸音清,气稍促,呼吸24次/分,心率109次/分,血压115/76mmHg。

患者资料	拟实施行动
推断/假设	拟学习的问题

情 境 2

翻开体检报告,上面的实验室检查罗列得非常清晰:

血液学检查(表 10-1-1):

表 10-1-1　血液学检查项目

项目	结果		正常值
ALT(U/L)	11		0～40
AST(U/L)	22		5～45
BUN(mmol/L)	4.5		2.9～8.2
Creatinine(μmol/L)	63		59～104
Glucose(mmol/L)	5.1		3.9～6.1
Na(mmol/L)	140		135～149
K(mmol/L)	3.4	L	3.5～5.0
WBC(×10⁹/L)	10.47	H	4.0～10.0
N%	85.7	H	50～70
Hb(g/L)	91	L	130～175
PLT(×10⁹/L)	424	H	125～350
肿瘤标记物(tumor marker)			
AFP(ng/ml)	>1210	H	0～20
CEA(ng/ml)	1.33		0～5
CA19-9(U/ml)	35.14		0～37
CA125(U/ml)	531.2	H	0～50

B 型超声:子宫中位,48mm×57mm×49mm,内膜厚 4.2mm,内膜回声欠均匀,子宫肌层回声欠均匀,左卵巢显示不清,右卵巢大小 18mm×21mm×20mm,盆腹腔内子宫上方见形态不规则等回声区,大小约:98mm×138mm×130mm,内回声紊乱,见散在不规则低回声,内部及周围见较丰富血流信号,血流动力学:S/D 1.85,子宫直肠窝见低回声区,深 39mm,子宫前方见低回声区,深42mm。

腹腔超声:肝胰未见异常胆囊内见增强回声,结石可能,脾增大 123mm×43mm,腹腔积液46mm,双肾、输尿管、膀胱未见明显异常。

面对毫不知情的宋女士,妇科医生心里大致对疾病有了初步看法。为了进一步验证对疾病的判断,妇科医生进行了相关的体检并做了进一步的检查。

体格检查:腹隆,可及包块,上界达脐下 2 指,轻压痛,移动性浊音(±),双下肢无水肿,双肾区无叩痛。

妇科检查:外阴:已婚式;阴道:畅;宫颈:光,举痛(-);盆腔可及一巨大包块,大小约 14cm×12cm,上界达脐下 2 指,两侧达髂前上棘,包块张力略高,可及轻压痛。

门诊安排了进一步的辅助检查,盆腔 MRI 提示:盆腹腔巨大多囊性占位,大小约 16cm×13cm×8cm,盆腔积液,考虑附件来源可能大(图 10-1-1、10-1-2)。

医生次日为宋女士行腹水(ascites)穿刺检查,术中见血性腹水,病理提示见异型细胞。

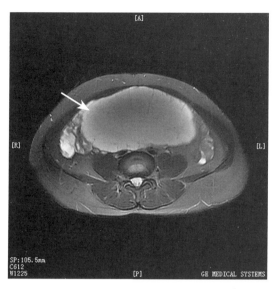

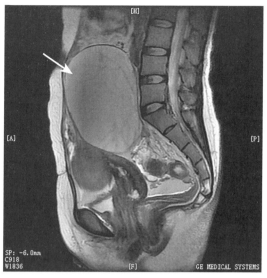

图 10-1-1　盆腔 MRI 影像 1　　　　　　　　图 10-1-2　盆腔 MRI 影像 2

患者资料	拟实施行动
推断／假设	拟学习的问题

情　境　3

　　因高度怀疑患者为卵巢癌,医生立即为宋女士安排了住院,并于4月9日进行了全面分期手术(comprehensive staging laparotomy)。术中见血性腹水逾1000ml,探查肝、胆、脾、胰、横膈未及明显包块或结节,子宫正常大小,左卵巢肿块直径15cm左右,局部见菜花样改变,表面见自发破口,右卵巢外观正常。双输卵管外观未见明显异常。左侧骶韧带可及黄豆大小结节,直肠前壁可及直径1.5cm结节。术中冰冻病理提示:左卵巢癌(ovarian cancer),分化差,生殖细胞肿瘤可能。遂行腹式全子宫+双附件切除+部分大网膜切除+盆腔淋巴结及腹主动脉旁淋巴结清扫术。

　　术后病理提示:左卵巢内胚窦瘤(endodermal sinus tumor)伴大片坏死,右卵巢、双侧输卵管未见肿瘤组织。增生期子宫内膜,宫颈慢性炎,直肠表面结节、左骶韧带结节变性坏死,单核样细胞增生,淋巴及大网膜均阴性,腹水见异形细胞(图10-1-3)。

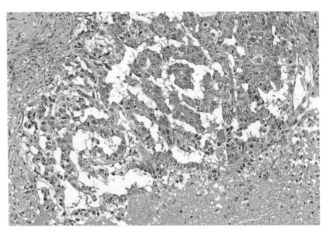

图10-1-3　肿瘤组织HE染色后的光镜下表现

患者资料	拟实施行动
推断/假设	拟学习的问题

情　境　4

宋女士在术后 1 周开始接受了 6 个周期的化疗(chemotherapy),方案为(依托泊苷 150mg× 3d+博莱霉素 15mg×3d+DDP 50mg×3d)。每隔 28 天进行一次。第 5、6 次化疗后 1 周内,分别观察到血常规:WBC $2.19×10^9$/L,N 49%,Hb 82g/L,PLT $301×10^9$/L 及 WBC $2.55×10^9$/L,N 58%, Hb 79g/L,PLT $265×10^9$/L,予人粒细胞集落刺激因子特尔津 300μg/d 皮下注射 1 周。

在完成 6 个周期化疗以后,复查影像学检查如肺部 CT,盆腹腔超声均未提示有明显异常包块,AFP 2.81ng/ml,CEA 1.67 ng/ml,CA19-9 30.44 U/l,CA125 13.17 U/l。

嘱患者定期门诊随访。

患者资料	拟实施行动
推断/假设	拟学习的问题

(狄　文)

案例2　小龙虾惹的祸

情　境　1

赵咏梅,女性,36 岁,售票员,2011 年 5 月 29 日晚上焦急地来到仁济医院内科急诊,告诉医生晚餐过后没多久出现腹部疼痛,干呕多次,边说边埋怨丈夫带她到小店吃小龙虾。

门诊体格检查:体温:37.3℃,两肺呼吸音清,呼吸 20 次/分,心率 98 次/分,血压 100/60mmHg,腹软,未及包块,上腹轻压痛,双下肢无水肿,双肾区无叩痛。

血液学检查(表 10-2-1):

表 10-2-1　血液学检查项目

项目	结果	正常值
ALT(U/L)	216	0～40
AST(U/L)	200	5～45
BUN(mmol/L)	4.0	2.9～8.2
Creatinine(μmol/L)	85	59～104
Na(mmol/L)	140	135～149
K(mmol/L)	3.4	3.5～5.0
Ca(mmol/L)	2.3	2.3～2.8
AMS(U/L)	88	28～100
WBC(×10^9/L)	10.1	4.0～10.0
N%	72.1	50～70
Platelet(×10^9/L)	133	125～350

内科医生拟诊急性胃肠炎,给予赵咏梅抗炎、抑酸、解痉治疗。但输完补液的赵女士症状并没有缓解,腹痛从上腹扩散至全腹。内科医生追问赵女士,赵女士告知平素身体健康,无胃病,去年单位体检也没有发现贫血。近期排便习惯及性质较之既往无明显改变。末次月经为 2011 年 4 月 24 日,量不多。

内科医生遂请妇科医生会诊。

患者资料	拟实施行动
推断/假设	拟学习的问题

情 境 2

（妇科诊室内）赵女士自述，月经初潮年龄 15 岁，平时月经周期规则，一般周期 28～32 天，行经约 7 天，量中等，无痛经。12 年前顺产一女孩，分娩后因意外怀孕做过 5 次人流，放过两次环，一次圆环脱落后更换为目前节育环，具体不详。这次月经为 2011 年 4 月 24 日，量较前略少。前一次大约为 3 月 30 日，和平时一样。不过这几天好像短裤上不太干净，有点咖啡色的白带。因为量很少，所以没留心。

1. 妇科检查　外阴：（–）；阴道：少量褐色分泌物；宫颈：光，举痛（+）；子宫：前位，常大，轻压痛；附件：右侧可及直径 6cm 包块，压痛明显，左侧未及明显包块，无压痛。

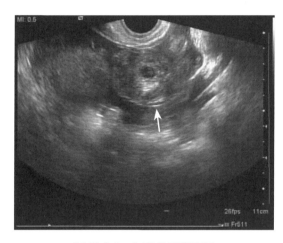

图 10-2-1　妇科 B 型超声图

2. 实验室检查

（1）尿妊娠试验（urine pregnancy test）：（+）。

（2）B 型超声（图 10-2-1）：子宫前位，43mm×51mm×52mm，内膜厚 8mm，宫内节育器回声可见，T 型，节育环下移。左卵巢正常大小，大小 23mm×24mm×25mm，右附件区见低回声包块，大小 54mm×66mm×53mm，内见心管搏动。后穹窿积液 33mm。

3. 后穹窿穿刺（culdocentesis）抽出 5ml 鲜红色不凝血。

患者资料	拟实施行动
推断/假设	拟学习的问题

情 境 3

医生立即安排赵咏梅住院。

（住院部医生办公室内）

医生："赵女士，根据目前的情况，我们高度怀疑你为异位妊娠（ectopic pregnancy），也就是宫外孕，而且腹腔内还有活动性出血。"

赵咏梅："啊？听说这个毛病很危险的是吧？那我该怎么办呢？打针吃药还是挂盐水啊？"

医生："虽然确实有些宫外孕患者可以打针吃药保守治疗，但是你现在的情况并不符合保守治疗的条件，我们还是建议你尽快进行手术！否则会有生命危险的。"

赵咏梅考虑再三，还是采纳了医生的建议，急诊进行腹腔镜下探查术。术中见盆腔内积血及血块800ml，右输卵管壶腹部增粗膨大，表面紫蓝色，有一直径0.3cm破口，活动性出血，子宫、左附件、右卵巢外观无明显异常（图10-2-2）。遂行右输卵管切除术。术后切开右输卵管壶腹部，见人形胚胎（图10-2-3）。术后一周病理报告示：右输卵管妊娠（tubal pregnancy）。

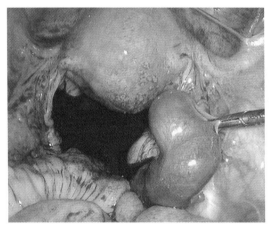

图10-2-2   输卵管妊娠腹腔镜下表现

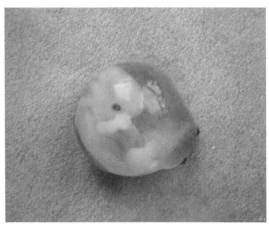

图10-2-3   人形胚胎

患者资料	拟实施行动
推断/假设	拟学习的问题

情　境　4

赵咏梅出院前,向医生提出了她一肚子的疑问:

"做了那么多次人流,带了两次环,还能怀孕,我肯定怀孕能力特别强吧。那以后还会不会再发生宫外孕啊?"

"怎么能避免宫外孕再次发生呢?"

"还有什么避孕(contraception)的好办法啊?"

"我现在少了一根输卵管了,是不是以后怀孕的机会也就少了一半了?"

"……"

面对赵咏梅抛出的疑问,若你是她的床位医生,会如何一一作答呢?

患者资料	拟实施行动
推断/假设	拟学习的问题

(狄　文)

案例3　恼人的家庭危机

情　境　1

2010 年 4 月 20 日上午,仁济医院妇科门诊来了一位愁容满面,时而啜泣的年轻女性,名叫张岚,详细询问后得知她是因为结婚 3 年始终未孕,现在丈夫对她很不满意,甚至还提出半年内她要是再怀不上孩子就要跟她离婚,两人经常为此吵架,双方的父母也是成天没完没了地唠叨。张岚也觉得很着急,因此来到妇科门诊希望能使她尽快摆脱不孕症(infertility)这一烦恼。

张岚,27 岁,是一所知名会计师事务所的助理会计师,工作经常需要加班。既往月经尚规则,MC 4 天/28～30 天,痛经(dysmenorrhea)(+)。近几年月经开始不太正常,经常会出现经期淋漓不尽,痛经症状也较前加重,她自认为是工作压力大、作息不规律造成的,并未在意;LMP 2010 年 4 月 1 日~4 月 10 日,量中等。张岚平时身体还算健康,结婚 3 年来自觉性生活也还算正常,只是近几个月同房时经常觉得下腹坠痛不适,但是并未在意。丈夫告诉她早在半年前他就去进行过不孕的相关检查,结果全部正常。

既往史:无吸烟、嗜酒。既往无高血压、心、肝、肾等重大疾病史,无家族史、手术史,药敏史。

生育史:0-0-0-0。

患者资料	拟实施行动

推断/假设	拟学习的问题

情　境　2

1. **体格检查**　体温 36.9℃,心率 73 次/分,呼吸 15 次/分,血压 100/70mmHg。神志清,自主体位,皮肤巩膜无黄染,乳房发育正常。HR 73 次/分,律齐,两肺呼吸音清,腹软,无肌卫,压痛(−),未及明显包块,肝脾(−),双下肢水肿(−)。

2. **妇科检查**　外阴:已婚式;阴道:畅,少量白色分泌物量,无异味;宫颈:轻糜,口闭,宫颈举痛(−);宫体:前位,常大,压痛(−);附件:左侧附件区可及一直径 7cm 左右包块,质中,边界尚清,活动度差,压痛(−);右侧附件区可及增厚感,压痛(−)。

3. **实验室检查**　尿妊娠试验:阴性;白带常规:(−);阴道分泌物支原体、沙眼衣原体检测:(−);TCT:未见上皮内病变或恶性病变;血常规:WBC $7.1×10^9/L$,N 62%,Hb 117g/L,PLT $133×10^9/L$;抗精子抗体、抗子宫内膜抗体:(−);性激素测定(LH、FSH、PRL、P、E2、T):正常范围;CA125:173.4U/ml(参考值:0 ~ 35U/ml),CA199、CEA、AFP 均正常。

4. **妇科 B 超**(图 10-3-1)　子宫正常大小,右卵巢囊性增大,大小 23mm×34mm×45mm,左附件区见低回声包块,大小 58mm×76mm×53mm,可能来源于右卵巢,后穹隆积液 23mm。

5. **腹部 B 超**　肝、胆、脾、胰、双肾输尿管、膀胱未见明显异常,少量盆腔积液。

近 1 个月的基础体温(basal body temperature,BBT)(图 10-3-2)。

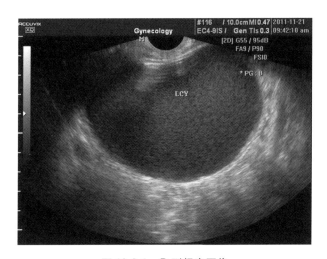

图 10-3-1　B 型超声图像

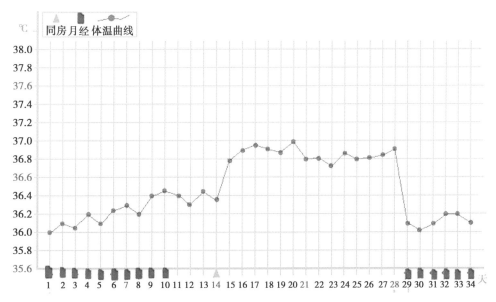

图 10-3-2　基础体温表

情 境 3

　　张岚与医生充分沟通后,在次月再次行经后复查了 B 超和 CA 125,结果和之前基本一致。与医生反复沟通后,张岚采纳了医生的意见,住院行腹腔镜手术(laparoscopic surgery)联合宫腔镜手术(hysteroscope operation),术中发现盆腔内少量暗褐色积液,子宫直肠窝内见散在蓝紫色结节,左卵巢囊肿直径约7cm,右卵巢囊性增大直径约5cm,双侧卵巢内均流出巧克力样液体(图10-3-3),予以行双侧卵巢囊肿剥除术,术中同时行双侧输卵管通液术,结果均通畅。手术顺利,术后病理证实为“左、右卵巢子宫内膜样囊肿”。张岚于术后 4 日痊愈出院,出院时医生叮嘱她月经恢复正常、身体状况基本恢复后应尽快准备怀孕,并告诉她如何计算排卵期,提高受孕率。

　　术后 3 个多月,张岚惊喜地发现怀孕了,并在第 2 年如愿以偿地做了妈妈。现在,夫妻感情好多了,张岚觉得重新回到了新婚后的幸福生活。

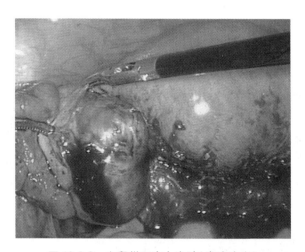

图 10-3-3　左卵巢巧克力囊肿(囊液流出)

患者资料	拟实施行动
推断/假设	拟学习的问题

情　境　4

　　2 年之后，当张兰几乎已经快把"巧克力囊肿"忘记的时候，在一次体检时又发现了左侧卵巢囊肿，直径 4cm。同时，CA125 升高到 273 U/ml。医生告诉她很可能是子宫内膜异位症（endometriosis）复发了。

　　"是药物治疗或还是再次手术？"

　　"如果我不手术会不会变成恶性呢？"

　　"要是第二次手术以后再复发了怎么办呢？"

　　一大堆问题又让她陷入了纠结中……

患者资料	拟实施行动
推断/假设	拟学习的问题

（狄　文）

案例4　生命的降临

情　境　1

李女士,35 岁,月经规律,末次月经(last menstrual period,LMP)2009 年 6 月 26 日,7 月 10 日结婚。8 月初,她觉周身乏力,恶心,以为是感冒,服药 3 天,但无明显缓解,来到医院。急诊科的医生询问病史后,进行全身查体无阳性体征,又安排了血尿常规和尿妊娠试验检查。

血、尿常规化验:正常。

尿妊娠试验(pregnancy test):(＋)。

医生告知李女士"怀孕了",应转诊至妇产科。

夫妇俩人惊喜之余也有顾虑:两人都 30 多岁了,应该考虑要孩子,但结婚当月太疲劳,婚礼之日喝了不少酒,李女士前几天还服用了药物,这些会不会影响胎儿发育呢? 如果做了人工流产,是否会影响将来生育呢?

患者资料	拟实施行动
推断/假设	拟学习的问题

情 境 2

他们来到产科专家门诊,专家询问了李女士的月经史、孕产史、本次妊娠的情况和所担忧的问题,然后进行了系统的全身检查和产科常规检查,未发现异常,推算出预产期(expected date of confinement,EDC),又安排了其他辅助检查。

肝肾功能、空腹血糖:正常。

血清疱疹病毒、巨细胞病毒、风疹病毒、弓形虫、肝炎病毒检查:正常。

梅毒螺旋体及艾滋病筛查:阴性。

甲状腺功能:正常。

心电图:正常。

B超:宫腔内见约1.2cm×1.7cm妊娠囊,可见胎芽及胎心反射。

全部检查结果都正常,李女士夫妇决定要这个孩子。

几天之后,李女士恶心、呕吐反应加重,再次来到医院。

患者资料	拟实施行动
推断/假设	拟学习的问题

情　境　3

医生了解情况后，开立了尿常规化验。

尿常规结果：尿蛋白(−)，酮体(±)。

医生说，目前尚属于正常的早孕反应(morning sickness)，安慰她精神要放松，如果呕吐加重、频繁且不能进食，则须再诊。

妊娠12周，早孕反应基本消失。产前检查时医生建议进行胎儿颈项透明层(nuchal translucency，NT)测量，但她怕超声波对胎儿有危害，经过医生耐心的解释后她才同意。检查证实胎儿发育正常。

这段时间她很幸福，每天的任务就是吃饭、吃水果、休息、听音乐，体重由孕前的50kg迅速增加至妊娠17周时56kg。妊娠18周时李女士进行了产前筛查(prenatal screen)。

唐氏筛查结果提示：高风险。

患者资料	拟实施行动
推断/假设	拟学习的问题

情 境 4

夫妻双方家族中都没有类似疾病的患者,但考虑到李女士的年龄偏大,医生建议行羊膜腔穿刺术。2 周后检查结果回报,一切正常。

妊娠 20 周的一天晚上,她觉得腹中接连轻轻地跳了几下,意识到这是宝宝在运动,立即唤醒丈夫一起分享喜悦。

预产期快到了,李女士知道阴式分娩的益处远远大于剖宫产,非常想自己生,但父母们认为她年龄偏大,还是剖宫产安全。妊娠 39 周,李女士起床时突然出现多量阴道流液。

患者资料	拟实施行动
推断/假设	拟学习的问题

情 境 5

内诊检查:宫颈居中,颈管消退 60% ~70%,质地软,宫口未开,胎先露(fetal presentation)为头,棘上 2cm,内诊时有活动性透明液体流出,pH 试纸变蓝。

医生告诉她这是胎膜早破(premature rupture of membrane,PROM),应该入院待产。

入院后 B 超检查提示:胎儿双顶径 9.5cm,胎心搏动良好,频率 144 次/分,胎儿颈部见脐带影像,股骨长度约 7.4cm。胎盘位于子宫后壁,厚约 3.2cm,成熟度:Ⅲ级,无前置及早剥影像。羊水深度 5cm,羊水指数 13。

胎心监护:无应激试验(non-stress test,NST)有反应型(图 10-4-1)。

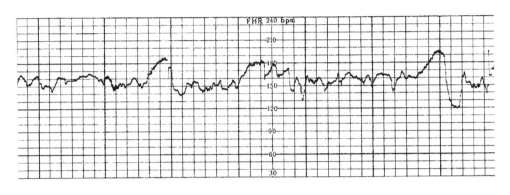

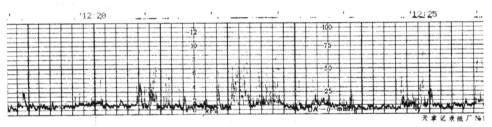

图 10-4-1 胎心监护

中午,她发现内裤上有少量血性黏液。19 时 40 分,李女士腹痛规律,宫口开大 4cm,被送入分娩室。23 时 36 分会阴侧切分娩一女活婴。

产褥期(puerperium)里,她每天都大汗淋漓的,但家人不允许开窗,不允许她洗澡,限制她活动。产后 17 天,恶露(lochia)增加如月经量,并出现下腹隐痛。产后 19 天,李女士腹痛加重伴寒战、发热,家人立即将她送到医院。

患者资料	拟实施行动
推断/假设	拟学习的问题

情 境 6

查体:体温 39.2℃,脉搏 112 次/分,呼吸 24 次/分,血压 125/81mmHg,皮肤巩膜未见黄染,心肺查体阴性,双乳腺无红肿及触痛。下腹部稍隆起,肝脾肋下未触及,下腹部正中压痛明显,反跳痛阳性,肌紧张不明显,肠鸣音活跃,未闻及气过水声。

妇科检查:会阴侧切口无红肿,阴道及宫颈黏膜充血,阴道内多量脓性分泌物伴臭味,宫口尚未关闭,子宫约 13cm×9cm 大小,软,压痛明显,双侧附件区无明显增厚,有触痛。

血常规检查结果(表 10-4-1)。

表 10-4-1　血常规检查

项目	结果		正常值
WBC(×10^9/L)	18.4	H	4.0～10.0
Neu%	91	H	40～75
Hb(g/L)	121	L	130～175
Platelet(×10^9/L)	256		125～350

医生告诉家属,她这是产褥感染(puerperal infection),住院治疗期间暂时停止母乳喂养、及时排空乳房以防止乳腺炎的发生。

1 周后,李女士恢复了健康,出院前她问医生:"长辈们主张的坐月子方法正确吗? 出院以后我都应该注意些什么呢?"

患者资料	拟实施行动

推断/假设	拟学习的问题

(刘彩霞)

案例 5　一波三折的喜事

情　境　1

金女士,32 岁,结婚 7 年,两次人工流产史,2 年前停经 50 多天时自然流产(spontaneous abortion)一次,夫妻双方经检查没有发现明显的问题。这个月月经过期已 7 天,她到医院尿检证实怀孕了。兴奋之余金女士非常恐惧再次出现异常情况。

停经 53 天,她看见内裤上有暗红血迹,并感到下腹部轻微不适,丈夫陪同她迅速来到妇产科急诊。

医生问过病史之后,常规体格检查无异常。妇科检查:外阴发育正常,已婚型。轻置窥器见阴道黏膜正常,阴道内少许陈旧血,宫颈光滑,宫口未开,无活动出血,子宫大小与停经周数相符合,双附件区未触及包块,无压痛。

金女士的化验及 B 超检查结果如下:

血、尿常规:正常。

血绒毛膜促性腺激素:30kU/L。

B 超:子宫大小约 9.5cm×6.4cm×4.1cm,宫腔内见大小约 2.2cm×2.8cm 的妊娠囊,位置正常,可见胎芽及胎心反射。双附件区未见占位,盆腔内未见积液影像。

患者资料	拟实施行动
推断/假设	拟学习的问题

情 境 2

疱疹病毒、巨细胞病毒、风疹病毒、弓形虫、肝炎病毒检查:阴性。

肝肾及甲状腺功能:正常。

空腹血糖:5.0mmol/L。

梅毒螺旋体、艾滋病筛查:阴性。

抗磷脂抗体:阴性。

心电图:正常。

结合金女士的病史及上述检查,医生告知其注意事项并给予了保胎治疗。

2 周后,金女士来复诊,医生安排她复查了血绒毛膜促性腺激素和孕酮,结果均与孕周符合。

一晃几个月过去了,转眼已到妊娠 28 周。金女士晨起时发现裤子和床单上有新鲜血,未觉其他不适,她一动也不敢动,丈夫立即联系了急救车。

患者资料	拟实施行动
推断/假设	拟学习的问题

情　境　3

医生了解了金女士的病史、此次妊娠经过后,进行查体:体温 37.2℃,脉搏 84 次/分,呼吸 18 次/分,血压 115/72mmHg,心肺听诊无异常。腹部膨隆,纵产式腹形。腹软,偶有宫缩,无压痛、反跳痛和肌紧张。肝脾不大。宫高 27cm,腹围 95cm,胎心 156 次/分。于耻骨联合上方闻及血流杂音。

妇科检查:外阴发育正常,阴道外口见新鲜血流出。轻置窥器见阴道内有鲜血及血块,干纱布轻轻拭净血及血块,见阴道黏膜正常,宫颈光滑,宫口未开,宫口见新鲜血流出。医生立即开立血常规化验和超声检查并安排入院。

血常规检查:正常。

超声检查:胎儿及羊水未见异常,宫颈内口完全被胎盘组织所覆盖(图 10-5-1)。

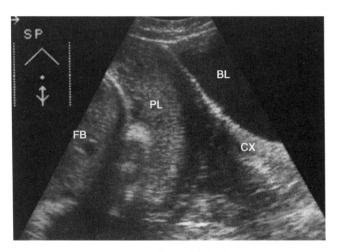

图 10-5-1　胎儿、胎盘超声图

入院后,医生说前置胎盘(placenta previa)在妊娠晚期会出现反复流血,安慰她放松。经过治疗,阴道流血很快停止了,但金女士一直住院观察。妊娠 34 周,金女士出现持续阴道流血,明显多于月经量,她吓哭了。

患者资料	拟实施行动
推断/假设	拟学习的问题

情　境　4

医生给她紧急复查了血常规和凝血功能。

血常规:正常。

凝血五项:正常。

经促胎肺成熟处理后,实施了剖宫产术,顺利娩出一男活婴,胎盘剥离后子宫下段出血多,经过应用宫缩剂等多种方法处理后,终于有效止血。

当健康可爱的男婴被送到身边时,金女士流下了喜悦的泪水。出院前她问医生:"我这种情况,以后是不是不能再怀孕了?"

患者资料	拟实施行动
推断/假设	拟学习的问题

(刘彩霞)

案例6　幻灭的希望

情　境　1

高女士,28岁,自幼体弱,经常感冒,动辄肺炎。8岁那年患肺炎后出现严重的呼吸困难、不能平卧,确诊为先天性心脏病(congenital heart defects)、室间隔缺损(ventricular septal defect),因为经济原因始终未能手术治疗。长大后走路稍急一点都会觉得气不够用,家务活儿干起来更是困难,就在她对生活失去希望的时候,爱情给了她生命的曙光。结婚后高女士很快就怀孕了,但医生说她的状况不做心脏手术是不能妊娠(pregnancy)的,必须进行人工流产。高女士没有告诉任何人,经过一番思想斗争,她决定留下孩子,每天提心吊胆地盼望着宝宝早一点平安降临。

随着妊娠的进展,缓慢的走路都会气急,于是她偷偷地服用一些小中药。妊娠5个多月以后,她夜间几乎不能平卧,常常憋醒后到窗口呼吸新鲜空气。妊娠6个月时,高女士因突然呼吸困难、口周发青被家人送到妇产科急诊。

患者资料	拟实施行动
推断/假设	拟学习的问题

情　境　2

　　医生详细询问病史及此次妊娠经过后查体：体温 36.4℃，脉搏 118 次/分，呼吸 26 次/分，血压 130/90mmHg，神志清醒，眼睑无明显水肿，巩膜无黄染，口唇及颜面部发绀，颈静脉怒张，双肺呼吸音粗，双肺底闻及少量持续性湿啰音，咳嗽后不消失。心浊音界明显增大，胸骨左缘 3、4 肋间有明显搏动，肺动脉瓣第二心音亢进、分裂，胸骨下段偏左部位可闻及收缩期反流性杂音。腹部膨隆，宫高 26cm，腹围 98cm。水肿（++）。双手杵状指。

　　医生考虑高女士的病情严重，建议立即入院治疗，并急查了血常规、尿常规、心电图。

　　血常规检查结果（表 10-6-1）。

表 10-6-1　血常规检查

项目	结果		正常值
WBC（×10^9/L）	10.8	H	4.0～10.0
Neu%	71		40～75
Hb（g/L）	82	L	130～175
Platelet（×10^9/L）	189		125～350

　　尿常规：尿蛋白（±）；余无明显异常。

　　心电图：窦性心动过速，心率 118 次/分，右室大伴劳损，右房肥大，不完全性右束支传导阻滞。

　　高女士签字拒绝住院，回家后，呼吸困难一度有所好转。第 2 天她没敢多活动，勉强坚持到晚上。丈夫被咳嗽声惊醒，看见高女士端坐在床边大口大口地喘着粗气，整个面部都憋得青紫，紧接着她晕厥了，持续 2 分钟左右才睁开眼睛。

患者资料	拟实施行动

推断/假设	拟学习的问题

情　境　3

再一次紧急来院后,医生询问情况后复查血常规及心电图变化不明显。

血气分析(表 10-6-2):

表 10-6-2　血气分析

项目	结果		正常值
pH	7.145	L	7.35~7.45
二氧化碳分压(mmHg)	36.9		35~45
氧分压(mmHg)	27.8	L	80~100
实际碳酸氢盐(mmol/L)	23.1		22~27
碱剩余(mmol/L)	−1		−3~+3
阴离子间隙(mmol/L)	12.3		8~16

请循环内科医生会诊并进行了紧急的对症治疗后,医生向家属反复交代了病情的危重,必须入院紧急救治。

住院后行胎儿彩超以及母体心脏彩超检查。

胎儿彩超:胎头双顶径 6.2cm,脑室未见扩张。胎心搏动良好,频率 154 次/分。股骨长度约 4.0cm。胎盘位于子宫后壁,厚约 2.3cm,羊水深度 4cm,羊水指数:13。

心脏彩超:室间隔回声中断,宽约 14.1mm,分流方向:右向左。右室壁增厚,心包未见异常。三尖瓣反流速度约 4.7m/s,间接估测肺动脉收缩压约 93mmHg。提示:先心病,室间隔缺损合并肺动脉扩张及相对性肺动脉瓣、三尖瓣关闭不全、肺动脉高压。

在完善检查、控制心力衰竭的同时,科内积极组织了专家会诊。

患者资料	拟实施行动
推断/假设	拟学习的问题

情 境 4

经产科、心内科、麻醉科等专家会诊，认为高女士妊娠合并发绀型先天性心脏病、发生艾森曼格综合征（Eisenmenger syndrome），已出现心衰、呼衰，病情极危重，终止妊娠可减轻心脏负担，对缓解病情、挽救其生命尚有一线希望。

在心内科、麻醉科专家的大力配合下，高女士于全麻下进行了剖宫取胎手术，术中经过基本顺利，术后带气管插管入 ICU 病房。

入 ICU 半小时左右，高女士血压突然下降至 76/45mmHg，心率下降至 42 次/分，血氧饱和度下降至48%。虽经积极抢救，也终未能救回年轻的生命。

患者资料	拟实施行动
推断/假设	拟学习的问题

（刘彩霞）

第十一章　儿童健康与生长发育

案例1　小杰生病了

情　境　1

小杰是小学一年级学生,最喜欢上体育课。最近1周小杰咳嗽(cough)了,奶奶每天给他吃咳嗽药水,也不见好转。这天放学时顽皮的小杰兴奋地狂奔,等快回到家时,小杰的衣服都已经湿透。

当天晚上小杰出现发热(fever),测量体温39℃,奶奶给孩子喂了退烧药,第2天早上烧退了,但是咳嗽加重,父母看小杰精神还行,心想着不能耽搁孩子学习,喂了咳嗽药,又送到学校。

中午,学校老师打电话来,说小杰发热,咳嗽得厉害,奶奶接到小杰时,看孙子的小脸蛋烧得通红,一阵阵地咳嗽,心疼不已。小杰说浑身没力气,头痛、咽喉痛,肌肉也酸痛,奶奶马上带着孙子上了医院。

奶奶带着小杰到医院挂号儿科急诊看病,接诊的陈医生仔细询问了小杰的病情并做了全身体格检查。

查体:体温39.8℃,脉搏120次/分,呼吸48次/分,神志清楚,精神可。颈软,皮肤未见皮疹及出血点,浅表淋巴结未触及肿大。咽红,双侧扁桃体Ⅱ度肿大,未见分泌物渗出。二肺呼吸音粗,可闻及干啰音。心音有力,心律齐,未闻及杂音。腹软,肝脾无肿大,双下肢无水肿。

陈医生开了一瓶布洛芬,嘱咐奶奶马上给孩子喂药,然后带着孩子去验血、拍胸片(图11-1-1)。

血常规检查:WBC $16.1×10^9$/L,N 71.2%,L18.2%,CRP 26mg/L。

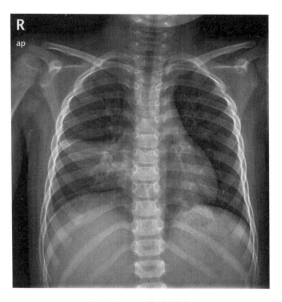

图11-1-1　胸片检查

情　境　2

医生说小杰的病情诊断是肺炎(pneumonia),得马上住院! 小杰害怕得哭了,奶奶也着急得直抹眼泪,医生在一旁安慰祖孙俩,告诉奶奶住院病房可以陪着孩子。

到了病房,护士热情接待了他们,牵着小杰的手带他到了床位边。病房的主治王医生是个和蔼可亲的女医生,很快就来询问孩子的病史,体格检查后开了医嘱,告诉奶奶针对小杰肺炎的治疗方案。不一会护士来给孩子打留置静脉,鼓励男孩打针要勇敢,小杰奶奶也在一旁鼓励孙子,夸护士一针见血水平高。

开始挂静脉点滴了,护士告诉奶奶阿奇霉素静脉点滴需要 3 个小时,刚输液 2 个小时,小杰吐了两次,王医生检查后说这是药物的不良反应,奶奶纳闷了,有副作用为啥还要给孩子用呢?王医生安慰奶奶,说先治病要紧,等停了药就会好的。终于阿奇霉素静脉点滴结束,小杰舒服了些,可没过 2 个小时,烧又上到39℃! 这可把奶奶急坏了!

值班的小李医生到床边看了小杰后,给他口服了一次布洛芬,1 个小时后烧退了。可第 2 天天还没亮烧又起,咳嗽加重了!

早上王医生来查房时,告诉奶奶小杰的肝功能检查结果(表 11-1-1),说有肝功能损害(liver dysfunction),奶奶的心情更加沉重了。

表 11-1-1　肝功能检查

项目	结果		参考值
丙氨酸氨基转移酶(U/L)	104	H	9 ~ 72
天冬氨酸氨基转移酶(U/L)	27		17 ~ 59
碱性磷酸酶(U/L)	232	H	38 ~ 126
r-谷氨酰转肽酶(U/L)	12.0		16 ~ 73
总胆红素(μmol/L)	6.3		3 ~ 22
直接胆红素(μmol/L)	3.5		0 ~ 6
总蛋白(g/L)	62.6		60 ~ 80
清蛋白(g/L)	40.9		35 ~ 50
白球比例	1.53		1.5 ~ 2.5

患者资料	拟实施行动
推断/假设	拟学习的问题

Note

情 境 3

王医生查房时,根据小杰的病史,体格检查和现有的辅助检查,给住院医生分析了孩子发热反复、咳嗽和肝功能损害的原因,调整医嘱,增加保肝治疗,又给奶奶仔细解释小杰的病情,奶奶听明白了,知道发热会反反复复有个过程,告诉孙子要听话吃药,配合医生的治疗。

2 天后,冷凝集试验和肺炎支原体抗体检查结果出来了(表 11-1-2)。

表 11-1-2   冷凝集试验和肺炎支原体抗体检查

项目	结果		参考值
冷凝集试验	1:128	H	<1:32
肺炎支原体抗体	阳性(+)		阴性(-)

阿奇霉素静脉点滴 5 天后,小杰的烧退了,可是咳嗽还是很厉害,王医生嘱咐复查胸片(图11-1-2)。

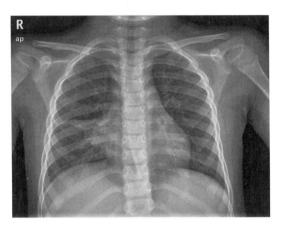

图 11-1-2   胸片复查

患者资料	拟实施行动
推断/假设	拟学习的问题

情 境 4

小杰烧退 1 个星期,咳嗽也明显好转,这天早上王医生查房,复查了胸片(图 11-1-3)、肝功能(表 11-1-3)、冷凝集试验和肺炎支原体抗体(表 11-1-4)。

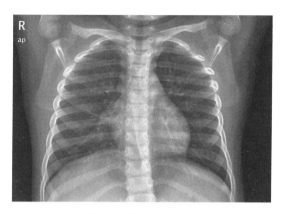

图 11-1-3 胸片复查

表 11-1-3 肝功能复查

项目	结果	参考值
丙氨酸氨基转移酶(U/L)	10	9~72
天冬氨酸氨基转移酶(U/L)	23	17~59
碱性磷酸酶(U/L)	182	38~126
r-谷氨酰转肽酶(U/L)	18.0	16~73
总胆红素(μmol/L)	7.5	3~22
直接胆红素(μmol/L)	3.2	0~6
总蛋白(g/L)	68.7	60~80
清蛋白(g/L)	44.4	35~50
白球比例	1.55	1.5~2.5

表 11-1-4 冷凝集试验和肺炎支原体抗体复查

项目	结果	参考值
冷凝集试验	1:32	<1:32
肺炎支原体抗体	阳性(+)	阴性(-)

看到肺炎支原体抗体还是阳性,奶奶又担心了,王医生安慰奶奶,解释了肺炎支原体抗体阳性的意义。

出院时,奶奶特意带着孙子去感谢医护人员,王医生嘱咐出院后的注意事项和出院带药,护士告诉奶奶回家后如何护理孩子,并嘱咐出院后 1 周复诊。

患者资料	拟实施行动
推断/假设	拟学习的问题

(薛海虹)

案例2　点点为什么这么闹

情　境　1

点爸点妈结婚6年才生了点点,自从点点降生后,给这个家庭带来了无穷的欢乐。平时点妈一个人在家领孩子,点点食欲很好,吃饱了就不闹,逗他玩还会直冲着你笑。现在点点已经9个月了,养得很壮,已经会爬了。

这天点点却蔫了,奶也不喝,逗他也不笑,到中午连吃的奶都吐了,喂水也呕吐(vomitting),到了下午一共呕吐了三次,哭个不停,这下点妈慌了神,赶紧打电话给点爸,让他马上请假回家。点爸回到家看到小点点精神也没有,哄他也不理人,就是闹人,和点妈商量后,收拾了奶瓶尿布,抱着孩子就去了家附近的区中心医院。

点爸点妈带着孩子到了医院,挂号儿科急诊看病,还好排队看病的孩子不多。接诊的年轻小大夫问了病史,开医嘱化验血常规(表11-2-1)。

表 11-2-1　血常规检查

项目	结果		正常值
白细胞计数($\times10^9$/L)	12.8	H	4~10
中性粒细胞(%)	65.8		50~70
淋巴细胞(%)	33.6		20~40
红细胞计数($\times10^{12}$/L)	4.43		3.5~5
血红蛋白(g/L)	105	L	110~150
血小板计数($\times10^9$/L)	189		100~300
C-反应蛋白(mg/L)	12	H	<8

回到诊室,点妈问大夫孩子为啥呕吐,大夫说孩子可能吃了不消化,开点消炎药和益生菌,回家吃药观察。

患者资料	拟实施行动
推断/假设	拟学习的问题

情 境 2

到了晚上八点,点点又呕吐了2次,哭着闹着挥着小手,喂他水不喝,给玩具也不要,面色发白,出了好多汗。闹了十分钟后安静些了,可睡了不到一刻钟,点点闹得更厉害了,抱也抱不住,哄也哄不好,点爸点妈觉得问题严重了,赶紧带着点点到了儿童医院。

在儿童医院预检台,护士询问了孩子的病史,让挂号看小儿内科急诊。排队看病孩子太多了!点妈着急啊,孩子哭的力气都没有了,哭一会歇一会,等的时候感觉孩子在大便,可一打开尿布,点妈傻眼了,怎么孩子有便血(hematochezia)!

大夫很快给点点做了体检:体温37.8℃(肛表),脉搏126次/分,呼吸35次/分,神志清,精神稍差。二肺呼吸音清,未闻及啰音。心音有力,心律齐,未闻及杂音。腹稍隆,肝肋下刚及,质软,腹部扪及包块,移动性浊音(-),肠鸣音3~4次/分。颈软,布氏征(-),克氏征(-)。双下肢无水肿。皮疹(-)。

大便检查结果如下(表11-2-2):

表11-2-2　大便常规检查和隐血试验

项目	结果		正常值
颜色	黄中带血		
性状	糊		
脂肪滴	-		
红细胞(/HP)	25~30	H	
白细胞(/HP)	8~10	H	
隐血试验	阳性		

腹部B超检查(图11-2-1):

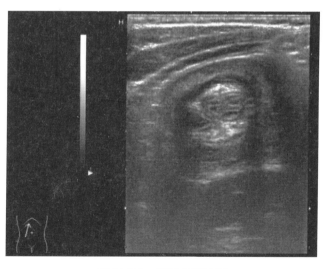

图11-2-1　腹部B超检查

患者资料	拟实施行动
推断/假设	拟学习的问题

情　境　3

大夫看到检查结果,立刻请小儿外科医生会诊,诊断肠套叠(intussusception),医生说必须马上空气灌肠(air enema)。点妈听了非常担心,孩子这么小就遭罪,点点太可怜了,孩子受得了吗? 询问大夫可以不做空气灌肠吗? 大夫告诉点妈点爸,必须马上做空气灌肠,如果病情耽误,可能会发生肠坏死、肠穿孔,导致腹膜炎,甚至导致死亡。年轻的点爸点妈听了很害怕,赶紧签字同意手术,生怕晚了延误了点点的病情。

点点术前禁食、补液,经过空气灌肠手法复位了(图 11-2-2、11-2-3)。

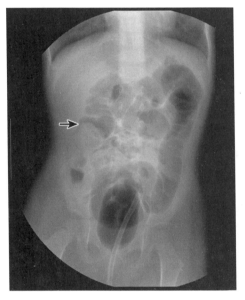 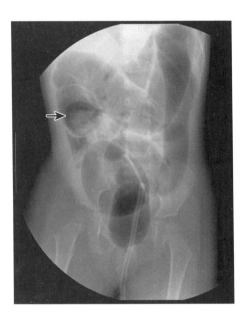

图 11-2-2　肠套叠腹部直立位 X 线片　　　图 11-2-3　肠套叠空气灌肠腹部
(箭头所指为肠套叠处)　　　　　　　　　直立位 X 线片

外科医生开了碳片给点点,嘱咐点妈要观察孩子的精神状态,注意大便的性状。说空气灌肠后要 6~8 个小时不能吃东西,包括不能喝水,不能吃任何食物,碳片吃下去一定要拉出黑便便后才可以吃东西。

第 2 天早上,点点解出来黑黄色大便,做了化验(表 11-2-3)。

表 11-2-3　大便常规检查和隐血试验

项目	结果	正常值
颜色	黄	
性状	糊	
脂肪滴	−	
红细胞(/HP)	2~3	H
白细胞(/HP)	0~2	
隐血试验	阴性	

值班大夫听诊说点点肠鸣音已恢复正常,可以回家了,嘱咐点妈回家后给孩子喂流质。

情　境　4

点点回家当天拉了三次稀便,点妈注意观察了大便颜色,是黄的,没有果酱样大便。可到了半夜,点点又哭闹了,哭1分钟,歇5分钟,不一会又哭闹,一阵阵的哭吵让全家人都睡不着了。这次点爸点妈有经验了,马上带孩子去了儿童医院,挂号小儿外科急诊。

大夫看了点点这2天的病史,摸了摸点点的小肚子,告诉点爸孩子很有可能又肠套叠了,马上安排做急诊腹部B超(图11-2-4)。

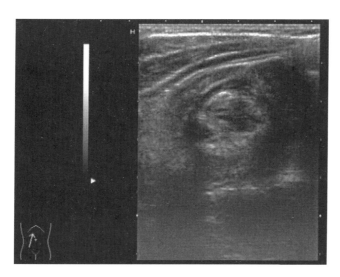

图 11-2-4　腹部 B 超检查

3天内点点肠套叠了两次,虽然这次空气灌肠手法复位很顺利,但是点妈犯愁了,不知道该咋养孩子了。复诊时特意咨询了外科沈主任,请教平时如何预防肠套叠。

沈主任热情接待了点妈,告诉点妈不仅要注意气候的改变,根据气温变化增减衣服;在饮食方面,以容易消化且清淡饮食为主,强调科学喂养,既要保证孩子生长发育所需的营养,又要遵循循序渐进的添加辅食原则,不宜喂得过多过饱;平时要注意观察孩子有无突然哭闹现象,注意避免因受凉、腹泻而导致肠套叠复发。

患者资料	拟实施行动
推断/假设	拟学习的问题

(薛海虹)

案例3 生日宴后的烦恼

情 境 1

萱萱是个可爱的小女孩,9月的一天,秋高气爽,奶奶爷爷和爸爸妈妈一起为萱萱过2周岁生日。生日宴会上,萱萱的小嘴巴忙个不停,妈妈喂一只虾,奶奶给塞一块肉,一会儿喝果汁,一会尝鲜奶蛋糕,小肚子吃得胀鼓鼓的。

第2天早上,萱萱起床后精神有点差,奶奶哄着硬塞了半碗粥后半小时,萱萱就呕吐(vomiting)两次,还说肚子痛,腹泻(diarrhea)一次,呈黄色稀水样便。中午萱萱发热(fever)了,测体温39℃,蔫蔫的,奶奶马上送萱萱去医院儿科急诊。医生给孩子体检后嘱咐做相关实验室检查:

血常规检查(表11-3-1):

表11-3-1　血常规检查

项目	结果		正常值
白细胞计数(×10⁹/L)	8.7		4~10
中性粒细胞(%)	55.3		50~70
淋巴细胞(%)	44.6	H	20~40
红细胞计数(×10¹²/L)	3.89		3.5~5
血红蛋白(g/L)	125		110~150
血小板计数(×10⁹/L)	281		100~300
C-反应蛋白(mg/L)	8		<8

大便检查(表11-3-2):

表11-3-2　大便常规和轮状病毒检查

项目	结果		正常值
颜色	黄		
性状	糊		
脂肪滴	+		
红细胞(/HP)	0~1		
白细胞(/HP)	3~4	H	
轮状病毒	阳性		

医生根据检查结果,诊断轮状病毒(rotavirus)性腹泻,给孩子开了布洛芬、蒙脱石散剂、口服盐补液,嘱咐奶奶回家后给孩子熬粥喝。

患者资料	拟实施行动
推断/假设	拟学习的问题

情　境　2

　　萱萱喝了布洛芬后1个小时烧退了,可过了5个小时烧又上来了。吃啥吐啥,一夜拉了十次,都是黄色稀水样便。第2天早上,无精打采的,小脸蛋烧得通红,眼窝也抠下去了,嘴唇也干了,哭的时候眼泪也很少,啥也不肯吃,小肚子胀鼓鼓的,尿量明显减少。奶奶赶紧带萱萱再上医院看病。

　　体格检查:体温:39.5℃(肛表),呼吸:40次/分,心率:146次/分,神志清,精神差。眼眶明显凹陷,皮肤弹性差,唇干。二肺呼吸音清,未闻及啰音。心音有力,律齐,未闻及杂音。腹胀,肠鸣音8~10次/分。颈软,布氏征(−),克氏征(−)。肢端凉。皮疹(−)。

　　医生看了腹部直立位X线片(图11-3-1)后,立即开了住院单收治萱萱入院。奶奶听了非常着急,后悔生日宴那天给孩子吃得太多。

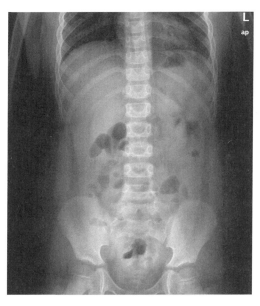

图 11-3-1　腹部直立位 X 线片

患者资料	拟实施行动
推断/假设	拟学习的问题

情 境 3

到了住院部病房,医生询问病史后给萱萱做血气分析和电解质检查(表 11-3-3)。

表 11-3-3 血气分析和电解质检查

项目	结果		正常值
pH	7.30	L	7.35~7.45
PCO_2(KPa)	3.05	L	4.5~6.0
PO_2(KPa)	22.7	H	11~13
$CHCO_3$(mmol/L)	12.8	L	22~26
TCO_2(mmol/L)	13.5	L	23~27
BE(mmol/L)	-10.4	L	-3~3
Na(mmol/L)	128	L	137~145
K(mmol/L)	3.8		3.6~5.0
Cl(mmol/L)	105		98~107

根据萱萱的病史,体格检查和辅助检查,考虑有脱水(dehydration),给予液体疗法(fluid therapy),胃肠黏膜保护剂及对症治疗。

住院第 2 天,萱萱发热 40℃,喝水就吐,拉了十多次,一点力气也没有。

奶奶很焦急,孩子的病怎么越来越重了? 医生有没有误诊? 精神差还昏睡了一天,有没有生命危险? 奶奶看着萱萱直掉眼泪,希望医生赶快治好孩子的病。

患者资料	拟实施行动
推断/假设	拟学习的问题

情 境 4

住院第 3 天,萱萱的烧有消退迹象,没有再呕吐,腹泻次数也比以前明显减少,一天大便 3 ~ 4 次,呈黄色糊状便。萱萱看见其他孩子喝奶也吵着要吃,但医生叮嘱奶奶,不要给孩子喝奶,油腻的东西也不能吃。

复查大便检查(表 11-3-4):

表 11-3-4 大便常规和轮状病毒检查

项目	结果	正常值
颜色	黄	
性状	糊	
脂肪滴	/	
红细胞(/HP)	0 ~ 1	
白细胞(/HP)	0 ~ 1	
轮状病毒	阴性	

复查血气分析(表 11-3-5):

表 11-3-5 血气分析和电解质检查

项目	结果		正常值
pH	7.42		7.35 ~ 7.45
PCO_2(KPa)	4.65		4.5 ~ 6.0
PO_2(KPa)	20.2	H	11 ~ 13
$CHCO_3$(mmol/L)	24.8		22 ~ 26
TCO_2(mmol/L)	23.6		23 ~ 27
BE(mmol/L)	0.8		−3 ~ 3
Na(mmol/L)	140		137 ~ 145
K(mmol/L)	4.1		3.6 ~ 5.0
Cl(mmol/L)	106		98 ~ 107

到了第 4 天,萱萱烧退,可以下床满地跑了,眼眶无凹陷,口唇不干,尿量明显增多。奶奶心里非常高兴,问医生什么时候能出院,医生说,萱萱在康复中,当天下午就能办理出院手续。

出院时护士把出院小结交给奶奶,并详细告诉奶奶出院带药的种类、剂量和服用方法,关照孩子的饮食注意事项,奶奶收拾好东西,和爷爷一起,带着萱萱开心地回家啦。

患者资料	拟实施行动
推断/假设	拟学习的问题

(薛海虹)

案例4　宝宝皮肤发黄了

情　境　1

李小姐28岁了,怀孕期间定期产检,没发现有异常。怀孕40周顺产生了一个女儿,出生体重3.1kg,母女平安,全家都非常高兴。但到了第2天烦恼就来了,女儿皮肤开始变黄,且越来越厉害,连肚子、手脚、眼睛也变黄了,去问了产院的医生,医生说是生理性黄疸(physiologic jaundice),每个孩子都会有。但看着女儿虽然没有发热,没有呕吐,精神胃口也不错,但全身越来越黄,李小姐的丈夫不放心,再去问医生,医生说你实在不放心就带到儿科医院去看看吧。于是李小姐的丈夫就带着2天的女儿来到了儿科医院看病。到了医院急诊室,挂了新生儿急诊,前面还排了二个没看,爸爸抱着宝宝等在候诊室里,看到其他孩子都没这么黄,爸爸心里七上八下的。进了诊疗室,小宝宝躺在爸爸的怀抱里。体检:贫血貌,反应一般,皮肤巩膜明显黄染,无水肿,心肺未见异常,腹软,肝肋下3.0cm,剑突下3.0cm,脾肋下未及,四肢肌张力正常,拥抱、握持反射弱。

表11-4-1　血常规检查

项目	结果	正常值
WBC(×10⁹/L)	25.6	4.0~10.0
Neu%	66	45%~77%
Hb(g/L)	100	110~160
Platelet(×10⁹/L)	200	100~300
RBC(×10¹²/L)	3.2	3.5~5.5
Hct%	30	37~49
MCV(fL)	90	86~100
MCH(pg)	29	26~31
MCHC(g/L)	325	310~370

经皮胆红素测定:200μmol/L。

医生告诉宝宝爸爸,宝宝黄疸指数很高,需要住院进一步检查和治疗,爸爸打电话跟家里人商量了一下,虽然很舍不得,但为了宝宝的健康,还是同意住院了。

患者资料	拟实施行动
推断/假设	拟学习的问题

情　境　2

入院后检查,见表 11-4-2、11-4-3。

表 11-4-2　血常规检查

项目	结果	正常值
WBC($\times 10^9$/L)	22.6	4.0 ~ 10.0
Neu%	60	45 ~ 77
Hb(g/L)	104	110 ~ 160
Platelet($\times 10^9$/L)	189	100 ~ 300
RBC($\times 10^{12}$/L)	3.3	3.5 ~ 5.5
Hct%	31	37 ~ 49
MCV(fL)	91	86 ~ 100
MCH(pg)	30	26 ~ 31
MCHC(g/L)	320	310 ~ 370
CRP(mg/L)	<8	<8
Ret%	7	0.5 ~ 2

表 11-4-3　血生化检查

项目	结果	正常值
TBIL(μmol/L)	280	5.1 ~ 17.1
DBIL(μmol/L)	28	0 ~ 6
AST(U/L)	30	0 ~ 40
ALT(U/L)	38	0 ~ 40
BUN(mmol/L)	4	2.9 ~ 8.2
Creatinine(μmol/L)	22	59 ~ 104
Na(mmol/L)	140	135 ~ 155
K(mmol/L)	4.0	3.5 ~ 5.0
Ca(mmol/L)	2.3	2.25 ~ 2.75

　　新生儿医生看过后,跟宝宝爸爸谈话,宝宝现在高胆红素血症(hyperbilirubinemia)诊断明确,建议给予光疗,同时进一步检查明确黄疸(jaundice)原因。宝宝爸爸很紧张,问光疗有副作用吗? 会不会有什么后遗症啊?

患者资料	拟实施行动
推断/假设	拟学习的问题

情　境　3

1. 进一步实验室检查血型:A 型;母亲血型:O 型;Coombs 试验:抗体释放试验:阳性;直接抗人球蛋白试验:阴性;游离抗体测定:可疑;PCT:0.2mg/L;G-6-PD 酶活性测定:正常。

2. 头颅 MRI　见图 11-4-1、11-4-2。

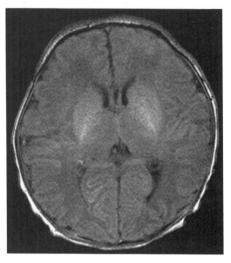

图 11-4-1　头颅 MRI 检查

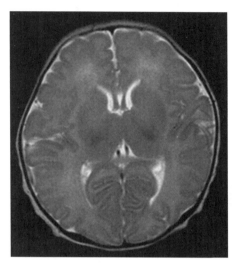

图 11-4-2　头颅 MRI 检查

新生儿医生跟宝宝爸爸谈话,宝宝目前诊断为新生儿 ABO 溶血病(ABO hemolytic disease of newborn)。目前先给予光疗,清蛋白减轻黄疸,静脉免疫球蛋白阻断抗体。治疗过程中密切随访胆红素水平,若进一步加重,需给予换血治疗。

患者资料	拟实施行动
推断/假设	拟学习的问题

情　境　4

　　宝宝经过1次光疗以及清蛋白、静脉免疫球蛋白治疗后,黄疸仍有反复。医生跟宝宝爸爸谈话,宝宝目前ABO溶血诊断明确,给予药物及光疗,光疗相对比较安全,部分孩子可能出现发热、腹泻和皮疹,多不严重,个别孩子可能出现青铜症,停止光疗(phototherapy)后可自行消退。在治疗过程中会密切随访胆红素水平,若胆红素明显升高或出现胆红素脑病(bilirubin encephalopathy)早期表现,需要行换血疗法,换血能快速减轻溶血换出大量胆红素,防止胆红素脑病,纠正贫血,但换血疗法风险较大,副作用相对较多。宝宝爸爸听了之后心里很着急,问:"以后会不会有后遗症啊?"医生告诉他,ABO溶血如果发现和治疗及时,大多都能痊愈,个别溶血严重且没有及时发现治疗的可能会出现胆红素脑病,严重的会留有脑瘫等后遗症,但宝宝发现的比较及时,没有症状且头颅MRI也没有病变,目前没有胆红素脑病的迹象。宝宝爸爸听了以后,稍微有点放心了。

　　宝宝经过药物及3次光疗后,黄疸逐渐消退,1周后痊愈出院,回到了妈妈的怀抱。

患者资料	拟实施行动
推断/假设	拟学习的问题

(陆国平)

案例5　不可小觑的皮疹

情　境　1

　　张小宝是个活泼可爱的小男孩,如今3岁了,平素身体很好,就连感冒也不常见。最近4天他有点鼻塞、流涕,不伴咳嗽,父母以为他"感冒"了,给他服用了"小儿柴桂退热口服液",可是效果不理想,最近2天父母发现他手心、足脚底出见好多红色的疱疹,口腔也出现了溃疡,不过身体上没有明显的皮疹(图11-5-1～11-5-4),同时张小宝还出现了发热,最高有39.6℃,发热无寒战,也没有抽搐,无呕吐腹泻等症状,父母就给他吃了"美林"退热剂,张小宝体温可降至正常。但孩子身上长疹子了怎么办啊?家长想想不放心,还是送到医院吧,于是送至一家综合性医院就诊,查胸片、心电图、脑电图均未见异常,医生予口服抗病毒药物及七味清咽口腔局部治疗。但是,张小宝仍然反复发热,并且精神变得蔫蔫的,还出现惊跳、抖动,父母吓坏了,这是从没有过的现象,急忙送来我院就诊,门诊查血常规(表11-5-1),但医生考虑张小宝精神反应欠佳,就安排住进了单间病房。病程中,张小宝张小宝没有气促、发绀,睡眠中有惊跳、肢体抖动,无抽搐;睡眠尚可,二便无特殊,体重无明显变化。

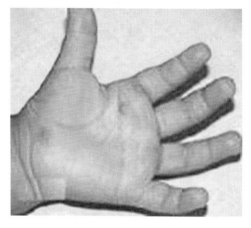

图 11-5-1　手部皮疹

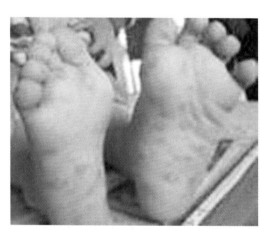

图 11-5-2　足部皮疹

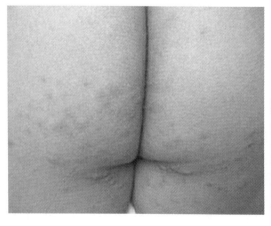

图 11-5-3　臀部皮疹

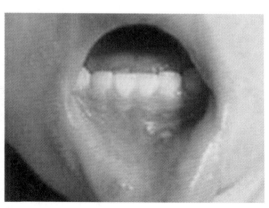

图 11-5-4　口部皮疹

Note

表 11-5-1　门诊血常规检查结果

项目	结果	正常值
WBC($\times 10^9$/L)	11.2	4.0 ~ 10.0
Neu%	82.6	40 ~ 75
Hb(g/L)	120	130 ~ 175
Platelet($\times 10^9$/L)	204.0	125 ~ 350

患者资料	拟实施行动
推断/假设	拟学习的问题

情 境 2

张小宝父母办理了住院手术,医生、护士对父母进行了入院宣教,并且对相关病情再次做了询问。张小宝父母很是担心,不停地询问我们这究竟得的什么病,还需要住院这么严重?医生告诉张小宝父母,但根据张小宝的典型皮疹,手足口病(hand-foot-mouth disease)是错不了的。这是一种传染病,需要隔离。一听传染病,张小宝父母慌了神,心里也很不相信,对医生说,我们张小宝这传染病是从哪儿得来的呀?平常他就上幼儿园,也没去过哪里了呀,周围的小朋友好像也没听说得这种病的呀,会不会误诊了啊?医生告诉张小宝父母,有可能没有注意到具体传染病患者的接触史,另外还带张小宝父母看了病房墙壁上挂的手足口病宣传栏,里面有好多手足口病孩子皮疹的照片。张小宝父母总算接受了这个事实。张小宝入院后医生给予完善相关检查,给予了心电、血压、经皮氧饱和度监测,同时门诊末梢血检查结果也出来了(表11-5-2~11-5-4),显示EV71抗体为弱阳性。张小宝父母有点纳闷,就出点疹子,有这么严重吗?但看着张小宝精神全无,也不由心悬着。诊断明确后医生给予利巴韦林抗病毒,甘露醇、甘油果糖降颅压,液体限制,静脉丙种球蛋白支持等治疗,同时完善腰穿脑脊液检查,以及血液学检查和影像学检查,如胸片(图11-5-5)、超声心动图(图11-5-6)。

1. 脑脊液检查

表11-5-2　脑脊液检查

项目	结果	正常值
细胞总数($\times 10^6$/L)	480	/
WBC($\times 10^6$/L)	360	<10
单个核细胞(%)	15	/
多个核细胞(%)	85	/
CL(mmol/L)	123	120~132
Glu(mmol/L)	4.9	2.8~4.5
蛋白(mg/L)	781	<450

2. 血生化检查

表11-5-3　血液学检查项目

项目	结果	正常值
WBC($\times 10^9$/L)	8.3	4.0~10.0
Neu(%)	29.1	40%~75%
L(%)	46.9	25%~55%
Hb(g/L)	112	130~175
Platelet($\times 10^9$/L)	29	125~350
EV-71IgM	+	-
TBIL(μmol/L)	10.4	3.5~20.5
DBIL(μmol/L)	2.3	0~6

项目	结果	正常值
ALT(U/L)	11	0~40
AST(U/L)	25	0~40
AKP(U/L)	261	10~95
胆碱酯酶	390	185~461
A(g/L)	44.8	35~55
G(g/L)	24.6	20~30
前清蛋白(mg/L)	127	200~400
磷酸肌酸激酶(IU/L)	129	25~500
CKMB(IU/L)	78.0	<25
BUN(mmol/L)	3.8	2.9~8.2
Creatinine(μmol/L)	28	20~110
Glucose(mmol/L)	5.6	3.9~6.1
Na(mmol/L)	138.0	135~150
K(mmol/L)	5.4	3.5~5.5
Cl(mmol/L)	105.0	96~108
Ca(mmol/L)	2.27	2.25~2.75
Mg(mmol/L)	1.00	0.65~1.05
P(mmol/L)	1.44	1.0~1.95

3. 血气分析结果

表 11-5-4 血气分析结果

项目	结果	正常值
pH	7.228	7.35~7.45
PCO_2(mmHg)	39.4	35~45
PO_2(mmHg)	203	80~100
HCO_3^-(mmol/L)	16.3	22~27
BE(mmol/L)	−10.2	−3~3
Ca^{2+}(mmol/L)	0.99	0.92~1.12
GLU(mmol/L)	13.7	3.9~5.8
K^+(mmol/L)	2.6	3.5~5.5
Na^+(mmol/L)	136	135~145
Lac(mmol/L)	6.5	<2

4. 特殊检查

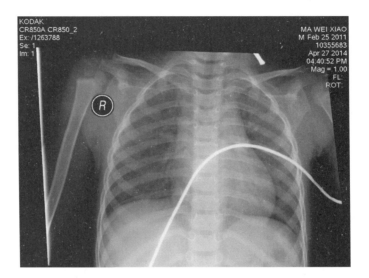

图 11-5-5　胸部正位片

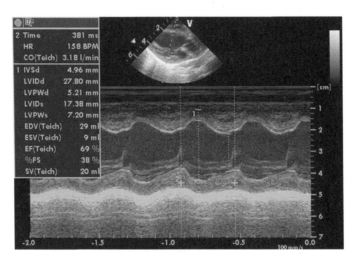

图 11-5-6　超声心动图

患者资料	拟实施行动
推断/假设	拟学习的问题

案　例　3

入院当日张小宝血生化检查提示心肌酶谱偏高,肝肾功能及电解质基本正常,血气检查存在轻度酸中毒症状,胸片检查肺部少许渗出,心超检查心内结构及心功能基本正常。入院后第2天夜间张小宝出现了寒战、高热,抽搐,神志不清,心率上升至220次/分左右,呼吸急促伴有咳粉红色泡沫样痰,呼吸窘迫,予气管插管抢救后,转至PICU进一步治疗,再次查胸片(图11-5-7),再次复查心超提示心功能不全(图11-5-8),查头颅CT提示弥漫性脑水肿,累及小脑及脑干,提示脑疝(brain hernia)形成(图11-5-9、11-5-10)。同时行脑电图检查示脑电活动变慢,弥漫性慢波(图11-5-11)。

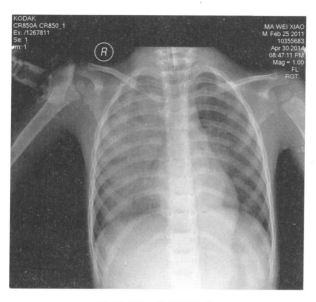

图 11-5-7　胸部正位片

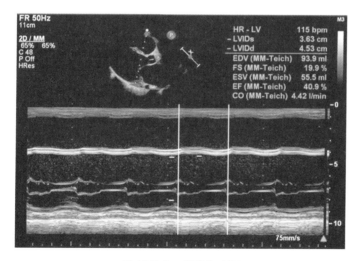

图 11-5-8　超声心动图

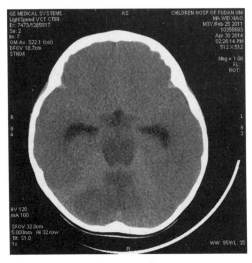

图 11-5-9　头颅 CT

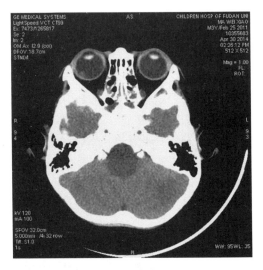

图 11-5-10　头颅 CT

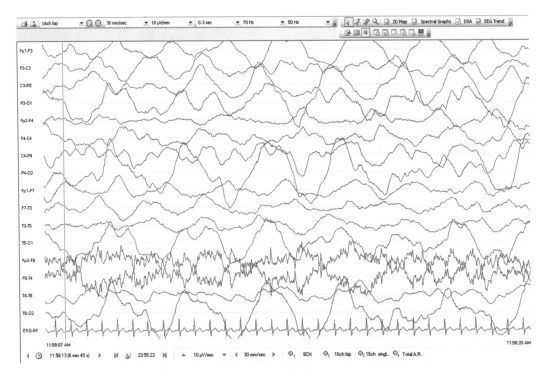

图 11-5-11　脑电图

患者资料	拟实施行动
推断/假设	拟学习的问题

情　境　4

结合张小宝的临床症状及体征,血生化 EV71-IgM 阳性,脑脊液肠道病毒阳性,以及出现的交感兴奋临床表现,根据卫生部肠道病毒 71 型 2011 版临床救治专家共识,诊断为 4 期(心肺功能衰竭期)手足口病。入院第 3 天张小宝病情出现了进一步恶化,且进展迅速。中午时分突然出现了心率下降、血压测不出,医生给予胸外心脏按压、肾上腺素静推、纠酸、扩容等积极抢救治疗后,小宝心率恢复,但血压不稳定,医生给肾上腺素,去甲肾上腺素静脉维持,并根据小宝的心率、血压逐渐上调剂量。第一轮大抢救后,医生看着反应差的张小宝无奈地叹了口气,大家其实心里明白,小宝的生命可能走到尽头了。尽管不想看到小宝的父母悲痛欲绝,但不得已还是必须告知他们病情。小宝的母亲早已哭得几近晕厥,幸好小宝的父亲还比较镇定。他们仍抱着一线希望,要求医生积极抢救。经过 1 天的维持,张小宝当日夜间再次出现心跳停止,血压测不出,再次予心肺复苏,反复静推肾上腺素等抢救治疗,抢救半小时余仍无自主呼吸,没有脉搏,心电图成为一条直线,宣告临床死亡。

患者资料	拟实施行动
推断/假设	拟学习的问题

(陆国平)

案例6　爱惊跳的李小宝

情境　1

李小宝全家最近比较烦。小宝,现在已经 11 个月大了,家里比较宝贝,一直听宣传说母乳喂养营养好,因此生后一直母乳喂养,近来偶尔添加蛋黄,未添加钙及鱼肝油等。前面几个月都蛮好的,近 3 个月来小宝妈妈发现小宝容易烦躁,晚上睡不好,有轻微声音就出现惊跳,睡觉时出汗很多,一晚上可以湿掉枕头。也曾经到当地医院门诊就诊,医生看了一下说没什么,正常的,家里人也就没理会。

但是最近 1 个月小宝特别容易啼哭,哭起来哄也哄不住,弄得全家人都不知道该怎么办,而且时常出现手足抖动,这 2 天抖动的次数越来越多,今天早上突然出现双眼上翻、面色发青、口吐白沫、手脚硬硬的,持续了半分钟。家里人很着急,又带小宝来看病。到医院时,小宝安静地坐在妈妈腿上,精神反应好,前囟未闭,约 2.5cm×2.5cm,后枕脱发(图 11-6-1),呼吸平,胸部畸形(图 11-6-2、图 11-6-3),双肺未闻及啰音,心率 118 次/分,律齐,心音有力,腹软,肝肋下 1cm,剑下未及,质软,脾肋下未及,双下肢 O 型腿(图 11-6-4)。

医生建议住院检查。

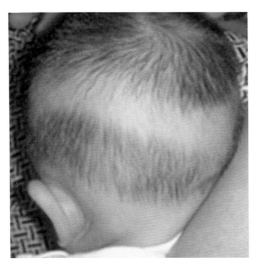

图 11-6-1　头部图片

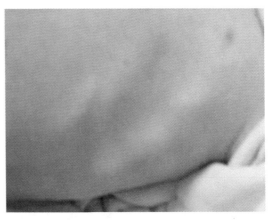

图 11-6-2　胸部图片

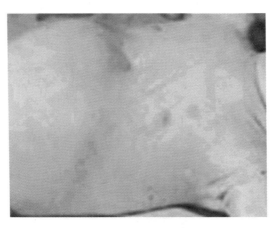

图 11-6-3　胸部图片

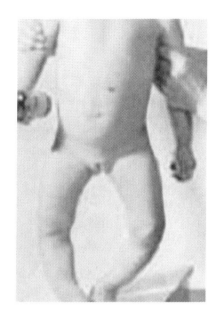

图 11-6-4　腿部图片

患者资料	拟实施行动
推断/假设	拟学习的问题

情　境　2

入院后检查（表 11-6-1、11-6-2）：

表 11-6-1　血常规检查

项目	结果	正常值
WBC（×10^9/L）	6	4.0 ~ 10.0
Neu%	55	45 ~ 77
Hb（g/L）	110	110 ~ 160
Platelet（×10^9/L）	218	100 ~ 300
RBC（×10^{12}/L）	3.45	3.5 ~ 5.5
Hct%	35	37 ~ 49
MCV（fL）	87	86 ~ 100
MCH（pg）	27	26 ~ 31
MCHC（g/L）	315	310 ~ 370

表 11-6-2　血生化检查

项目	结果	正常值
TBIL（μmol/L）	20	5.1 ~ 17.1
DBIL（μmol/L）	6	0 ~ 6
AST（U/L）	34	0 ~ 40
AKP（U/L）	489	42 ~ 383
ALT（U/L）	40	0 ~ 40
BUN（mmol/L）	5	2.9 ~ 8.2
Creatinine（μmol/L）	32	59 ~ 104
P（mmol/L）	0.8	1.3 ~ 1.9
Na（mmol/L）	138	135 ~ 155
K（mmol/L）	3.8	3.5 ~ 5.0
Ca（mmol/L）	1.5	2.25 ~ 2.75

患者资料	拟实施行动
推断/假设	拟学习的问题

恬 境 3

1. 儿科医生看了前面的检查,又安排了进一步检查(图11-6-5、11-6-6)。

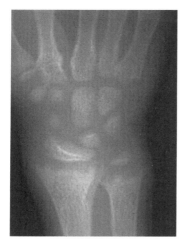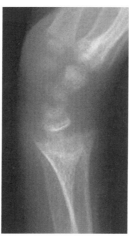

图 11-6-5 X-线检查

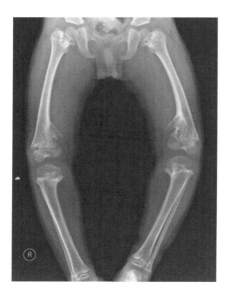

图 11-6-6 X-线检查

血液学检查:血清 25-(OH)D 8nmol/L[参考区间:12～200nmol/L(5～80ng/ml)];血清 1,25-(OH)$_2$D 32pmol/L[参考区间:40～160pmol/L(16～65pg/ml)]。

2. 小宝在就诊当天出现惊厥,需做相关检查除外一些其他疾病。

头颅 MRI:正常。

脑电图:正常小儿脑电图。

患者资料	拟实施行动
推断/假设	拟学习的问题

情　境　4

医生告诉小宝妈妈,根据小宝有易哭闹、易惊醒、手足抖动,体检发现枕秃(pillow bald)、串珠肋(rachitic rosary)、肋外翻、O 型腿;结合未补充钙和鱼肝油,缺少太阳照射;且实验室检查发现低钙、低磷、碱性磷酸酶升高,血清 25-(OH)D 和 1,25-(OH)$_2$D 均降低;X 线片检查发现钙化预备线消失、骨骺端增宽、骺端呈杯状和毛刷状改变,骨质稀疏。目前考虑存在维生素 D 缺乏性佝偻病(vitamin D deficiency rickets)。小宝出现惊厥 1 次,无感染迹象,头颅 MRI 和脑电图均正常,结合有佝偻病,低钙,考虑为低钙惊厥(low calcium convulsions)。建议多晒太阳,并给予维生素 D 250μg/d,口服,1 个月后改 10μg/d,同时给予补充钙剂。肋外翻和 O 型腿可以定期随访,必要时手术矫形。医生还告诉小宝妈妈,要科学喂养,及时添加辅食,定期儿保体检。

1 周后小宝手足抖动明显减少,夜间睡觉也逐渐安稳了,一家的生活也恢复了正常。小宝妈妈说以后还是要科学喂养,不能听老人老方法,结果造成孩子营养不良。

患者资料	拟实施行动
推断/假设	拟学习的问题

（陆国平）

第十二章　中 医 部 分

案例1　谁能理解我的心

情　景　1

小何今年26岁,未婚,在一家小型家电公司从事售后服务工作,平日工作中少不了一些客户的抱怨和冷言冷语,而且每天得干到很晚才休息。半年来,小何反复出现胸闷、心慌和夜里睡不安稳等不适。近1个月,胸闷发作频繁,并较前加重,且饭量也明显下降。突然,一天晚上,从睡梦中憋醒,整整一个晚上,无法入睡。次日清晨,前往某医院心脏内科就诊:"大夫,我好难受。"心脏内科的吴医生接诊了小何,详细询问了病情并查体:小何在发病时,出现胸部刺痛,满闷,心慌,气短,休息后可缓解;查体:体温36.7℃,脉搏80次/分,呼吸18次/分,血压120/85mmHg。一般情况可,眼球无突出,颈部无肿大,心界不大,心率70次/分,律齐,各瓣膜听诊区未闻及病理性杂音,呼吸音清,未闻及干湿啰音,腹平软,肝脾肋下未及;双下肢无浮肿。

吴医生结合小何的病情,建议其行心电图、血常规及心脏B超等检查。结果如下(表12-1-1,图12-1-1、12-1-2)。

表12-1-1　血细胞分析+五分类

项目	结果	正常值
白细胞计($\times10^9$/L)	3.88	3.5~9.5
中性粒细胞百分率	0.490	0.40~0.75
淋巴细胞百分率	0.425	0.200~0.50
单核细胞百分率	0.049	0.03~0.10
嗜酸性粒细胞百分率	0.031	0.004~0.08
嗜碱性粒细胞百分率	0.005	0~0.010
中性粒细胞绝对值($\times10^9$/L)	1.90	1.80~6.30
淋巴细胞绝对值($\times10^9$/L)	1.65	1.10~3.20
单核细胞绝对值($\times10^9$/L)	0.19	0.10~0.60
嗜酸性粒细胞绝对值($\times10^9$/L)	0.12	0.02~0.52
嗜碱性粒细胞绝对值	0.02	0~0.06
红细胞计数($\times10^{12}$/L)	3.78	3.8~5.1
血红蛋白(g/L)	120	115~150
血细胞比容	0.378	0.35~0.45

Note

续表

项目	结果	正常值
平均红细胞体(fl)	100.0	82~100
平均血红蛋白含量(pg)	30.4	27~34
平均血红蛋白浓度 g/L	330	316~354
红细胞分布宽度 CV	0.134	0.04~0.15
红细胞分布宽度(fl)	47.4	37~54
血小板计数(×10⁹/L)	145	125~350
血小板分布宽度(fl)	17.1	12~18
平均血小板体积(fl)	11.70	4.0~12.0
大血小板比率	0.372	0.15~0.45

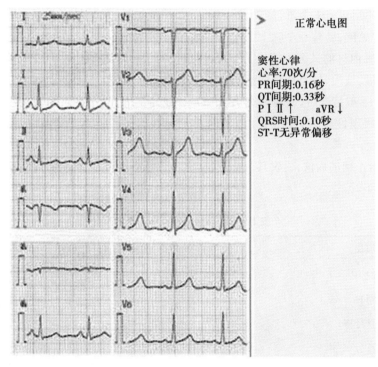

正常心电图

窦性心律
心率:70次/分
PR间期:0.16秒
QT间期:0.33秒
P I Ⅱ↑　　aVR↓
QRS时间:0.10秒
ST-T无异常偏移

图 12-1-1　心电图检查

超声诊断报告单

超声号 B1406220481

姓 名	性 别	年 龄	科 别
HISID 96623460	住院号 B80861	床 号	检查部位 心脏(病房)

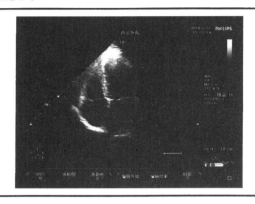

超声所见

主动脉:发自左室 窦部28mm   肺动脉:发自右室21mm

室间隔:厚度8mm   左心房:(左右S)34mm

右心房:(左右S) 34mm

右心室:(左右D) 25mm

左心室:(前后、左右、长径S/D)30/43 30/43 55/65mm

EDV:62ml ESV:26ml EF:59% FS:30% SV:37ml

    1、各心腔大小及大血管内径未见异常。

    2、室壁运动分析:室间隔及左室各壁各节段室壁厚度正常,运动搏幅正常,收缩及舒张速度正常,时相一致。

    3、各瓣膜厚度、弹性、开放幅度未见异常,彩色血流示:各瓣膜未见病理性返流。

    4、脉冲多谱勒取样容积置于二尖瓣下,录得舒张期正向双峰层流频谱,血流速度正常,E峰88cm/s,A峰48cm/s,E/A>1。

超声提示

    各心腔大小及大血管内径未见异常;

    左室舒张、收缩功能正常;

    彩色血流示:各瓣膜未见病理性返流。

此报告仅供参考,签字有效,复诊时请携带此报告

图 12-1-2 心脏彩色多普勒超声检查

情　境　2

心内科吴医生看到检查结果后,建议她去内分泌科诊治,内分泌科王医生建议其行甲状腺功能检查,以便进一步诊断。甲状腺功能检查结果如下(表 12-1-2):

表 12-1-2　甲状腺功能检查

项目	结果	正常值
TT_3(nmol/L)	1.5	1.0~3.0
TT_4(nmol/L)	80	65~155
FT_4(pmol/L)	15.3	10.3~25.7
FT_3(pmol/L)	8.0	6.0~11.4
TSH(mU/L)	1.5	0.4~3.0

由于甲状腺功能检查也未见异常,经过综合分析,王大夫告诉小何,血液学检查、心电图检查以及心脏彩色多普勒超声均未见明显异常,基本可排除甲亢及心脏器质性病变,结合小何的的症状判断,目前应属心脏神经官能综合征(cardiac neurosis),嘱咐小何回去注意休息,放松心情,生活规律,观察 1 个月,再行相关检查,实在不行则需服用一些西药。折腾了一圈的小何回到了住处,她多少有点不甘心,心里越发难受紧张,自己明明感觉很难受,为啥医生还要再观察,她又去了市里的其他几家医院,说法基本一样,无奈,小何继续上着班,忍受着病痛的折磨,时间一天天过去,病情不但没有减轻,反而越发加重,一天,无意间听同事说××医院有位老中医看病挺好的,想到小时候自己喝过的苦药水效果还可以,小何决定去试一试。

患者资料	拟实施行动
推断/假设	拟学习的问题

情 境 3

××医院中医科赵大夫接诊了小何,详细询问了她的病史及西医检查化验单,经诊脉观舌后,认为当辨证为胸痹(pectoral stuffiness pain),给予小何以血府逐瘀汤合柴胡舒肝散加减7剂,嘱一周后复诊。回家后的小何半信半疑地服下了第一剂药,服药3剂后感觉胸闷,心慌等症状明显改善,睡眠也好多了,也想吃饭了。服药1周后,小何早早地就来到了赵大夫的诊室外,等待赵大夫,她将服药后的感觉一口气倾诉给了赵大夫。胸闷心慌明显改善,更神奇的是胃口、睡眠也好多了,感觉心情也舒畅多了等等。赵大夫笑着告诉她,中医治病讲究整体观念(concept of viewing the patient as a whole),以人为本,治的是得病的人,而不是人得的病,人是一个整体,脏腑之间相互联系、相互影响,你长期的情志不舒以及工作压力过大,而未及时发泄,导致气机郁滞,气滞血瘀(qi-stagnancy and blood stasis),血液运行不畅则瘀阻心脉。而心主血脉,血液靠心气的推动得以运行,故心脉瘀阻,则见胸闷心慌。其次,气滞则脾的正常运化受到阻碍,脾失健运,久之则出现消化不良,纳差,食欲不振等。再次,情志不遂,肝气郁结日久则郁而化火,扰动心神而不安,且平日思虑过度,损伤心脾,心血暗耗,心神失养而导致失眠。当你步入诊室的时候,注意到你神色欠佳,属中医的少神,提示体虚,过度劳累或久病;在询问病史的过程中,语气微弱,喜叹气,面露愁态,属中医气滞;为你搭脉时,指下有力,端直而长,如按琴弦,属中医弦脉(string-tight pulse),多主肝气不舒;察舌象时,舌色紫暗,苔腻,舌下静脉纡曲严重(图12-1-3),提示瘀血内阻,舌苔腻多预示脾虚不能运行水湿,出现食欲不佳,纳差。综合分析,认为当属气滞血瘀型胸痹。

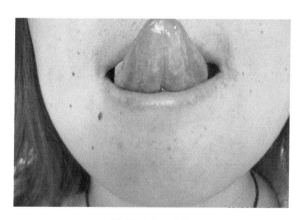

图 12-1-3　舌象

患者资料	拟实施行动
推断/假设	拟学习的问题

情　境　4

赵大夫告诉小何,服用7剂后,症状明显改善,中医讲究效不更方,继续在前方的基础上加减,根据她现在的症状辨证施治,个体化治疗。临走时嘱咐她在服药的同时,注意保持心情舒畅,避免劳累,消除诱因,避免复发。平时多留心自己的睡眠、情绪、食欲、大小便等是否异常,做到未病先防,已病防变。

患者资料	拟实施行动
推断/假设	拟学习的问题

（马　静）

案例2　我的老腰哎

情　境　1

　　病患王铁娃,43 岁,农民,平时农活很重,常感觉腰酸背痛。3 年前,曾在当地医院骨科住院治疗,诊断"腰肌劳损"。平日里也没当回事,实在疼得不行了,歇歇或艾灸一下也能缓解。近 1 年来,他腰酸背痛反复发作,并出现可怕的阳痿早泄,性欲减退,偶有脚后跟疼痛等不适。近半月,他自觉腰痛加重,酸软无力,精神萎靡,大热天的还怕冷,食欲不佳,大便稀溏。他听村里人说可能是肾虚,就去当地医院肾脏内科求诊。查体显示,意识清楚,面露倦容,测体温 36.8℃,脉搏 70 次/分,呼吸 20 次/分,血压 125/80mmHg,心肺查体未见异常,双肾区叩痛阴性,双下肢轻微凹陷性水肿,无臀部及下肢放射痛。肾脏内科赵大夫立即嘱老王行尿液检查,结果见表 12-2-1。

表 12-2-1　尿常规

项目	结果	正常值
尿蛋白定性(g/L)	(−)	
尿白细胞定性(/μl)	(−)	
尿糖定性(mmol/L)	(normal)	
尿酮体(mmol/L)	(−)	
尿胆原(μmol/L)	(−)	3.2~16
尿胆红素(μmol/L)	(−)	
尿红细胞定性(/μl)	(−)	
尿上皮细胞定量(/μl)	0.50	0~11.2
尿管型定量(/μl)	0.00	0~1.2
尿细菌定量(/μl)	8.10	0~180.1

患者资料	拟实施行动
推断/假设	**拟学习的问题**

情　境　2

尿液检查未发现异常,赵大夫接着给老王行血常规、肾功等检查以及双肾超声检查。其中血常规检查结果见表12-2-2。

表12-2-2　血细胞分析+五分类

项目	结果	正常值
白细胞计($\times10^9$/L)	3.9	3.5 ~ 9.5
中性粒细胞百分率	0.5	0.4 ~ 0.7
淋巴细胞百分率	0.43	0.20 ~ 0.50
单核细胞百分率	0.045	0.03 ~ 0.10
嗜酸性粒细胞百分率	0.048	0.004 ~ 0.08
嗜碱性粒细胞百分率	0.006	0 ~ 0.010
中性粒细胞绝对值($\times10^9$/L)	2.10	1.80 ~ 6.30
淋巴细胞绝对值($\times10^9$/L)	1.86	1.10 ~ 3.20
单核细胞绝对值($\times10^9$/L)	0.23	0.10 ~ 0.60
嗜酸性粒细胞绝对值($\times10^9$/L)	0.20	0.02 ~ 0.52
嗜碱性粒细胞绝对值	0.02	0 ~ 0.06
红细胞计数($\times10^{12}$/L)	4.13	3.8 ~ 5.1
血红蛋白(g/L)	125	115 ~ 150
血细胞比容	0.38	0.35 ~ 0.45
平均红细胞体(fl)	90	82 ~ 100
平均血红蛋白含量(pg)	31.0	27 ~ 34
平均血红蛋白浓度 g/L	325	316 ~ 354
红细胞分布宽度 CV	0.138	0.04 ~ 0.15
红细胞分布宽度 SD(fl)	45.5	37 ~ 54
血小板计数($\times10^9$/L)	150	125 ~ 350
血小板分布宽度(fl)	16.4	12 ~ 18
平均血小板体积(fl)	10.50	4.0 ~ 12.0
大血小板比率	0.355	0.15 ~ 0.45

肾功检查结果见表12-2-3。

表12-2-3　肾功五项

项目	结果	正常值	单位
尿素氮	3.0	2.5 ~ 6.4	mmol/L
肌酐	70	53 ~ 115	μmol/L
尿酸	318	90 ~ 430	μmol/L
葡萄糖	5.0	3.9 ~ 5.8	mmol/L
胱抑素 C	0.75	0.51 ~ 1.09	mg/L

双肾 B 超检查未见异常。

情 境 3

肾病内科医师看到检查结果后,告知他检查基本正常,目前未发现肾脏系疾病,建议去骨科进一步就诊。骨科大夫则建议行腰椎 CT,心急的铁娃急切地奔向 CT 室,无奈做完检查天色已晚,铁娃只能带着检查结果拖着疲惫的身躯回到家中,他坚信自己的身体出问题了,躺在床上的他万般沮丧,寻思着找位中医大夫调理一下。

患者资料	拟实施行动
推断/假设	拟学习的问题

情　境　4

次日,带着所有的检查结果,他来到 XX 医院中医科求诊。中医科董大夫详细询问了老王的病史,运用中医四诊对其病情做了进一步了解:老王面色㿠白,腰部隐隐作痛,酸软无力,喜温喜按,怕冷明显,肢冷畏寒,舌质淡,脉沉细(deep and thin pulse)无力,董大夫脸上露出了轻松的笑容。

董大夫告诉他,双肾超声显示正常,腰椎 CT 未见异常,尿常规,血常规、肾功等生化检查正常,西医指标未见异常,请他不要太过紧张。从中医讲,他的临床表现是个典型腰痛(lumbago)属肾阳虚(kidney yang defficiency)证型,日久累及到脾虚的中医症候。肾为先天之本,由于肾阳不足,筋脉失于温煦,故腰疼绵绵,畏寒肢冷,怕冷明显。而足跟疼中医多认为与肾虚(kidney deficiency)有关,肾藏精,主骨生髓,骨赖髓养,肾虚精亏则骨损。脾为后天之本,而肾虚往往及脾,使脾气亏虚,见乏力,食少便溏。应采用补肾壮腰,温阳命门佐以健脾益气之法予以调理,当用金匮肾气丸加减,并需结合中医针灸推拿(如针刺阿是穴、大肠俞、委中)、刺络拔罐、推拿牵引等综合治疗方可。并嘱劳逸结合,避免过度劳累以及房劳过度,致肾精亏损。

经过 2 周的针药并用,症状明显改善,铁娃和媳妇脸上洋溢着幸福的笑容,健壮的铁娃又回到了她身边。

患者资料	拟实施行动
推断/假设	拟学习的问题

（马　静）

案例3　老马伏枥,冬日难熬

情　境　1

江老伯今年76岁,十余年来,每到冬季就会很容易受凉,出现咳嗽(cough),咳白色泡沫痰,每次至少持续2个多月。由于夜间咳嗽,影响睡眠,3年前,老伴因心脏不好,也不愿与老伯同居一室。江老伯烦恼不已,感到病也治不好,生活质量差,曾有轻生的念头,幸亏家人及时发现,才挽回一命。有时虽经中西药对症治疗,症状稍有减轻,但直至次年春季天气转暖方可缓解。近1年来,老爷子体质明显变差,常年声音低怯,自汗畏风,面白神疲,气短乏力,本次于1周前发病,鼻流清涕,咳吐泡沫白痰,咳嗽、咳痰,夜间及晨起为重,夜间咳嗽剧烈时可伴轻度喘息,甚至动则气短,喘息等症。今在家人陪护下,到医院中医科就诊,并抽血化验、拍胸片。发病以来无发热,望诊可见面白神疲,舌淡苔白,切诊脉弱。结果如下(表12-3-1,图12-3-1、12-3-2)。

表 12-3-1　血液学检查项目

项目	结果	正常值
WBC($\times 10^9$/L)	18.3	4.0~10.0
Grn%	81.7	45.0~77.0
Hb(g/L)	105	130~175
Platelet($\times 10^9$/L)	168.0	125~350
CO_2-CP	29.5	21.4~27.3
BUN(mmol/L)	7.2	2.9~8.2
Creatinine(μmol/L)	86.5	59~104
Glucose(mmol/L)	5.2	3.9~6.1

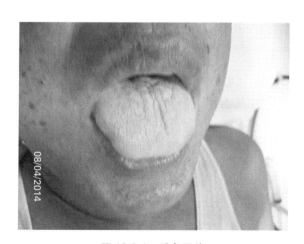

图 12-3-1　舌象图片

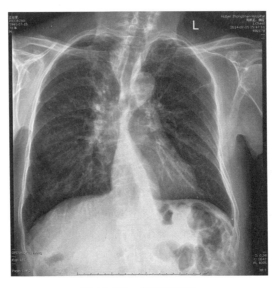

图 12-3-2　胸部正位片

患者资料	拟实施行动
推断/假设	拟学习的问题

情 境 2

江老伯 10 余年来,每到冬季就会受凉咳嗽,咳白色泡沫痰,可诊断为咳嗽。因于久病,老伯体质明显变差,久咳致肺气受伤,故有常年声音低怯,自汗畏风,面白神疲,气短乏力,这些证候表明肺气虚弱,可诊断为肺气虚证(lung-qi's deficiency syndrome)。本次于 1 周前发病,出现鼻流清涕,咳吐泡沫白痰,动则气短,甚至喘息等证。这是在肺气虚弱的基础上,感受风寒而致喘,可诊断为喘证(gasp syndrome)。

患者资料	拟实施行动
推断/假设	拟学习的问题

情　境　3

　　肺主气属卫,为宗气出入之所,司呼吸,为气机出入升降之枢,输布精微至全身,并有通调水道的作用。肺气虚,卫外不固,则容易感受外邪,畏风自汗。肺气虚弱,气失所主,通调水道失职,故有面白神疲,声音低怯,咳嗽无力,痰涎清稀,舌淡苔白,脉弱等证。治拟补益肺气,用补肺汤;若以畏风自汗为主证,则治以益气固表,用玉屏风散加味。如出现,动则气短,甚至喘息等证。治宜益肺定喘,用生脉散加减。

患者资料	拟实施行动
推断/假设	拟学习的问题

情 境 4

    江老伯久病肺气虚弱,这次发病已有1周,并已出现动则气短,甚至喘息等证。若失治或延误,可变生饮证(fluid-retention syndrome),甚则肾不纳气,三焦通调水道功能失职,水泛高原,凌心射肺。可见咳喘心悸,不能平卧,小便不利,肢体水肿,舌体胖,舌质淡,苔白腻,脉沉细等证。幸亏家人及时送来就医。通过补肺利气,益卫固表,病证逐渐缓解。

    咳嗽可分为外感与内伤两大类,外感咳嗽起病急,病位浅,易治愈,但反复发作,日久必成内伤,肺气虚弱而致咳,因此,必须遵照标本缓急的原则,急则治标,缓则治本。咳嗽、喘证初起,则宜宣达肺气,不宜使用收涩药。缓解期,则宜补虚固本,增强体质,才能减少发作。医生给江老伯的家人建议,久病肺气虚,很容易外感风寒,鉴于患者年数较高,病情极易反复。一方面,要注重平时的食疗保养,另一方面,感受外邪要及时治疗,不要拖延失治。

患者资料	拟实施行动
推断/假设	拟学习的问题

(卢远航)

案例 4　忍饥耐渴的日子

情　境　1

　　袁某某,女,时年 39 岁,已婚,纺织工人。常年因工作繁忙,不能按时进餐,饥饱失时,早上大多数时候,为了赶车上班,早餐都顾不得吃,到了厂里,在生产流水线上工作,直到午后才下班吃饭,胃口也差。近 1 年来,劳累后时常感觉上腹部饱闷作胀不舒,食欲很差,有时伴右胁隐痛,以为得了胃病,并不在意,疼得厉害时喝杯热茶也能缓解,但 2 天前吃了 3 个油饼后,于昨日上午10 时起出现右胁部胀痛,嗳气,自认为是吃了不当的食物,没有太在意,但自服保济丸和颠茄片后,疼痛不见好转,晚上逐渐加剧,辗转不适,疼痛向腰背部放射,且伴有发冷、恶心、口苦等症,发病以来精神欠佳,小便黄赤,大便溏烂,既往无类似疾病发作史。家人护送来医院就诊。察其面容,但见身目发黄,舌苔黄腻,脉弦数。

患者资料	拟实施行动

推断/假设	拟学习的问题

情 境 2

胁痛以一侧或两侧胁肋疼痛为主要表现的病证。因肝居胁下,胆附于肝,故胁痛之病,主要责之于肝胆,多起因于外邪侵袭,饮食不调或郁怒伤肝,瘀血内结。本案患者,平时饮食不当,湿热内生,在食用油腻之物后,湿热蕴结于肝胆,肝胆失于疏泄条达,湿热煎熬,结成砂石,阻滞胆道,胆液不循常道,乏滥外溢,而引起胁痛,其痛连腰背,伴口苦,身目发黄。其次,湿热中阻,则嗳气恶心。湿热下注,则小便黄赤,大便溏烂。湿热交蒸,则发冷。舌苔黄腻,脉弦数,均为肝胆湿热之证(liver-gallbladder dampness-heat syndrome)。此外,胁痛(hypochondriac pain)病证,可与西医多种疾病相联系,如急性肝炎、慢性肝炎、肝硬化、肝寄生虫病、肝癌、急性胆囊炎、慢性胆囊炎、胆石症、慢性胰腺炎、胁肋外伤以及肋间神经痛等。因此,以上疾病若以胁痛为主要症状时,必须使用理化检查加以鉴别,亦可参考本证论治。结果如下(表12-4-1,图12-4-1)。

表 12-4-1　血液学检查项目

项目	结果	正常值
Total protein(g/L)	68	65 ~ 85
Albumin(g/L)	37	35 ~ 55
Cholesterol(mmol/L)	4. 2	0 ~ 5. 2
TBIL(μmol/L)	79. 2	3. 5 ~ 20. 5
DBIL(μmol/L)	14. 7	0 ~ 6. 8
ALT(U/L)	116	0 ~ 40
AST(U/L)	108	5 ~ 45
ALK-P(U/L)	148	10 ~ 95
GGT(U/L)	58	10 ~ 60
BUN(mmol/L)	5. 0	2. 9 ~ 8. 2
Creatinine(μmol/L)	75	59 ~ 104
NH_3(μmol/L)	64	18 ~ 72
Glucose(mmol/L)	5. 8	3. 9 ~ 6. 1
Na(mmol/L)	138	135 ~ l49
K(mmol/L)	3. 6	3. 5 ~ 5. 2
Ca(mmol/L)	2. 2	2. 2 ~ 2. 8
WBC(×10^9/L)	20. 7	4. 0 ~ 10. 0
Hb(g/L)	125	130 ~ 175
Platelet(×10^9/L)	214. 0	125 ~ 350

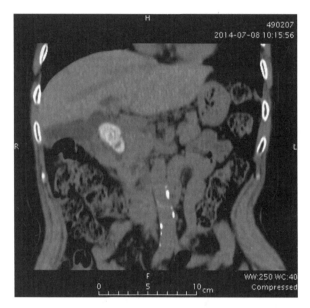

图 12-4-1 CT 纵向扫描

患者资料	拟实施行动
推断/假设	拟学习的问题

情　境　3

　　肝胆湿热证为湿热内蕴(retention of damp-heat in the interior),肝胆疏泄条达失常所致的病证。胁痛只是其中之一,常因感受湿热之邪,或脾虚水湿内生,日久化热,或嗜食肥甘厚味,生湿助热,蕴结肝胆,或进一步致使砂石内结。因此,湿热之胁痛,多以疼痛剧烈,且伴有口苦目黄,发热,纳差,恶心呕吐,腹胀,小便黄,身黄,甚至色鲜明如橘子色,大便或闭或溏,舌红,苔黄腻,脉弦数或弦滑。治疗以通为主,多采用理气、通腑、清热、利湿等法。方用大柴胡汤(dachaihu decoction)加味:柴胡、黄芩、生大黄、枳实、法半夏、白芍、青皮、连翘、金钱草、海金沙、橘皮、黄连、竹茹。

患者资料	拟实施行动
推断/假设	拟学习的问题

Note

情　境　4

肝喜条达,恶郁结。肝胆有病,应疏肝利胆,但肝胆湿热之证,应先祛除湿热之邪,湿热去,肝胆经脉疏通,气才得以顺。本案治宜清肝利湿热,通导腑气,利小便,通泄大便,以达到前后分消的作用。袁女士因湿热蕴结,胆生砂石,胆汁泛溢肌肤,而见身目发黄。因此,医生给家属和袁女士建议,中医辨证论治作为肝胆结石保守治疗的方法之一,行之有效,但疗效有限,平时也要注意饮食调养,避免嗜食肥甘厚味,油炸食物,如果病情反复发作,有必要行介入或手术治疗,以免延误病情。

患者资料	拟实施行动

推断/假设	拟学习的问题

（卢远航）

案例5 我的身体怎么了?

情 境 1

这天上午,中医科刚送走前面那个患者,就有一个声音急切地响了起来:"医生,我怎么一下子出现了这么多的状况,是不是我的身体出大问题了? 您得好好帮我看看。"

跟随周医师的小张和小林闻声不由得抬起头,原来又来了一个新患者,只见她一边翻动着手中的检查报告,一边快速地在就诊凳子上坐了下来。

周医师不慌不忙地开口:"不急不急,究竟怎么回事? 你慢慢说。"

"哎,这人啊,真不能体检。没体检之前,还觉得身体挺好,一体检又是这病,又是那病的。你看,上礼拜刚做的检查,说我得了子宫肌瘤,还有小叶增生,连甲状腺也出问题了。你说,查出来又有什么用,问西医有什么药,直接回答我没有,说如果大的话可以开刀,不过现在还不需要开。这不,我才来看中医的嘛。"

周医师接过来一看,原来是体检化验报告。只见在体检报告的首页写着:"朱某某,女,42岁。已婚,育有一子。感谢您在百忙中抽出时间来我院作健康检查……体检结果与建议:①乳腺小叶增生症(breast lobular hyperplasia);②子宫肌瘤(hysteromyoma);③甲状腺结节(thyroid nodule)。建议相关科室门诊诊治。"

患者资料	拟实施行动
推断/假设	**拟学习的问题**

情　境　2

　　周医师进一步仔细翻阅体检报告,尤其是乳房超声检查报告(表 12-5-1)、甲状腺超声检查报告(表 12-5-2)和妇科检查报告(表 12-5-3)。

表 12-5-1　乳房超声检查报告

姓名:	性别:女	年龄:42 岁	门诊号:#	超声号:14-SC0009
科室:妇科			仪器:LOGIQ-P5	频率:5～10MHz
检查项目:乳房			临床诊断:待查	检查途径:经过体表

乳房分区及观察记录(已观察并填入)

	外上及腋下区	外下	内上	内下	乳晕
左乳	√	√	√	√	√
右乳	√	√	√	√	√
其他					

超声描述:(透声条件及图像质量:【乙】)
乳房:双侧乳腺结构稍紊乱,内可见片状及条索状低回声区,边界不规则,无包膜,无球体感。双侧乳腺组
　　织内未见异常肿块回声。
　　腋下未见肿大淋巴结。
　　CDFI:内未见明显异常血流。

超声提示:
　　双侧乳腺小叶增生症　　BI-RADS Ⅱ级

表 12-5-2　甲状腺超声检查报告

姓名:	性别:女	年龄:42 岁	门诊号:#	超声号:14-XC001889
科室:妇科			仪器:LOGIQ-P5	频率:5～10MHz
检查项目:甲状腺			临床诊断:待查	检查途径:经过体表

脏器切面及下划线项目:√(表示已观察)×(表示未观察)–(表示显示不清)

甲状腺:左叶大小:左右径 12.3mm,前后径:9.8mm
　　　　右叶大小:左右径 11.9mm,前后径:11.1mm,峡部:2.4mm

超声描述:(透声条件及图像质量:【乙】)
甲状腺:甲状腺两叶及峡部大小形态正常,内部回声均匀,CDFI 显示正常。
　　　　左叶内见一大小约 6.8×3.8mm 低回声区,边界不清,内部回声欠均匀。
　　　　CDFI 未见明显彩色血流信号。
　　　　颈部未见肿大淋巴结。

表 12-5-3　妇科检查

姓名:	性别:女	年龄:42 岁	科室:妇科	门诊号:#
检查项目:子宫卵巢盆腔		仪器:VOLUSON730	检查频率:7.0MHz	临床诊断:待查

脏器切面　　　非下划线项目:√(表示已观察)×(表示未观察)–(表示显示不清)
子宫后位,大小:长_36_mm,宽_41_mm,厚_33_mm,内膜厚_3_mm,宫颈长_24_mm,
右侧卵巢:大小:长_15_mm,宽_9_mm,
左侧卵巢:大小:长_15_mm,宽_10_mm。

超声描述:(透声条件及图像质量:【乙】)
子宫:子宫形态不规则。子宫前壁见多个低回声区,大者 25mm×25mm×25mm,内见弧形强回声区,后方
　　　声影,子宫后壁见多个低回声区,大者 11mm×10mm×10mm。
卵巢:双侧卵巢未见异常。
盆腔:盆腔未见无回声。CDFI 未见明显异常。
超声提示:

1. 多发性子宫肌瘤伴部分钙化可能　　2. 两侧卵巢未见明显异常　　3. 盆腔未见积液

周医师仔细看了看,问道:"体检到现在已经 2 个月了,你都做过哪些治疗?""哪有什么治疗。拿到这个检查报告后,我就跑了市人民医院,结果几个医生都说 3~6 个月后再做 B 超检查,大了就开,没大就继续观察,也没有什么药可以吃。然后,在电视台的健康养生节目上听有位专家说'吃绿豆'对身体有好处,所以这些天我不是喝绿豆汤,就是熬绿豆粥,还做了 2 天的绿豆糕呢。可是,一点效果都没有,这不,上您这儿来了。"

周医师笑了笑,问道:"你平时性子很急吗,是否容易生气?"

"还好,至少我自己觉得还可以。"

"工作压力大不大?"

"压力还是很大的,搞财务的,事情多,而且又烦琐,每天都比较紧张。哎,医生,你是怎么知道的?"

小张和小林相互瞅了瞅,也看向周医师,他们也在想周医师怎么一下子就会问到这方面呢?他是怎么考虑的呢?

"睡觉情况怎么样?"

"还行,一觉到天亮,也不怎么做梦,只是睡得晚些。"

"月经怎么样?"

"还算正常,最近和以前比起来要提前 1~2 天。"

"月经量呢?"

"多,比以前要多,特别是第 1、2 天,量很大,有时候还会有些血块。但好像人还不觉得很累似的。"

"腰呢? 酸不酸?"

"还好,不怎么酸。"

"其他还有什么不舒服吗?"

"没什么了。就是最近每天早晨醒来的时候,总感觉喉咙口好像有痰,用力咳个两声就好了。医生,这个症状是不是甲状腺结节引起的?"

患者资料	拟实施行动
推断/假设	拟学习的问题

情　境　3

"两位同学,你们怎么看? 应该给出怎样的治疗方案?"周医师转过头去问小张和小林。小张说:"女子以肝为本,所以当然从肝论治喽。中药的话,可用柴胡疏肝散或逍遥丸加减。"小林说:"甲状腺结节、子宫肌瘤、小叶增生等,均属痰饮之类;此气虚不行,聚而为痰。脾为后天之本,气血生化之源,应当健脾化痰为主要治则。中药的话,以归脾汤或二陈汤加减为主。"

"你这是'补土派(school of enrich the earth)'的论点。根据《灵枢·经脉》中经络循行(meridian distribution)的记载:足厥阴肝经,环阴器,入小腹,……,布胁肋,……循喉咙之后,上入颃颡。这患者所患疾病都在肝经循行线路上,从肝论治定当无疑。"小张说得斩钉截铁。

"可足太阴脾经,入小腹……连舌本,散舌下。不也能够解释子宫肌瘤、甲状腺结节等症状? 而且,与其互为表里的足阳明胃经还下乳内廉,不是和乳房关系很密切吗? 再说了,患者既有甲状腺结节、小叶增生,又有子宫肌瘤,这明明就是内分泌紊乱所致,是下丘脑-垂体-性腺轴和下丘脑-垂体-甲状腺轴出了问题,因此,应该调理冲任才是根本。"

"患者月经量多啊,而且提前,身体还不感觉累。这不是典型的实证吗?"

"患者月经量多,这明明就是子宫肌瘤引起的。而且,痰凝也是实证啊!"

小张听了,张口结舌,颇有些不服气,却又不知该如何反驳。

患者资料	拟实施行动
推断/假设	**拟学习的问题**

情 境 4

2 个星期过去了,朱女士又一次来到了周医师的门诊。恰好,小张和小林两位同学也都在。

"医师啊,吃了您开的处方,我自己感觉还是很不错的,但昨天我家那小孩因为上课时玩游戏,我被老师喊到学校去训了一顿,结果就把我气坏了,现在感觉这两肋部都隐隐地胀痛,头也胀得不行。您给看看吧。"

周医师仔细地号了号脉,然后说:"嗯,之前的治疗还是有效的,这次是突发事件引起的。不要紧,会好的。我建议你配合针灸治疗(acupuncture therapy)2 次,这样会好转得快些。"

小张和小林一听,可高兴了,毕竟中医内科实习到现在,见到医生动手针刺的机会真的不太多,周医师会选择哪些穴位呢?

……

留针过程中,朱女士叫道:"医生,我现在没有刚开始的那种酸胀感了,要紧吗?"

"两位同学,你们过去运运针,注意力量的轻重。"

小张和小林过去捻动针具,不一会儿,朱女士又重新出现了针感……

……

治疗结束了,周医师笑着对两位同学说:"患者就要离开了,两位有什么医嘱不要忘了关照患者啊。"

于是,小张和小林又叽叽喳喳地讨论起来了……

患者资料	拟实施行动
推断/假设	**拟学习的问题**

(刘世敏)

案例 6　心慌慌,是何因?

情　境　1

丁女士,38 岁,是某中学的语文教师,平时工作比较繁忙,近一年来经常感觉有些心悸心慌(palpitation),多在劳累或者熬夜之后出现,休息一下便能明显缓解,所以一直没太在意。每年的年度体检均没发现心脏有任何的异常变化,医师仅仅给出了"须注意适当休息并加强锻炼身体"的建议。但最近 2 个月,心慌的感觉特别明显,而且好像也比之前频繁了很多,尤其休息或停止熬夜后,心慌症状仍然持续出现,没有丝毫减轻,整个人都感到心口非常难受,影响到了工作状态,于是便去医院心内科门诊做了检查:①血压:120/78mmHg;②心电图检查:见图 12-6-1;③相关血脂检查未见异常;④相关血电解质检查:见表 12-6-1。

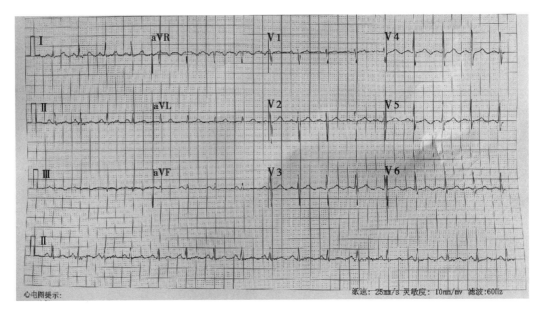

图 12-6-1　心电图检查

表 12-6-1　相关血电解质检查结果

项目	结果	参考值
钾	3.0	3.5～5.3mmol/L
钠	143	136～147mmol/L
氯	107	96～108mmol/L
钙	2.28	2.1～2.6mmol/L
磷	1.26	0.8～1.5mmol/L
总胆红素	15.1	0～20μmol/L

为进一步明确诊断,医生建议丁老师进行 24 小时动态心电图检查,可结果仍提示:窦性心动过速(sinus tachycardia)。于是,心内科医生针对丁老师的心慌症状,开了两盒美托洛尔(酒石酸美托洛尔缓释片),服用剂量是 25mg/d,共治疗 2 周。

丁老师按照医生嘱咐服用后,自己感觉心慌症状没有特别明显的改善。

情　境　2

2周后,丁老师再次前往心内科复诊,医生又建议丁老师做甲状腺方面检查。结果,甲状腺检测指标为:FT_3:4.5pmol/L,FT_4:18.25pmol/L,TSH:0.94mU/L,TRAb:1.25U/L。其余血、尿、大便常规化验也未见异常。医生给予丁老师谷维素片口服,可是又过了2周,丁老师仍然感觉效果不佳。遂前往中医科诊治。

中医科周医生首先翻阅了丁老师既往的诊疗过程,发现丁老师曾经服用过美托洛尔和谷维素治疗;也曾服用过其他中医师开的中药,进一步分析发现其他中医师多从心立论,或"心火亢盛",或"养心安神",或"重镇安神";用药或为丹参、玄参之品;或为淡豆豉、生栀子等,但皆疗效不佳。

通过详细地问诊和望舌、号脉后,周医生了解到丁老师心慌已有一年多的时间了,近来加重2个月,休息后心慌症状仍不能有效好转。并且还了解到:丁老师是初三年级的语文老师,经常批改学生的作业、试卷到晚上十二点左右方能睡觉,自觉睡眠质量还不错。平时饮食、胃口一般,不能多吃,吃得稍多就容易饱,但否认有胃疼症状,也没有做过胃镜检查。排便状况不佳,自诉18岁之后排便均不成型,或便溏(大便偏烂)或下利清谷(水样便),甚不理想。因正值暑期中,听他人说"伏天针灸(acupuncture in dog days)治疗的效果特别好",所以前来中医科,寻求针灸治疗。舌脉方面:舌质淡红,苔薄白腻;脉濡。

结合面色萎黄,形体偏瘦等症状,周医生诊断为:心悸[心脾两虚型(deficiency of heart and spleen syndrome)]。

患者资料	拟实施行动
推断/假设	拟学习的问题

情 境 3

周医生一边书写病史、开着中药处方,一边将丁老师领到治疗床前,安排丁老师做针刺前的准备,如脱鞋,仰面躺好。周医师则随手拉起隔离帘,并调整空调送风方向朝外,避开直接吹向治疗床后;再走到盥洗池边上认真地清洗双手,然后用酒精棉球擦拭双手,这才来到治疗床边,认真地消毒着针刺部位的皮肤……

留针过程中,丁老师始终能够感觉到针刺腧穴部位的那种酸胀感,不由得感到神奇,问周医师这是怎么回事。周医师解释说这是人体经络受到针刺刺激激活后所出现的针感(needling sensation),目前还没有非常清晰的科学解释,但这种感觉几乎所有接受针刺治疗的患者都能体会到。

针刺治疗结束后,丁老师感觉针刺后整个人非常舒服,身体有种轻松、愉悦感。但又不禁好奇地说,有些接受针灸减肥的患者要被扎四、五十针,而自己仅仅十余针就可以了,看来针刺的取穴、针数还是和不同疾病的性质有关。

周医师关照丁老师过 3 天回来复诊,因为针刺治疗需要 1 周做两次;并且 1 周后再复查血电解质检查。同时,由于暑假休息的缘故,丁老师打算自己熬中药,而不是像之前那样的由医院代煎,所以周医师又详细地介绍熬中药的各个步骤和服用时候的一些注意事项。

患者资料	拟实施行动
推断/假设	拟学习的问题

情 境 4

1周后,丁老师病恹恹地拿着血电解质检查报告再次走进了中医科的诊室,原来经过针刺和中药治疗后,心慌的症状感觉好了不少;而且复查的血电解质检查报告也都恢复了正常。但由于天气太热,昨天她忍不住和家人一起吃了两三块西瓜。本以为只要不是冰箱里拿出来的,稍微吃些防暑降温还是挺不错的,但不曾想竟然腹泻了4次,只觉得眼冒金星,头身困重,两腿无力。

周医师仔细地看了看舌,又号了号脉,决定根据"利小便以实大便"的治疗原则,采用针刺配合艾灸治疗;并建议丁老师服用藿香正气散(或软胶囊)来改善腹泻症状。

……

治疗结束后,周医师告诫丁老师,当脾胃功能相对薄弱的时候,饮食要特别小心,比如西瓜、绿豆等防暑降温的食物,主要是因为中医认为这些食物性属寒凉,能祛暑存津;但如果有些人脾胃虚弱时,这些食物又能戕害人体正气,导致脾虚症状加重。因此,这些人就应通过饮用菊花茶或酸梅汤等来防暑降温。

周医师又说到,像丁老师这样平素脾胃虚弱的患者,还特别容易出现乏力、眩晕、心烦、纳呆、多汗或低热为主要症状的疰夏病。建议可能的话,可用走罐、刮痧等方法来预防疰夏的发生。

患者资料	拟实施行动
推断/假设	拟学习的问题

(刘世敏)

Note

基于问题的学习与推荐阅读文献

第一章　心血管系统疾病

案例1　突然的头痛

一、基于问题的学习

情　境　1

1. 该患者可能患有什么疾病？
2. 应该给予哪些检查以明确诊断？
3. 该患者的病因、发病机制可能是什么？
4. 须与哪些疾病进行鉴别？

情　境　2

1. 该患者除患主要疾病外，还有哪些并存病？
2. 其病因、病理基础是什么？诊断及诊断依据是什么？应与哪些疾病鉴别？
3. 治疗该患者应从哪些方面着手？治疗原则是什么？
4. 2型糖尿病中血糖升高是什么机制？对哪些组织器官影响最大？糖代谢与脂质代谢有什么关联性？

情　境　3

1. 该患者应采取哪种治疗方法为佳？
2. 目前治疗动脉硬化闭塞症有哪些方法？各有哪些优缺点？
3. PTAS术中有哪些应注意事项？
4. 该患者出现上述症状的可能原因是什么？

情　境　4

1. 患者在PTAS术后4个月内血管再次阻塞，最可能的原因有哪些？该患者的原因是什么？根据DSA图说明所用治疗方法？
2. 用什么方法进行治疗有可能达到治疗效果？
3. 如何预防血管再阻塞发生？
4. 根据图像分析，再次介入治疗采取的方法是什么？
5. 应如何向患者及家属解释这种情况，并最终取得理解并同意再次介入或手术治疗？

二、推荐阅读文献

1. Jack LC，KW Johnston. Rutherford's Vascular Surgery. 7th ed. Amsterdam：Elsevier Health Sci-

Note

ences,2010

2. 王深明,常光其. 外周动脉疾病介入治疗. 北京:北京大学医学出版社,2013

3. Iciar Martin-Timon,Cristina Sevillano-Collantes,Amparo Segura-Galindo,et al. Type 2 diabetes and cardiovascular disease:Have all risk factors the same strength? World J Diabetes,2014,5(4): 444-470

4. Jane E,B Reusch,Cecilia C. Low wang cardiovascular disease in diabetes:Where does glucose fit in? J Clin Endocrinol Metab,2011,96(8):2367-2376

5. M Tan,U Pua,DES Wong,et al. Critical limb ischaemia in a diabetic population from an Asian Centre:angiographic pattern of disease and 3-year limb salvage rate with percutaneous angioplasty as first line of treatment. Biomed Imaging Interv J,2010,6(4):e33

（武宇明）

案例 2　低血压陷阱

一、基于问题的学习

情　境　1

1. 此例患者的主要诊断是什么？诊断依据是什么？
2. 该疾病的病因是什么？急性期常见的并发症都有哪些？
3. 该患者发生Ⅲ度房室传导阻滞的原因是什么？其治疗的方法有哪些？
4. 引起患者发生意识丧失的原因是什么？还有什么其他情况也可引起意识丧失？
5. 引起患者低血压的原因可能有哪些？还有什么其他原因也可导致低血压？

情　境　2

1. 急性心肌梗死的主要诊疗策略有哪些？
2. 静脉溶栓的适应证及禁忌证？
3. 急诊 PCI 的适应证及禁忌证？
4. 急性下壁心肌梗死的常见罪犯血管是哪一支？其临床表现有何特殊之处？
5. 纠正此例患者低血压的方法有哪些？应该使用主动脉内球囊反搏术吗？
6. 急性心肌梗死的药物治疗应包括哪些药物？此例患者使用时需注意哪些情况？
7. 急诊 PCI 术前与患者家属进行术前谈话时应注意哪些方面的内容？
8. 此例患者心包填塞的原因是什么？
9. 心包填塞对心脏血流动力学有怎样的影响？都有哪些临床表现？
10. 心包填塞的诊断方法有哪些？主要治疗方法有哪些？

情　境　3

1. 术者为何放弃冠脉造影及急诊 PCI 术？
2. 心包穿刺引流后出现前胸部疼痛的原因是什么？
3. 常见引起胸痛的原因都有哪些？该如何鉴别？
4. 此例患者停用阿司匹林、低分子肝素的原因是什么？药物治疗方面还需注意哪些方面？
5. 心包引流导管撤除的时机是什么？
6. 患者不在第 1 次住院期间进行择期 PCI 术,对吗？

7. 出院前,医生应告诉患者及家属哪些注意事项?

情　境　4

1. 先加用阿司匹林和氯吡格雷治疗 1 周,再行择期 PCI 的原因是什么?

2. 急性心肌梗死患者错过了早期血运重建机会后,行择期冠脉造影及血运重建的原因是什么?

3. 冠心病患者实现血运重建的方法有哪些? 此例患者选择 PCI 合适吗?

4. PCI 的适应证和禁忌证是什么?

5. 支架的类型都有哪些? 有何优缺点? 支架置入术后,药物治疗需注意哪些事项?

6. PCI 术后,医生需跟患者及家属交代哪些注意事项?

二、推荐阅读文献

1. Steg PG,James SK,Atar D,et al. ESC Guidelines for the management of acute myocardial infarction in patients presenting with ST-segment elevation. Eur Heart J,2012,33:2569-2619

2. O'Gara PT,Kushner FG,Ascheim DD,et al. 2013 ACCF/AHA guideline for the management of ST-elevation myocardial infarction:a report of the American College of Cardiology Foundation/American Heart Association Task Force on Practice Guidelines. Circulation,2013,127:e362-425

3. Spodick DH. Acute cardiac tamponade. N Engl J Med,2003,349:684-690.

4. Thiele H,Zeymer U,Neumann FJ,et al. Intraaortic balloon support for myocardial infarction with cardiogenic shock. N Engl J Med,2012,367:1287-1296

5. Moya A,MPhil JT. The European Society of Cardiology Guidelines for the diagnosis and management of syncope. Eur Heart J,2009,30:2539-2540

6. Levine GN, Bates ER, Blankenship JC, et al. 2011 ACCF/AHA/SCAI Guideline for Percutaneous Coronary Intervention:executive summary:a report of the American College of Cardiology Foundation/American Heart Association Task Force on Practice Guidelines and the Society for Cardiovascular Angiography and Interventions. Circulation,2011,124:2574-2609

7. Thygesen K,Alpert JS,Jaffe AS,et al. Third universal definition of myocardial infarction. Circulation,2012,126:2020-2035

(李广平)

案例 3　扩大的心脏

一、基于问题的学习

情　境　1

1. 胸闷、憋气及乏力等可以联想到是什么情况?
2. 这些症状需要询问哪些病史? 是否可能有其他异常的物理学检查结果?
3. 这些症状需要安排哪些检查?
4. 患者的血液学检查有何异常? 如何解读?
5. 患者的心电图及心脏超声检查该如何判读?

情　境　2

1. 心肌病的临床分型? 需要什么检查?

2. 心力衰竭的发病机制、诊断和药物治疗方法。

3. 如何评价心力衰竭患者的临床预后?

4. 心力衰竭患者常见的死亡原因?

5. 心力衰竭患者的非药物治疗措施包括哪些?

情　境　3

1. 如何优化心力衰竭患者的药物治疗方案?

2. 心脏再同步化治疗的应用指征包括哪些?

3. 对于价格昂贵的检查与治疗,如何与患者及家属进行沟通?

4. CRT 与 CRTD 有何不同?

5. 如何解读 CRTD 术后心电图变化?

6. 患者 CRTD 治疗的效果可能会如何?

情　境　4

1. 如何调整慢性心力衰竭患者的 β-受体阻滞剂使用剂量?

2. 心脏再同步化治疗会有哪些并发症? 远期疗效如何?

3. CRTD 植入术后患者药物治疗的重要性。

4. 心脏再同步化治疗能否使患者扩大的心脏完全恢复正常?

5. 慢性心力衰竭患者日常生活上需要注意哪些问题?

二、推荐阅读文献

1. 中华医学会心血管病分会,中华心血管病杂志编辑委员会.中国心力衰竭诊断和治疗指南 2014.中华心血管病杂志,2014,42:98-122

2. Memurray JJ,Adamopoulos S,Anker SD,et al. ESC Guidelines for the diagnosis and treatment of acute and chronic heart failure 2012. Eur Heart J,2012,33:1787-1847

3. Tracy CM,Epstein AE,Darbar D,et al. 2012 ACCF/AHA/HRS focused update of the 2008 guidelines for device-based therapy of cardiac rhythm abnormalities. Circulation,2012,126:1784-1800

4. 张澍,黄德嘉,华伟,等.心脏再同步治疗慢性心力衰竭的建议(2013 年修订版).中华心律失常杂志,2013,17:241-261

5. Brignole M,Auricchio A,Baron-Esquivias G,et al. 2013 ESC guidelines on cardiac pacing and cardiac resynchronization therapy. Eur Heart J,2013,34:2281-2329

(李广平)

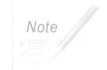

案例 4　劳 力 劳 心

一、基于问题的学习

情 境 1

1. 胸闷气短、咳嗽咳痰、水肿等症状可以联想哪些疾病？
2. 怎样在询问病史和查体的过程中进行鉴别诊断？
3. 根据现有的症状和体征能初步考虑什么疾病？
4. 为了初步诊断应该进行哪些初步的辅助检查？

情 境 2

1. 医生为什么要为患者做这些检查？
2. 根据这些检查结果医生做出初步判断的依据是什么？
3. 患者入院后应该进行哪些检查以明确诊断？
4. 患者入院后应该进行的初步治疗措施有哪些？

情 境 3

1. 患者入院后为什么要做这三项检查？
2. 患者接受治疗后症状改善的原因是什么？
3. 肺功能检查的结果是怎么造成的？
4. 冠状动脉多层螺旋 CT 的意义何在，为什么 CT 未见明显的狭窄，心电上仍显示 ST-T 改变？
5. 根据以上检查结果，患者的确定诊断是什么？应该如何治疗？

情 境 4

1. 为什么对此疾病保守治疗只能缓解症状，而且长期效果会逐渐下降？
2. 患者家属的问题反映了患者家属什么样的心理？作为医生应如何解答？
3. 医生为什么建议患者选择机械瓣膜置换？
4. 患者手术前应该进行哪些术前准备？
5. 患者术后为什么要进入 ICU？还应继续进行哪些治疗？

情 境 5

1. 瓣膜置换术后的并发症都有哪些，早期表现是什么？
2. 术后早期血压和尿量波动的原因是什么？应如何调整？
3. 术后心包纵隔引流量突然变化的原因有哪些？应如何治疗？
4. 术后心率突然变化的原因有哪些？应如何治疗？
5. 机械瓣膜置换术后的注意事项和生活保健？

二、推荐阅读文献

1. Zühlke L, Watkins D, Engel ME. Incidence, prevalence and outcomes of rheumatic heart disease in South Africa: a systematic review protocol. BMJ Open, 2014, 4(6): e004844

2. Wang X, Song Y. Efficiency of radiofrequency ablation for surgical treatment of chronic atrial fi-

Note

brillation in rheumatic valvular disease. Int J Cardiol,2014,174(3):497-502

3. Oldgren J,Healey JS,Ezekowitz M,et al. Variations in cause and management of atrial fibrillation in a prospective registry of 15,400 emergency department patients in 46 countries:the RE-LY Atrial Fibrillation Registry. Circulation,2014,129(15):1568-1576

4. Wang Z,Zhou C,Gu H,et al. Mitral valve repair versus replacement in patients with rheumatic heart disease. J Heart Valve Dis,2013,22(3):333-339

5. Eriksson JG,Kajantie E,Phillips DI,et al. The developmental origins of chronic rheumatic heart disease. Am J Hum Biol,2013,25(5):655-658

（田　海）

案例 5　"蚯蚓"引发的怪病

一、基于问题的学习

情　境　1

1. 该患者所患是什么疾病?
2. 为什么出现小腿皮肤瘙痒、变黑变硬?
3. 治疗该疾病的原则是什么?
4. 怎样预防该疾病的发生?
5. 为什么静脉曲张左侧多于右侧?

情　境　2

1. 患者从下肢浅静脉曲张到出现黑矇晕倒,到底机体出现了哪些变化? 怎样证实这些可能的变化?
2. 患者在诊治下肢静脉曲张的过程中有哪些不足之处? 需怎样改进?
3. 从医学社会学的观点出发,讨论造成患者未早期诊治的原因。
4. 从该患者到当地医院就诊的情况,如何看待当地的卫生工作水平? 需怎样进行改进?

情　境　3

1. 有哪些临床表现时应考虑有肺栓塞的可能? 各临床症状都说明了什么发病机制? 应做哪些相关检查?
2. 静脉血栓栓塞症应怎样予以治疗?
3. 当地医院和省级医院的下肢深静脉彩超结果不同说明了什么?
4. 静脉曲张高位结扎并抽剥术后为什么部分患者会产生深静脉血栓? 怎样预防?
5. 手术方式应怎样设计? 目前对下肢浅静脉曲张有哪些治疗方式? 各有哪些优缺点?
6. 从这个病例中,我们能看到我国医疗制度中有哪些缺陷? 怎样改进较为完善?

情　境　4

1. 放置下腔静脉滤器的指征是什么?
2. 肺栓塞的治疗原则是什么?
3. 如何预防肺栓塞发生和再发生?
4. 肺栓塞时的病理过程是什么?
5. 治疗成功患者及家属回当地后有可能与当地医院发生什么事件?

6. 作为上级医院的医生在这样的事件中应扮演什么样的角色？

二、推荐阅读文献

1. Jack LC,KW Johnston. Rutherford's Vascular Surgery. 7th edition. Amsterdam：Elsevier Health Sciences,2010：855-888

2. 蒋米尔,张培华.临床血管外科学.第 3 版.北京：科学出版社,2011

3. Michael Ombrellino,Lowell S. Kabnick Varicose Vein Surgery. Semin Intervent Radiol,2005,22 (3)：185-194

4. Tapson VF. Advances in the diagnosis and treatment of acute pulmonary embolism. F1000 Med Rep,2012,4：9

（谭　最）

案例6　老了,哪里出问题了?

一、基于问题的学习

情　境　1

1. 该病人可能患有什么疾病？
2. 应该给予哪些检查以明确诊断？
3. 该病人的病因、发病机理可能是什么？
4. 须与哪些疾病进行鉴别？

情　境　2

1. 该病人除患主要疾病外,还有哪些并存病？
2. 其病因、病理基础是什么？诊断及诊断依据是什么？应与哪些疾病鉴别？
3. 治疗该患者应从哪些方面着手？治疗原则是什么？
4. 2 型糖尿病中血糖升高是什么机制？对哪些组织器官影响最大？糖代谢与脂质代谢有什么关联性？

情　境　3

1. 该病人应采取哪种治疗方法为佳？
2. 目前治疗动脉硬化闭塞症有哪些方法？各有哪些优缺点？
3. PTAS 术中有哪些注意事项？
4. 该病人出现上述症状的可能原因是什么？

情　境　4

1. 患者在 PTAS 术后 4 月内血管再次阻塞,最可能的原因有哪些？该患者的原因是什么？根据 DSA 图说明所用治疗方法？
2. 用什么方法进行治疗有可能达到治疗效果？
3. 如何预防血管再阻塞发生？
4. 根据图像分析,再次介入治疗采取的方法是什么？
5. 应如何向病人及家属解释这种情况？并最终取得理解并同意再次介入或手术治疗？

Note

二、推荐阅读文献

1. Jack L. Cronenwett, K. Wayne Johnston. Rutherford's Vascular Surgery. 7th edition. Amsterdam: Elsevier Health Sciences, 2010:394-600

2. 王深明, 常光其. 外周动脉疾病介入治疗. 第 1 版. 北京: 北京大学医学出版社, 2013: 314-324

3. Iciar Martin-Timon, Cristina Sevillano-Collantes, Amparo Segura-Galindo, et al. Type 2 diabetes and cardiovascular disease: Have all risk factors the same strength? World J Diabetes, 2014, 5 (4): 444-470

4. Jane E. B, Reusch, Cecilia C. Low Wang Cardiovascular Disease in Diabetes: Where Does Glucose Fit In? J Clin Endocrinol Metab, 2011, 96 (8): 2367-2376

5. M Tan, U Pua, DES Wong, et al. Critical limb ischaemia in a diabetic population from an Asian Centre: angiographic pattern of disease and 3-year limb salvage rate with percutaneous angioplasty as first line of treatment. Biomed Imaging Interv J, 2010, 6 (4): e33

（谭　最）

第二章　呼吸系统疾病

案例1　旅游的代价

一、基于问题的学习

情　境　1

1. 请总结上述病例包含的重要的症状。
2. 分析这些症状可能的发病机制。
3. 可能是哪些疾病导致了这些症状？
4. 分析这些主要症状和伴随症状的特点。现在你认为李小姐最可能的疾病是什么？
5. 你觉得还需要为李小姐做哪些检查？（体格检查、实验室检查和特殊检查）

情　境　2

1. 患者的诊断是什么？诊断依据？
2. 该患者可能的病原体是什么？
3. 下一步应该怎样诊治？（继续门诊？住院？ICU？）

情　境　3

1. 结合以上信息，你需要排除哪些疾病？
2. 你会给该患者用什么抗生素？
3. 用药后你会观察患者哪些指标明确你用药的效果？
4. 患者体温不退的原因有哪些？如何明确？
5. 社区获得性肺炎的主要病原体是什么？该患者的可能病原体是什么？
6. 患者胸痛的原因是什么？发生机制如何？

情　境　4

1. 请叙述上述检查结果的临床意义及肺炎的并发症有哪些？
2. 不同人群社区获得性肺炎经验性治疗的原则？
3. 该患者目前的情况可能的原因有哪些？
4. 针对病情的变化如何与家属沟通？
5. 如果患者用药后体温逐步下降至正常，抗生素的疗程应用多长？
6. 肺炎的预防？

二、推荐阅读文献

1. 中华医学会呼吸病学分会.社区获得性肺炎诊断和治疗指南.中华结核和呼吸杂志，2006，29(10)：651-655

2. 杨子云，陈哲.社区获得性肺炎初始抗生素治疗现状分析.中华医学会呼吸病学年会——2011(第十二次全国呼吸病学学术会议)论文汇编：2011年

3. 葛均波，徐永建.内科学.第8版.北京：人民卫生出版社，1979

（邵　莉）

案例 2　我爬不上三楼了

一、基于问题的学习

情　境　1

1. 呼吸困难定义、分类、病因和发病机制？
2. 呼吸困难伴喘息常见于哪些疾病？
3. 咳嗽、咳痰的常见病因和发生机制？
4. 上、下呼吸道的结构与这些症状之间有何联系？
5. 如果要作出进一步的判断，你是否还需要询问这些症状有何特点及有无其他伴随症状？

情　境　2

1. 根据目前这些信息，初步判断老张可能得了什么病？
2. 医生还需要为老张做哪些检查？这些检查的意义是什么？

情　境　3

1. 慢性阻塞性肺病和呼吸衰竭的定义和诊断要点。
2. 根据血气报告分析老张产生缺氧和二氧化碳升高的原因和机制。
3. 分析肺功能报告，为老张的肺功能作出正确的结论。
4. 根据得出的初步诊断分析肺气肿时肺部的 X 线表现。

情　境　4

1. 慢性阻塞性肺病急性加重的治疗原则？
2. 常用抗生素、平喘药、祛痰镇咳药的分类和作用机制？
3. 慢性阻塞性肺病并发 II 型呼吸衰竭时的治疗原则？
4. 慢性阻塞性肺病的分组及治疗原则？
5. 该患者的出院时治疗方案应怎样制订？
6. 慢性阻塞性肺病患者应如何管理和教育？
7. 对于老张的吸烟习惯如何劝导？试分析吸烟与 COPD 的关系。

二、推荐阅读文献

1. 中华医学会呼吸病学分会慢性阻塞性肺疾病学组. 慢性阻塞性肺疾病诊治指南. 中华结核和呼吸杂志,2007,25(8):453-460

2. 邝锦辉,陈顺存. 吸烟与慢性阻塞性肺气肿的发病机理. 国外医学(呼吸系统分册),2000,20(1):33-36

3. 葛均波,徐永建. 内科学. 第 8 版. 北京:人民卫生出版社,1979

4. 万学红,卢雪峰. 诊断学. 第 8 版. 北京:人民卫生出版社,1979

（邵　莉）

案例3　创　业　之　初

一、基于问题的学习

情　境　1

1. 本案例初步诊断如何考虑? 本案例诊断需与哪些疾病相鉴别?

2. 往往与问题1初步诊断相伴随的疾病是什么?

3. 本次发病可能的诱发因素有哪些?

4. 本病发作后怎样自救?

5. 在下一情境的剧情中会有什么样的检查或发现?

情　境　2

1. 心电图与生化检查中的一些酶学变化你能联想到什么? 与本案例病情诊断如何相鉴别?

2. 做心动超声检查的目的有哪些? 心内科医生会诊可能作出什么样的判断?

3. 胸部 CT 怎样解读? 在本案例诊断中有何意义?

4. 血气分析通常的采血部位有哪些? 采血时要注意哪些问题?

5. 血气分析常用分析步骤是怎样进行的? 本案例患者存在怎样的酸碱失衡? 哪种是原发失衡? 哪些是代偿失衡?

情　境　3

1. 支气管哮喘发病有何特征? 发作期哮喘患者的临床体征有哪些?

2. 干湿性啰音各自产生的机制是什么? 干湿性啰音各自的特点有哪些?

3. 支气管哮喘是一种慢性炎症性疾病,参与这种慢性炎症的细胞及细胞组分有哪些?

4. 试述支气管哮喘的发病病因与机制及典型支气管哮喘诊断标准。

5. 支气管哮喘的肺通气功能表现有哪些? 临床症状不典型的支气管哮喘怎样进行诊断?

情　境　4

1. 支气管哮喘怎样分期? 如何对支气管哮喘患者进行健康教育?

2. 试述支气管哮喘严重程度分级、支气管哮喘控制水平分级及哮喘急性发作的病情严重程度分级。

3. 试述支气管哮喘病情控制分级治疗方案。

4. 哮喘治疗药物据作用机制分为哪两类? 常用的各含有哪些药物?

5. 控制气道慢性炎症最有效的药物是哪类? 使用途径有哪些? 在不同情况下,如何选用?

二、推荐阅读文献

1. 中华医学会呼吸病学分会哮喘学组. 支气管哮喘防治指南(支气管哮喘的定义、诊断、治疗及教育和管理方案). 中华结核和呼吸杂志,2008,31(3):177-185

2. 中华医学会呼吸病学分会哮喘学组. 支气管哮喘防治指南(基层版). 中华结核和呼吸杂志,2013,26(5):331-336

3. 中华医学会呼吸病学分会哮喘学组. 支气管哮喘控制的中国专家共识. 中华内科杂志,2013,52(5):440-443

4. Global Initiative for Asthma. Global Strategy for Asthma Management and Prevention 2014(revi-

sion). http://www. ginaasthma. org

5. Burke H, Leonardi-Bee J, Hashim A, et al. Prenatal and passive smoke exposure and incidence of asthma and wheeze: systematic review and meta-analysis. Pediatrics, 2012, 129(4): 735-744

（徐迪世）

案例4　美丽的代价

一、基于问题的学习

情　境　1

1. 胸闷、低热、纳差、盗汗等症状可能联想到哪类疾病？还需要作哪些检查以进一步确诊？
2. 患者咳嗽、胸闷，有哪些疾病可引起类似的症状？
3. 初步诊断有哪些可能？可能的诱因有哪些？
4. 在下一情境的剧情中会有什么检查或发现？

情　境　2

1. 胸穿前应向患者交代哪些注意事项？
2. 胸穿时患者取怎样的体位？常用胸穿的身体部位有哪些？
3. 胸穿前B超定位的意义？如果没有B超定位，临床上又如何定位？
4. 胸穿的常见并发症有那些？如何识别？怎样避免？
5. 医生穿刺时应注意哪些问题？

情　境　3

1. 胸水外观能预示什么？怎样解释血性胸腔积液？
2. 何为渗出液？何为漏出液？如何鉴别？
3. 恶性胸腔积液与良性胸腔积液如何鉴别？
4. 试述结核性胸膜炎的诊断与鉴别诊断及其治疗原则。
5. 胸腔积液形成机制是什么？请说说引起胸腔积液疾病的诊断思路？

情　境　4

1. 医生在治疗前，怎样与李女士进行心理沟通，李女士应做好怎样的思想准备？李女士的生活方式需要哪些改变？
2. 试述医生对李女士的治疗的策略。
3. 试述抗结核治疗的原则，常用的抗结核治疗的药物有哪些？用法用量及不良反应有哪些？
4. 治疗结核性胸膜炎，加用激素的目的？如何使用激素？
5. DOTS是什么意思？

二、推荐阅读文献

1. 中华医学会结核病分会. 肺结核的诊断和治疗指南. 中华结核和呼吸杂志, 2001, 24(2): 70-74
2. 蔡春, 周新. 美国结核病治疗指南. 世界临床药物, 2005, 26(5): 262-267
3. 中国防痨协会. 耐药结核病化学治疗指南(2009). 中华结核和呼吸杂志, 2010, 33(7):

485-497

4. WHO. Guidelines for programmatic management of drug-resistant tuberculosiss. WHO/HTM/TB/2008.402. Geneva:WHO,2008

5. 罗词文,李长生,胡浩.胸腔积液诊疗学.北京:科学出版社,2001

（徐迪世）

案例5　是芦荟胶惹的祸吗

一、基于问题的学习

情　境　1

1. "芦荟胶"是什么东西？能治病吗？能吃吗？老人的状况是否与它有关？

2. 结合既往史、个人史,该患者进食哽咽疼痛,还有黑便,能想到他出现了哪些状况？

3. 除了消化道还会有哪些疾病会产生类似表现？

4. 下一情境中会出现哪些检查和发现,来帮助我们判断该患者可能是什么疾病？

情　境　2

1. 通过此情境中的检查信息,你对诊断有何改变？诊断依据是什么？

2. CT 的结果判读会提示我们什么？

3. 这些检查结果是重复检查吗？有必要吗？此情境中如果增加 EUS 检查有必要吗？

4. 针对治疗下一情境你要对患者做哪些检查？意义是什么？

5. 下一情境医生将为王老汉制订一个怎样的治疗方案？依据是什么？

情　境　3

1. 患者现处于疾病的什么阶段？有哪些治疗手段？是手术适应证吗？食管癌的围术期处理有哪些方面？

2. 没有经验的医生的 CT 判读结果,能否会因切口选择错误而导致治疗失败？患者的胃部情况、肺部情况会影响我们的治疗计划吗？

3. 此情境中家属的判断是否正确？家属的治疗意愿应该影响我们的治疗计划吗？下一情境会出现哪些问题？

4. 食管癌的手术并发症有哪些？如何治疗？术后早期肠内营养适合中国人群吗？

5. 此患者治疗过程中引入了哪些新的治疗手段和理念？

6. 是否会因为患者的经济条件,而采取微创的胸腔镜手术或姑息的支架手术？

情　境　4

1. 化疗的适应证和不良反应有哪些？放疗的时机应如何选择？

2. 患者治疗出现了窘境,你作为医生有哪些治疗想法？现在人们热衷的靶向治疗、生物治疗有意义吗？

3. 肿瘤患者的第一次治疗正确与否直接导致预后,这样的观点正确吗？该患者的治疗能补救吗？

4. 肿瘤的生物学特性能解释我们看到的肿瘤在治疗期间还有进展的问题吗？

5. 该患者除了我们看到的病因,还会有哪些深层次的病因？

二、推荐阅读文献

1. Pierre AF，Luketich JD. Technique and role of minimally invasive esophagectomy for premalignant and malignant diseases of the esophagus. Surg Oncol Clin N Am，2002，11（2）：337-350

2. Ng T，Vezeridis PV. Advances in the surgical treatment of Eso Phageal Canee. Journal of Surgieal Oneology，2010，101：725-729

3. Luketieh JD，Alvelo-rivera M，Buenaventura PO，et al. Minimally invasive esophageetomy：Outeomes in 222 Patients. AnnSurg，2003，238：486-495

4. Rieff EA，Hendriks T，Rutten HJT，et al. Neoadjuvant radiochemotherapy increases matrix metallo proteinase activity in healthy tissue in Eso Phageal Caneer patients. Anllals of surglcal oncology，2009，16（5）：1384-1389

（郑春雷）

案例6　一刀两命　绝处险还生

一、基于问题的学习

情　境　1

1. 患者的伤情为什么会急转加重？是什么伤？是否与外伤有关？

2. 患者此刻情况紧急，如何急诊处理？是应做检查，还是进行急救，你有把握吗？下一情境会有怎样的处置？

3. 患者是单一伤还是存在复合伤？

4. 院前急救过程是先叫120好，还是自行送医院更为得当？

情　境　2

1. 我们看到的效果是理想的，但小张医生的处理方式正确吗？

2. 患者家属若未到现场，现场急救有否伦理及法律要求？

3. 若治疗方向出了问题，治疗失败，医生要如何承担责任？

4. 下一情境我们期待患者正常的转归是什么？警惕病情变化要监测哪些指标？

5. 现在我们还有必要进行其他的检查吗？

情　境　3

1. 这一次患者又出现了什么伤情变化？检验结果如何判读？

2. 超声和CT能给我们什么提示？结果如何判读？我们的胸部处理得当吗？

3. 诊断性腹穿抽出不凝血，是手术指征吗？

4. 患者出现了失血性休克，我们要先手术，还是要先抗休克？你的观点呢？

5. 下一情境你认为会有哪些发现？

情　境　4

1. 幸运的他不是脾脏损伤保住了脾脏，家属为什么顾虑重重？你了解脾切除的并发症吗？

2. 单纯的膈肌损伤会有如此表现吗？

3. 这样的外伤我们能选择腹腔镜诊断及治疗吗？

4. 双方家属的截然不同的表现源于什么？我们的治疗真的有不当之处吗？

5. 这次治疗经验我们收获了什么？这次医疗纠纷我们应借鉴什么？

二、推荐阅读文献

1. Cullinane DC, Morris JA Jr, Bass JG, et al. Needle thoraeostomy may not be indicated in the trauma patient. Injury, 2001, 32(10): 749-752

2. Boon D, Liewellyn T, Rushton P. A strange case of a tension pneumothorax. Emerg Med J, 2002, 19(55): 470-471

3. Barton ED, Rhee P, Hutton KC, et al. The pathophysiology of tension pneumothorax in ventilated swine. J Emerg Med, 1997, 15(2): 147-153

4. MAYNARDW HERITAGE J. Conversation analysis, doctor-Patient interaction and medical communication. Med Educ, 2005, 39(4): 428-435

5. Association of American Medical Colleges. The current state of communication skills and assessment. Washington DC: Association of American Medical Colleges (MSOP Report), 1999

（郑春雷）

第三章　消化系统疾病

案例 1　年轻的压力

一、基于问题的学习

情　境　1

1. 根据小明的发病经过,考虑其诊断可能有哪些?
2. 就小明发病情况还需要注意收集哪些病史?
3. 下一步进行哪些检查?

情　境　2

1. 黑便见于哪些疾病?
2. 小明血流动力学如何变化?
3. 上腹压痛伴消化道出血见于哪些疾病,如何鉴别?
4. 如何判断消化道出血仍在继续?
5. 血液常规检查中哪些指标有助于判断出血量?

情　境　3

1. 胃镜检查对上消化道出血诊治中的价值如何?
2. 常规影像学(CT、MRI 和超声)对上消化道出血诊治中的价值如何?
3. 十二指肠球部溃疡常见原因有哪些?
4. 十二指肠球部溃疡并发症有哪些?
5. 上消化道出血量如何判断? 为什么医生建议小明住院治疗?

情　境　4

1. 目前诊断十二指肠球部溃疡并消化道出血,是否还需要补充其他检查?
2. 上消化道出血的主要治疗措施如何?
3. 上消化道出血时内镜干预时机如何选择?
4. 患者目前是否能够出院?
5. 患者为什么治疗后症状好转的同时血红蛋白会明显下降?

二、推荐阅读文献

1. ASGE Standards of Practice Committee, Banerjee S, Cash BD, et al. The role of endoscopy in the management of patients with peptic ulcer disease. Gastrointest Endosc,2010,71(4):663-668

2. Laine L,Jensen DM. Management of patients with ulcer bleeding. Am J Gastroenterol,2012,107(3):345-360

3. Hwang JH,Fisher DA,Ben-Menachem T, et al. The role of endoscopy in the management of acute non-variceal upper GI bleeding. Gastrointest Endosc,2012,75(6):1132-1138

4. Dworzynski K1,Pollit V,Kelsey A,et al. Management of acute upper gastrointestinal bleeding: summary of NICE guidance. BMJ,2012,344:e3412

5. Asaka M, Kato M, Takahashi S, et al. Guidelines for the management of Helicobacter pylori infection in Japan:2009 revised edition. Helicobacter,2010,15(1):1-20

（侯晓华）

案例 2　扰人的便血

一、基于学习的问题

情　境　1

1. 腹泻见于哪些疾病？
2. 便血见于哪些疾病？
3. 王先生可能的诊断如何？依据有哪些？
4. 还需要注意收集哪些病史？下一步进行哪些检查？

情　境　2

1. 体格检查在便血的鉴别诊断中意义如何？
2. 根据王先生的初步化验检查，可以找到哪些有价值的线索？
3. 王先生诊断如何？为什么医生让王先生进一步住院检查？

情　境　3

1. 为什么要对王先生的大便进行细菌和真菌的培养？
2. 肠镜在便血患者诊治中的价值如何？
3. CT 对便血患者的诊断和鉴别诊断的作用怎么样？
4. 为什么要进行结核相关检查？
5. 肠结核如何诊断？

情　境　4

1. 肠道病变活检的病理结果提供了什么信息？
2. 王先生是否需要抗结核治疗？
3. 王先生在制订治疗方案前还需要补充病史或者检查吗？

二、推荐阅读文献

1. Gomollón F, García-López S, Sicilia B, et al. Therapeutic guidelines on ulcerative colitis:a GRADE methodology based effort of GETECCU. Gastroenterol Hepatol,2013,36(2):104-114

2. Danese S,Gomollon F. Governing Board and Operational Board of ECCO. ECCO position statement:the use of biosimilar medicines in the treatment of inflammatory bowel disease. J Crohns Colitis,2013,7(7):586-589

3. Magro F,Langner C,Driessen A,et al. European consensus on the histopathology of inflammatory bowel disease. J Crohns Colitis,2013,7(10):827-851

4. Feakins RM,British Society of Gastroenterology. Inflammatory bowel disease biopsies:updated British Society of Gastroenterology reporting guidelines. J Clin Pathol,2013,66(12):1005-1026

（侯晓华）

案例3 不明原因的肝功能异常

一、基于问题的学习

情 境 1

1. 食欲缺乏的常见原因有哪些?
2. 厌油主要见于哪些疾病?
3. 体重下降见于哪些疾病?
4. 肝功能异常的常见原因包括哪些?

情 境 2

1. 除了肝炎病史外,医生还需要补充哪些病史以助于诊断?
2. 为什么要给王女士进行超声检查?

情 境 3

1. 与肝脏疾病相关的免疫性指标有哪些?
2. 根据王女士的免疫学检查结果能否确定自身免疫性肝炎的诊断?
3. 肝脏 MRI 检查在肝脏疾病中的应用价值?
4. 肝穿刺检查的指征包括哪些?

情 境 4

1. 自身免疫相关性肝脏损伤常见于哪些疾病? 如何鉴别?
2. 自身免疫性肝炎治疗原则如何?
3. 王女士下一步该如何治疗?

二、推荐阅读文献

1. Lindor KD,Gershwin ME,Poupon R,et al. Primary biliary cirrhosis. Hepatology,2009,50(1):291-308

2. Vergani D1,Alvarez F,Bianchi FB,et al. Liver autoimmune serology:a consensus statement from the committee for autoimmune serology of the International Autoimmune Hepatitis Group. J Hepatol,2004,41(4):677-683

3. Manns MP,Czaja AJ,Gorham JD,et al. Diagnosis and management of autoimmune hepatitis. Hepatology,2010,51(6):2193-2213

4. Gleeson D,Heneghan MA,British Society of Gastroenterology. British Society of Gastroenterology (BSG) guidelines for management of autoimmune hepatitis. Gut,2011,60(12):1611-1629

（侯晓华）

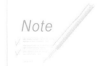

Note

案例 4　肝 胆 相 照

一、基于问题的学习

情　境　1

1. 餐后腹痛可以联想到什么疾病？
2. 夜间持续性腹痛，后背牵涉痛可能会是什么疾病？
3. 这些症状需要询问哪些病史？是否可能有其他异常的理学检查？
4. 这些症状需要安排哪些检查？
5. 患者有腹痛、黄疸、发热可以联想到什么疾病？

情　境　2

1. 如何解读肝功能的变化？
2. 这患者是属于何种黄疸？药物性，病毒性，胆道阻塞或是肝脏以外的原因？
3. CA-199 的意义是什么？
4. 腹部超声的发现代表什么意义？
5. 为什么做了腹部超声还需要做 MRCP？

情　境　3

1. MRCP 检查的意义在哪里？
2. 为什么要检查凝血功能？
3. 老张的胆管结石可能是原发的还是继发的？
4. 如何评价胆石症的体外碎石、药物溶石、排石治疗？
5. 怎么防止医疗小广告害人？

情　境　4

1. 胆石症有哪些手术方式？哪一种较好？该如何选择？
2. ERCP 有哪些适应证、禁忌证和风险？
3. 胆石症患者术后的注意事项和生活保健？

二、推荐阅读文献

1. 吴孟超,吴在德.黄家驷外科学.第 7 版.北京：人民卫生出版社,2008

2. Portincasa P, Moschetta A, Palasciano G. Cholesterol gallstone disease. Lancet, 2006, 368 (9531)

3. Paumgartner G. Biliary physiology and disease：reflections of a physician-scientist. Hepatology, 2010,51(4)

4. Williams EJ, Green J, Beckingham I, et al. Guidelines on the management of common bile duct stones（CBDS）. Gut,2008,57(7)

5. 胡冰.ERCP 诊断治疗图解.第 2 版.上海：上海科学技术出版社,2010

（蒋　安）

案例 5　中 年 危 机

一、基于问题的学习

情　境　1

1. 疲倦、食欲缺乏、腹胀等可以联想到是什么情况？
2. 除了消化系统以外，还有什么疾病会造成类似症状？
3. 查体有哪些异常？
4. 这些症状需要安排哪些检查？
5. 患者的血液检查该如何判读？

情　境　2

1. 这患者是属于何种肝炎？药物性，病毒性，胆道阻塞或是肝脏以外的原因？
2. 肝炎系列、艾滋梅毒检查的意义？
3. 患者的胃镜检查有什么异常？与症状有什么关系？
4. 上腹部磁共振如何判读？

情　境　3

1. 食管静脉曲张的原因及危害是什么？
2. 门静脉高压症的原因及治疗？
3. 肝癌要如何诊断？需不需要做肝活检？肝活检有哪些风险？
4. 吲哚菁绿排泄试验的判读？
5. 患者为什么要做骨髓检查？脾亢患者的骨髓象表现是什么？

情　境　4

1. 保护性医疗与知情同意权有冲突吗？
2. 哪些患者适合做肝切除、肝移植或脾切除断流手术？
3. 介入治疗的疗效如何？会有哪些副作用？
4. 肝癌的靶向治疗药物有什么？
5. 针对肿瘤的生物免疫治疗有哪些？

二、推荐阅读文献

1. Forner A, Llovet JM, Bruix J. Hepatocellular carcinoma. Lancet, 2012, 379(9822):1245-1255

2. Tsochatzis EA, Bosch J, Burroughs AK. Liver cirrhosis. Lancet, 2014, 383(9930):1749-1761

3. Kim SH, Kim do Y, Lim JH, et al. Role of splenectomy in patients with hepatocellular carcinoma and hypersplenism. ANZ J Surg, 2013, 83(11):865-870

4. Omata M, Lesmana LA, Tateishi R, et al. Asian Pacific Association for the Study of the Liver consensus recommendations on hepatocellular carcinoma. Hepatol Int, 2010, 4(2):439-474

5. Fortune B, Garcia-Tsao G. Current Management Strategies for Acute Esophageal Variceal Hemorrhage. Curr Hepatol Rep, 2014, 13(1):35-42

6. Llovet JM, RiCCi S, Mazzaferro V, et al. Sorafenib in advanced epatocellular carcinoma. N Engl J Med, 2008, 359:378-390

7. 李宗芳,蒋安,张澍.肝硬化门静脉高压症个体化治疗策略的探索与实践.中华肝脏外科手术学电子杂志,2015,4(3):146-149

（李宗芳　蒋安）

案例6　乐极生悲

一、基于问题的学习与分析

情　境　1

1. 患者腹痛、腹胀、肛门停止排气排便可以联想到什么疾病？
2. 患者黄疸的可能原因是什么？
3. 患者高脂血症与发病有关系吗？
4. SIRS 的定义和临床意义？
5. 饮酒以及暴饮暴食与发病有关系吗？

情　境　2

1. 腰背部带状腹痛可以联想到哪些疾病？
2. 患者胆囊结石、胆总管结石与发病有关系吗？
3. 血尿淀粉酶的意义如何？
4. 如何判读胰腺 CT？MRCP 提示什么情况？
5. 患者可能的疾病是什么？

情　境　3

1. 胰腺炎的分类,分级？重症胰腺炎的定义？
2. 胆源性胰腺炎的发病机制是什么？治疗措施有哪些？
3. 重症胰腺炎肺损伤的治疗原则是什么？
4. 重症胰腺炎为什么会出现胸腔积液及肺损伤？
5. 重症胰腺炎肾功能不全的治疗原则有哪些？血液透析的指征如何把握？

情　境　4

1. 胰腺假性囊肿的治疗窗是多长时间？有哪些治疗方式？哪一种较好？该如何选择？
2. 胆源性胰腺炎的手术治疗方式有哪些？
3. 胆石症以及暴饮暴食为什么会引发胰腺炎？
4. 胰腺炎患者生活上要注意哪些问题？

二、推荐阅读文献

1. Banks PA,Bollen TL,Dervenis C,et al. Classification of acute pancreatitis-2012:revision of the Atlanta classification and definitions by international consensus. Gut,2013,62(1):102-111

2. 中华医学会消化病分会胰腺疾病组.中国急性胰腺炎诊治指南(2013 上海).中华消化杂志,2013,33(4):727-729

3. Working Group IAP/APA Acute Pancreatitis Guidelines. IAP/APA Evidence-based guidelines for the management of acute pancreatitis. Pancreatology,2013,13(Suppl 2):el-el5

4. Tenner S,Baillieb J,Dewitt J,et al. American College of Gastroenterology guidelines

Note

management of acute pancreatitis. Am J Gastroenterol,2013,108(9):1400-1415

　　5. Fisher JM,Gardner TB. The "golden hours" of management in acute pancreatitis. Am J Gastroenterol,2012,107(8):1146-1150

　　6. 夏先明,黎耀东,李宗芳等.脾脏与急性胰腺炎.国际外科学杂志,2007,34(6):388-391

（李宗芳　蒋安）

第四章　内分泌与代谢系统疾病

案例1　多 病 西 施

一、基于问题的学习与分析

情　境　1

1. 综合上述结果,你认为毛莉莉的初步诊断是什么? 依据是什么?
2. 还需要给毛莉莉做哪些检查明确诊断?
3. 亚健康的概念是什么? 我国中年白领的亚健康状态的现状如何?
4. 遇上路人身体不适,我们该怎么办?

情　境　2

1. 该患者的目前诊断应该考虑是什么? 依据是什么?
2. 如何解释病变的相关临床表现?
3. 需要与哪些疾病进行鉴别? 还需要进一步行哪些检查明确诊断?
4. 我国过度医疗的现状如何?

情　境　3

1. 毛莉莉呕吐的原因可能有哪些?
2. 毛莉莉目前内环境紊乱,主要存在哪些问题?
3. 毛莉莉目前内环境紊乱,可能的因素有哪些?
4. 依据目前状况,如不及时处理,毛莉莉可能的预后是什么(为什么报病危)?
5. 住院患者的人文关怀,尤其重症监护病房的人文关怀存在缺陷吗?

情　境　4

1. 糖皮质激素治疗的适应证和禁忌证有哪些? 该患者有无禁忌证?
2. 毛莉莉(病西施)的最后诊断是什么?
3. 糖皮质激素替代治疗方案如何制订?
4. 我国结核病患病现状如何? 毛莉莉的养子、家属及同事的结核病防治途径如何?

二、推荐阅读文献

1. 罗湘杭,廖二元. 内分泌学. 北京:人民卫生出版社,2004

2. Neary N,Nieman L. Adrenal insufficiency:etiology,diagnosis and treatment. Curr Opin Endocrinol Diabetes Obes,2010,17(3):217-223

3. O'Connell S,Siafarikas A. Addison disease-diagnosis and initial management. Aust Fam Physician,2010,39(11):834-837

4. National endocrine and metabolic disease information service. Adrenal Insufficiency and Addison's Disease. Washington:NIH Publication 2014

5. 陈家伦. 临床内分泌学. 上海:上海科学技术出版社,2011

(倪银星)

Note

案例2　不到长城非好汉

一、基于问题的学习

情　境　1

1. 老李的生活方式有问题吗？
2. 老李为什么会体重减轻？
3. 胰岛素治疗的适应证有哪些？老李采用胰岛素治疗合适吗？

情　境　2

1. 请你分析老李的病例特点。
2. 老李可能发生了什么情况？其发生的原因可能有哪些？
3. 老李进一步需要做哪些检查？

情　境　3

1. 请你给出目前老李的初步诊断。
2. 请你帮老李制订下一步的治疗原则。其控制目标是什么？
3. 请你帮助老李分析一下他以往治疗的误区，以免以后再犯同样的错误。
4. 血压的控制对于老李的重要性有哪些？

情　境　4

1. 请你复述"5驾马车"的含义。
2. 请你帮医生回答一下老李提出的问题，如糖尿病的慢性并发症有哪些？预后如何？
3. 请你为老李制订合理的治疗方案。

二、推荐阅读文献

1. Xu Y, Wang L, He J, et al. Prevalence and control of diabetes in Chinese adults. JAMA, 2013, 310(9):948-959

2. Standards of Medical Care in Diabetes 2014. Diabetes Care, 2014, 37(Sup1):s14-s80

3. James PA, Oparil S, Carter BL, et al. 2014 Evidence-Based Guideline for the Management of High Blood Pressure in Adults Report From the Panel Members Appointed to the Eighth Joint National Committee (JNC 8). JAMA, 2014, 311(5):507-520

4. Hayes AJ, Leal J, Gray AM, et al. UKPDS Outcomes Model 2: a new version of a model to simulate lifetime health outcomes of patients with type 2 diabetes mellitus using data from the 30 year United Kingdom Prospective Diabetes Study: UKPDS 82. Diabetologia, 2013, 56:1925-1933

5. 吉努斯, 郭启煜. 英国前瞻性糖尿病研究(UKPDS)及其对全球的影响. 糖尿病天地, 2008, 9:391-394

（倪银星）

Note

案例3　饮料好喝口难开

一、基于问题的学习与分析

情　境　1

1. 请你给出张唱目前的初步诊断。他同时存在哪两种急症？
2. 分析张唱的生活方式存在什么问题。
3. 健康的生活方式应该是怎样的？

情　境　2

1. 请你评价这8小时医生给张唱的治疗效果及治疗措施是否得当。
2. 请你分析张唱血生化变化的机制。
3. 请你分析张唱肾功能变化的原因。

情　境　3

1. 请你根据上述的检查结果，给予张唱一个完整的诊断。
2. 分析张唱糖尿病酮症酸中毒及高血糖高渗状态的发生机制。
3. 单纯性肥胖的诊断要点有哪些？需要与哪些继发性肥胖症鉴别？
4. 请你根据上述的检查结果，判断张唱的治疗疗效和预后情况。

情　境　4

1. 请你给张唱提供一个减重治疗方案和减重目标，并说明减重对于张唱的重要性。
2. 张唱的儿女需要如何预防肥胖和糖尿病的发生？
3. 中国人群肥胖的发生率如何？与西方国家比较，我国人群肥胖的特点有哪些？

二、推荐阅读文献

1. Garber AJ, Abrahamson MJ, Barzilay JI, et al. AACE comprehensive diabetes management algorithm 2013. Endocr Pract, 2013, 19(2):327-336

2. 中华医学会内分泌学分会肥胖学组. 中国成人肥胖症防治专家共识. 中华内分泌代谢杂志, 2011, 27(9):711-717

3. Cornier MA, Després JP, Davis N, et al. Assessing adiposity: a scientific statement from the American heart association. Circulation, 2011, 124:1996-2019

4. Institute for clinical system improvement. Health Care Guideline: prevention and management of obesity (mature adolescents and adults). 5th Edition, 2011

5. Holman RR, Paul SK, Bethel MA, et al. 10-year follow-up of intensive glucose control in type 2 diabetes. N Engl J Med, 2008, 359(15):1577-1589

（倪银星）

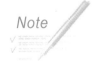

案例4　一场烧烤盛宴惹的祸

一、基于问题的学习

情　境　1

1. 关节疼痛,局部肿胀等可以联想到是什么情况?
2. 除了关节局部问题以外,还有什么疾病会造成类似症状?
3. 这些症状需要询问哪些病史? 是否可能有其他异常的理学检查?
4. 这些症状需要安排哪些检查?
5. 患者的尿液检查该如何判读?

情　境　2

1. 检查的生化数据及尿液检查结果如何解读?
2. 这患者是属于何种关节炎? 是原有痛风发作,外伤性,自身免疫性,风湿性或是其他的原因?
3. 尿酸水平、尿液 pH 值、尿比重、自身抗体谱等各代表什么意义?
4. 内分泌科医师为什么要安排这些检查?
5. 局部小窦道流出液体是什么液体? 成分为什么?

情　境　3

1. 医生给予的口服药物各起到什么作用?
2. 全身多处出现痛风石的原因是什么?
3. 为什么要应用激素类药物?
4. 痛风的治疗方式有哪些? 治疗时间多久?
5. 如何达到控制尿酸水平及碱化尿液?

情　境　4

1. 怎样的生活方式有利于治疗?
2. 该如何防止痛风发作?
3. 再次复发要如何治疗?
4. 饮食上要注意哪些问题?

二、推荐阅读文献

1. Hainer BL,Matheson E,Wilkes RT. Diagnosis,treatment,and prevention of gout. Am Fam Physician,2014,90(12):831-836

2. Chowalloor PV,Siew TK,Keen HI. Imaging in gout:A review of the recent developments. Ther Adv Musculoskelet Dis,2014,6(4):131-143

3. De Vera,Mary A,Marcotte,et al. Medication Adherence in Gout:A Systematic Review. ARTHRITIS CARE & RESEARCH,2014,66(10):1551-1559

4. Burbage,Gail. Gout:clinical presentation and management. Nursing standard,2014,29(2):50-56

(侍晓云)

Note

案例 5　生命的代价

一、基于问题的学习

情　境　1

1. 妊娠期贫血常见于哪些可能的情况？
2. 该患者发热的可能原因是什么？
3. 妊娠期出现蛋白尿的可能病因有哪些？
4. 细菌性肺炎的诊断标准和常见病原菌有哪些？
5. 根据患者的症状和初步实验室检查，你认为下一步还应该做哪些检查？

情　境　2

1. 妊娠期急性左心衰竭的临床表现、病因和诱因是什么？
2. 急性间质性肺疾病的分类和常见病因是什么？
3. 弥漫性肺泡出血常见于哪些疾病？
4. 肾上腺糖皮质激素应用的适应证包括哪些常见疾病？禁忌证是什么？
5. 肾上腺糖皮质激素对糖代谢、骨代谢影响的机制？

情　境　3

1. 系统性红斑狼疮的病因和分类标准是什么？
2. 狼疮性肾炎的诊断标准、分型和治疗原则是什么？
3. 系统性红斑狼疮患者常见自身抗体包括哪些？其意义是什么？
4. 抗心磷脂抗体阳性对系统性红斑狼疮患者诊断和治疗的意义？
5. 系统性红斑狼疮患者妊娠期如何管理？

情　境　4

1. 急性呼吸衰竭的常见病因和治疗原则？
2. 弥散性血管内凝血的常见病因和诊断标准是什么？
3. 系统性红斑狼疮患者主要的死亡原因包括哪些？
4. 狼疮危象包括哪些临床表现？治疗原则是什么？
5. 静脉注射免疫球蛋白对系统性红斑狼疮患者治疗的意义和使用方法。

二、推荐阅读文献

1. 陈灏珠，林果为. 实用内科学. 第 13 版. 北京：人民卫生出版社，2009

2. van Vollenhoven RF，Mosca M，Bertsias G，et al. Treat-to-target in systemic lupus erythematosus：recommendations from an international task force. Ann Rheum Dis，2014，73（6）：958-967

3. Aisha Lateef，Michelle Petri. Managing lupus patients during pregnancy. Best Pract Res Clin Rheumatol，2013，27（3）：435-447

4. 中华医学会风湿病学分会. 系统性红斑狼疮诊断及治疗指南. 中华风湿病学杂志，2010，14（5）：342-346

5. G Bertsias，J P A Ioannidis，J Boletis，et al. EULAR recommendations for the management of systemic lupus erythematosus. Report of a Task Force of the EULAR Standing Committee for Internation-

Note

al Clinical Studies Including Therapeutics. Ann Rheum Dis,2008,67(2):195-205

（李　昕）

案例6　黎明静悄悄

一、基于问题的学习

情　境　1

1. 急性虹膜炎的常见病因包括哪些？治疗原则是什么？
2. 医师还要为刘先生进行哪些相关检查才能进一步明确诊断？
3. 炎性腰背痛常见于哪些风湿性疾病？与机械性腰痛有何差别？
4. 何谓脊柱关节炎？包括哪些疾病？有哪些临床特点？
5. 感染与脊柱关节炎的发病有何关系？

情　境　2

1. HLA-B27 在脊柱关节炎发病中有何作用？
2. 中轴型脊柱关节炎的分类标准？
3. 强直性脊柱炎影像学特点有哪些？有何新进展？如何进行放射学分期？
4. 强直性脊柱炎的脊柱关节专科查体包括哪些？
5. 强直性脊柱炎的临床表现包括哪些？

情　境　3

1. 强直性脊柱炎的诊断标准是什么？
2. 如何认识非甾体抗炎药对强直性脊柱炎的治疗作用？其分类包括哪些？
3. 临床常用的抗风湿慢作用药物主要包括哪些？对强直性脊柱炎有效的抗风湿药物有哪些？
4. 强直性脊柱炎应用糖皮质激素治疗的指征是什么？
5. 强直性脊柱炎心脏受累的临床表现包括哪些？

情　境　4

1. 强直性脊柱炎的治疗原则是什么？
2. 如何评价强直性脊柱炎的疾病活动度？
3. 生物制剂治疗脊柱关节炎的作用机制是什么？临床常用的生物制剂类型包括哪些？
4. 临床应用生物制剂的注意事项和使用方法是什么？
5. 如何对强直性脊柱炎患者进行健康指导和心理疏导？

二、推荐阅读文献

1. 陈灏珠,钟南山,陆再英. 内科学. 第 8 版. 北京:人民卫生出版社,2013

2. Rudwaleit M,van der Heijde D,Landewé R,et al. The Assessment of SpondyloArthritis International Society classification criteria for peripheral spondyloarthritis and for spondyloarthritis in general. Ann Rheum Dis,2011,70(1):25-31

3. van Tubergen A. Weber U. Diagnosis and classification in spondyloarthritis:identifying a chameleon. Nat Rev Rheumatol,2012,8(5):253-261

4. Tsui FW, Tsui HW, Akram A, et al. The genetic basis of ankylosing spondylitis: new insights into disease pathogenesis. Appl Clin Genet, 2014, 7:105-115

5. Forsblad-d'Elia H, Wallberg H, Klingberg E, et al. Cardiac conduction system abnormalities in ankylosing spondylitis: a cross-sectional study. BMC Musculoskelet Disord, 2013, 14:237

（李　昕）

Note

第五章　肾脏与泌尿系统疾病

案例 1　随肾的标记

一、基于问题的学习

情　境　1

1. 血尿可以联想到哪些疾病？蛋白尿可以联想到哪些疾病？
2. 血尿合并蛋白尿又可能会有哪些情况？
3. 这些症状需要询问哪些病史？
4. 既往病史与患者此次体检异常的关系如何？
5. 这些症状需要安排哪方面的检查？

情　境　2

1. 血清 IgA 水平升高对于疾病的诊断有没有意义？如何解读患者 ASO,C3 水平正常？
2. 尿蛋白肌酐比值和尿蛋白定量对判断病情有什么意义？
3. 患者是原发性肾小球疾病还是继发性性肾小球疾病？为什么？
4. 肾活检的依据是什么？肾活检的适应证有哪些？
5. 患者的病理诊断可能是什么？

情　境　3

1. 哪些疾病的肾脏病理表现会有 IgA 沉积或与 IgA 肾病相同？
2. 患者的临床表现与病理表现是否相符？免疫荧光检查在 IgA 肾病诊断中有什么特殊意义？
3. IgA 肾病随访的重要性在哪里？
4. 与 IgA 肾病进展相关的危险因素有哪些？
5. 如何去解读一个完整的肾脏病理报告？

情　境　4

1. IgA 肾病的流行状况和疾病经过如何？
2. ACEi 和 ARB 类药物治疗降压以外的益处有哪些？推荐其单药治疗还是联合治疗？
3. 如何对不同临床表现的 IgA 肾病选择治疗方案？
4. IgA 肾病的发病机制,你知道什么？
5. 患者咨询病情是否会坏转,你会给出什么建议？

二、推荐阅读文献

1. Working Group of the International Ig ANN, the Renal Pathology S, Cattran DC CoppoR, et al. The Oxford classification of IgA nephropathy: rationale, clinicopathological correlations, and classification. Kidney Int, 2009, 76(5): 534-545

2. Working Group of the International Ig ANN, the Renal Pathology S, Roberts IS CookHT, et al.

Note

The Oxford classification of IgA nephropathy: pathology definitions, correlations, and reproducibility. Kidney Int, 2009, 76(5):546-556

3. Wyatt RJ, Julian BA. IgA Nephropathy. N Engl J Med, 2013, 368(25):2402-2014

4. Floege J, Eitner F. Current therapy for IgA nephropathy. J Am Soc Nephrol, 2011, 22(10): 1785-1794

(李申恒)

案例2 肿 来 肿 去

一、基于问题的学习

情 境 1

1. 对于全身水肿,哪些情况需要了解?

2. 除了泌尿系统以外,还有什么疾病会造成类似症状? 查体过程中要注意哪些重要线索?

3. 如何解释这些结果?

4. 应进行哪些常规治疗?

5. 在下一情境的剧情中会有什么检查或发现?

情 境 2

1. 肾病综合征与发病年龄关系如何?

2. 患者的病理结果与临床症状是否相符? 病理类型是否符合你的预判?

3. 有哪些继发因素需要排除?

4. 如果患者病理结果符合微小病变(MCD)或局灶节段肾小球硬化(FSGS),是否需要进行排他性检查?

5. 肾脏超声的检查代表什么意义? 肾脏增大需警惕哪些情况?

情 境 3

1. 如何进行最划算的检查,为老年膜性肾病患者筛查恶性肿瘤?

2. 哪些药物能引起的肾病综合征、膜性肾病?

3. 对于肾病综合征的诊断过程,你有什么体会?

4. 患者发生急性肾损伤(AKI)的原因有哪些? 急性肾损伤(AKI)的诊断标准是什么?

5. 患者可能会进行什么样的治疗,治疗效果如何?

情 境 4

1. 激素的副作用有哪些? 免疫抑制剂(如环磷酰胺,环孢素,霉酚酸酯)的副作用有哪些?

2. 患者还可以有哪些治疗方案?

3. 如何对患者的疗效进行评价? 完全缓解,部分缓解,无效?

4. 患者的生活质量和健康质量能在多大程度上得到保证? 如何评价?

二、推荐阅读文献

1. Radhakrishnan J, Cattran DC. The KDIGO practice guideline on glomerulonephritis: reading between the (guide)lines—application to the individual patient. Kidney Int, 2012, 82(8):840-856

2. Polanco N, Gutierrez E, Covarsi A, et al. Spontaneous remission of nephrotic syndrome in idiopathic membranous nephropathy. J Am Soc Nephrol, 2010, 21(4):697-704

3. Beck L, Bomback AS, Choi MJ, et al. KDOQI US Commentary on the 2012 KDIGO Clinical Practice Guideline for Glomerulonephritis. Am J Kidney Dis, 2013, 62(3):403-441

4. Hofstra JM, Fervenza FC, Wetzels JF. Treatment of idiopathic membranous nephropathy. Nat Rev Nephrol, 2013, 9(8):443-458

5. Ponchielli C, Glassock RJ. Glomerular diseases: membranous nephropathy—a modern view. Clin J Am Soc Nephrol, 2014, 9(3):609-616

（李申恒）

案例 3　可以赚日子

一、基于问题的学习

情　境　1

1. 头痛、乏力、恶心等可以联想到哪些情况？患者的症状是否有特异性？

2. 患者出现水肿又提示什么？患者便秘可能有哪些原因？

3. 脸色苍白需要注意什么情况？对于女性还需要特别问哪些病史？

4. 患者的血常规结果应该如何判读？

5. 这些症状还要做哪些检查？

6. 患者首先到急诊科就诊，你能想到什么？

情　境　2

1. 判断患者病情的急性或慢性时要考虑哪些情况？

2. 评估 eGFR 的方法还有哪些？

3. 如何根据 eGFR 的水平判断 CKD 的分期？在考虑 CKD 分期时还要考虑哪些方面的情况？

4. CKD 如何与 AKI 鉴别？CKD 的各系统症状与 AKI 的各系统症状有什么不同？

5. 患者的病情能否更早发现？需要进行哪些方面的检查？

情　境　3

1. CKD 的主要病因有哪些？如何早期发现 CKD 患者？

2. 明确病因对患者的治疗有多大帮助？是否有助于病情的逆转？

3. CKD 时要评估哪些危险因素，以免病情进一步加重？

4. CKD 的并发症还有哪些？

5. CKD 进展的机制有哪些？不同病因的 CKD 进展速度是否一致？

情　境　4

1. 需要对患者进行什么样的饮食指导？

2. 针对病情进展的危险因素（如高血压、高血糖、蛋白尿）的治疗靶目标是什么？

3. 针对 CKD 的并发症（如贫血，骨和矿物质代谢紊乱）的治疗措施有哪些？有哪些药物？治疗的目标是什么？

4. 患者出现严重的 GFR 下降,在用药时是否要考虑剂量调整? 如何选择?

5. 患者在选择肾脏替代治疗方式时,哪些因素需要考虑?

二、推荐阅读文献

1. Inker LA, Astor BC, Fox CH, et al. KDOQI US commentary on the 2012 KDIGO clinical practice guideline for the evaluation and management of CKD. Am J Kidney Dis,2014,63(5):713-735

2. Kliger AS,Foley RN,Goldfarb DS,et al. KDOQI US commentary on the 2012 KDIGO Clinical Practice Guideline for Anemia in CKD. Am J Kidney Dis,2013,62(5):849-859

3. Taler SJ, Agarwal R, Bakris GL, et al. KDOQI US commentary on the 2012 KDIGO clinical practice guideline for management of blood pressure in CKD. Am J Kidney Dis,2013,62(2):201-213

4. Uhlig K,Berns JS,Kestenbaum B,et al. KDOQI US commentary on the 2009 KDIGO Clinical Practice Guideline for the Diagnosis, Evaluation, and Treatment of CKD-Mineral and Bone Disorder (CKD-MBD). Am J Kidney Dis,2010,55(5):773-799

(李申恒)

案例4 石 来 石 去

一、基于问题的学习

情 境 1

1. 结石为什么会恶心呕吐?

2. 结石引起的腰腹部疼痛与急腹症的区别要点?

3. 结石首选的影像学检查?

4. 结石保守治疗的常用药物有哪些?

情 境 2

1. 结石的大小和症状严重程度成正比吗?

2. 理论上多大的结石可以自行排出?

3. 上尿路结石的治疗原则与顺序?

情 境 3

1. 经皮肾镜常见的并发症?

2. 输尿管镜常见的并发症?

3. 经皮肾镜的适应证?

4. 体外冲击波碎石的适应证?

情 境 4

1. 常用的药物排石方案?

2. 双侧肾结石考虑何种疾病可能性大?

3. 结石的预防要点有哪些?

4. 合并尿路感染的结石的处理原则?

Note

二、推荐阅读文献

1. Mishra S，Sabnis RB，Desai M. Staghorn morphometry：a new tool for clinical classification and prediction model for percutaneous nephrolithotomy monotherapy. J Endourol，2012，26（1）：6-14

2. El-Nahas AR，Eraky I，Shokeir AA，et al. Factors affecting stone-free rate and complications of percutaneous nephrolithotomy for treatment of staghorn stone. Urology，2012，79（6）：1236-1241

3. Seitz C，Desai M，Hacker A，et al. Incidence，prevention，and management of complications following percutaneous nephrolitholapaxy. Eur Urol，2012，61（1）：146-158

4. Aboumarzouk OM，Monga M，Kata SG，et al. Flexible ureteroscopy and laser lithotripsy for stones>2cm：a systematic review and meta-analysis. J Endourol，2012，26（10）：1257-1263

5. Cohen J，Cohen S，Grasso M. Ureteropyeloscopic treatment of large，complex intrarenal and proximal ureteral calculi. BJU Int，2013，111（3 Pt B）：E127-E131

（刘庆勇）

案例 5　曲径缘何不通幽

一、基于问题的学习

情　境　1

1. 急性尿潴留可以联想到哪些疾病？
2. 前列腺增生的常用治疗药物种类有哪些？各种类的治疗原理是什么？
3. 急性尿潴留需要询问哪些病史？
4. 急性尿潴留需要安排哪些检查和治疗？

情　境　2

1. 血清 PSA 水平升高对于疾病的诊断有没有意义？如何解读患者 PSA 的指标数值？
2. 泌尿系 B 超的结果与磁共振的结果不同说明了什么？
3. 同样是 B 超检测为什么经直肠的超声检测和泌尿系 B 超检测结果也不相同？
4. 前列腺穿刺活检依据是什么？活检的方法和适应证都有哪些？
5. 前列腺穿刺活检的 12 个点如何分布？

情　境　3

1. Gleason 评分如何解读？临床意义如何？
2. 患者的临床表现与病理表现是否相符？
3. 如何确定前列腺癌的高、中、低危？
4. 为什么要行前列腺癌全身骨扫描？
5. 骨扫描有全身转移该如何治疗？

情　境　4

1. 前列腺恶性肿瘤的分类？
2. 前列腺癌的内分泌治疗方案？
3. 如何对不同临床表现的前列腺癌选择内分泌治疗方案？

Note

4. 治疗后 PSA 再次升高提示了什么？

二、推荐阅读文献

1. Center MM, Jemal A, Lortet-Tieulent J, et al. International variation in prostate cancer incidence and mortality rates. European urology, 2012, 61(6):1079-1092

2. Siegel R, Naishadham D, Jemal A. Cancer statistics, 2013. CA: a cancer journal for clinicians, 2013, 63(1):11-30

3. Bray F, Lortet-Tieulent J, Ferlay J, et al. Prostrate cancer incidence and mortality trends in 37 european countries: an overview. Eur J Cancer, 2010, 46(17):3040-3052

4. Carter HB, Albertsen PC, Barry MJ, et al. Early Detection of Prostate Cancer: AUA Guideline. J Urol, 2013, 190(2):419-426

5. Xu J, Mo Z, Ye D, et al. Genome-wide association study in Chinese men identifies two new prostate cancer risk loci at 9q31.2 and 19q13.4. Nat genet, 2012, 44(11):1231-1235

（刘庆勇）

案例6　肾 不 由 己

一、基于问题的学习

情　境　1

1. 肾肿瘤为什么要开立胸部 CT？
2. 腹部 CT 为什么要开立平扫+增强？
3. 肾肿瘤首选的影像学检查是什么？
4. 关于左肾占位需要考虑的相关疾病有哪些？
5. 左肾肿瘤手术切除的适应证？

情　境　2

1. CTA 的检查结果说明了什么？
2. TNM 分期的标准是什么？
3. 肾肿瘤穿刺活检的适应证有哪些？

情　境　3

1. $T_{1a}N_0M_0$ 如何解读？临床意义如何？
2. 患者的临床表现与病理表现是否相符？
3. 如何确定肾癌的高、中、低危？
4. 保留同侧肾上腺的根治性肾癌切除的适应证？
5. 有全身转移的患者该如何治疗？

情　境　4

1. 肾脏恶性肿瘤的分类？
2. 淋巴结清扫是否都需要进行？
3. 转移性肾癌的靶向治疗药物有哪些？

4. 肾癌的术后复查为什么需要进行胸部 CT 检查?

二、推荐阅读文献

1. 顾方六,吴阶平. 吴阶平泌尿外科学. 济南:山东科学技术出版社,2004

2. Lindblad P. Epidemiology of renal cell carcinoma. Scand J Surg 2004,93(2):88-96

3. Mozter RJ,Agarwal N,Breard C,et al. NCCN Clinical Practice Guidelines in Oncology Kidney Cancer-Version 1. 2013

（刘庆勇）

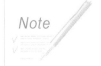

第六章　下肢骨、关节损伤

案例1　一次意外的滑倒

一、基于问题的学习

情　境　1

1. 右髋部摔伤疼痛剧烈,右下肢活动受限,不能站立及行走可能会是哪里损伤?
2. 这些症状需要安排哪些检查?

情　境　2

1. 根据 X 线片,初步诊断及诊断依据是什么?
2. 还有什么疾病会造成类似症状? 如何鉴别?
3. 该疾病的临床分类有哪些? 该疾病的高危因素是什么? 如何预防?
4. 专科查体中,检查外旋角度的有何临床意义? 专科检查中还可做哪些试验或检查来证实诊断?
5. 该疾病的治疗方法有哪些? 针对李女士的疾病你的治疗方案是什么? 该疾病手术的手术适应证是什么?

情　境　3

1. 针对此类疾病还有哪些治疗方法?
2. 如果拟行闭合复位三根空心钉内固定手术,你的手术知情同意书如何写?
3. 该病例术后检查是否完善?
4. 闭合复位三根空心钉内固定手术术后治疗及康复计划怎么制订?
5. 行闭合复位三根空心钉内固定手术术后该病例的出院医嘱如何写?
6. 该病例内固定松动可能的原因是什么?

情　境　4

1. 如何分析李女士出院后 3 年出现股骨头缺血性坏死的原因?
2. 如何分析该病例出现医患纠纷的原因? 给你在今后临床工作中的启示是什么?
3. 人工髋关节置换的手术适应证是什么? 人工髋关节置换的方法有哪些? 如何选择?
4. 人工全髋关节置换术后并发症有哪些? 如何预防?
5. 人工全髋关节置换术后生活上要注意哪些问题?

二、推荐阅读文献

1. 危杰,毛玉江.中空加压螺丝钉治疗新鲜股骨颈骨折212例.中华创伤杂志,2000,16(3):142-144

2. Tim P,Lovell. Single-incision direct anterior approach for totai hip arthroplasty using astandard operating table. The Journal of Arthroplasty,2008,23(7):64-68

3. Matt J M,Shahrdar C,Ferguson T. Single-incision anterior approach for totai hip arthroplasty on an orthopaedic table. Clincal Orthopaedics and Related Research,2005,441:115-124

4. 张先龙,蒋垚,陈云苏.人工髋关节外科学:从初次置换到翻修手术.北京:人民军医出版社,2009

5. Baker RP,Squires B,Gargan MF,et al.Total Hip arthroplasty and hemiarthroplasty in mobile,independent patients with a displaced intracapsular fracture of the femoral neck. A randomized,controlled trial. J Bone Joint Surg Am,2006,88:2583-2589

（曹立新）

案例2　脖子的困扰

一、基于问题的学习

情　境　1

1. 双手麻木持续加重、双下肢麻木无力、行走时有踏絮感可能会是什么疾病?
2. 这些症状需要询问哪些病史?
3. 这些症状需要安排哪些检查?

情　境　2

1. 根据上述查体提示可能是什么部位的疾病?
2. Hoffmann 征、Babinski 征阳性的临床意义是什么?
3. 临床如何判定肌力大小?
4. 颈椎的 X 线片、CT 及 MRI 检查的临床意义? 能否相互代替?

情　境　3

1. 本病例 X 线片、CT 平扫及 MRI 怎么判读?
2. 通过病史、专科检查及影像学检查结果,你给出初步诊断及诊断依据是什么?
3. 脊髓型颈椎病的诊断标准有哪些? 脊髓型颈椎病排除标准有哪些?

情　境　4

1. 临床上颈椎病是如何分类的?
2. 脊髓型脊椎病的病因、病理是什么? 脊髓型颈椎病的临床表现是什么?
3. 脊髓型颈椎病手术的治疗原则是什么? 脊髓型颈椎病的手术治疗方法有哪些?
4. 脊髓型颈椎病的手术后治疗应注意什么?
5. 如何判断脊髓型颈椎病的预后?

二、推荐阅读文献

1. 刘艳成,夏群,胡永成,等.便携步态分析量化评价脊髓型颈椎病患者的步态特征.中国组织工程研究,2014,18(11):1774-1779

2. Ratliff JK,Cooper PR. Cervical:a critical review. J Spinal Disord tech,2004,17(4):265-227

3. 胡勇,董伟鑫,赵红勇,等.后路单开门 Centerpiece 内固定治疗多节段脊髓型颈椎病.实用骨科杂志,2014,20(5):385-388

4. 李宏,李淳德,邑晓东,等.伴髓内 MRIT$_2$WI 高信号脊髓型颈椎病的临床特及手术效果.中国脊柱脊髓杂志,2009,19(4):250-254

5. 顾勇杰,胡勇,马维虎,等.Centerpiece 钛板内固定在单开门颈椎管扩大成形术中的应用.

Note

中国骨伤,2012,25(9):726-729

6. Zhu B,Xu Y,Liu X,et al. Anterior approach versus posterior approach for the treatment of multilevel cervical spondylotic;myelopathy:a systemic review and metaanalysis. Eur Spine J,2013,22(7):1583-1593

7. 毕大卫,祖旱,陈亿民,等. 不同颈前路椎体间融合固定术疗效评价的病例对照研究. 中国骨伤,2008,21(6):419-421

（曹立新）

案例3　少壮多劳老来疾

一、基于问题的学习

情　境　1

1. 膝关节疼痛可能见于哪些情况？
2. 需要询问哪些病史以资鉴别？
3. 膝关节体格检查有哪些？各有什么临床意义？
4. 该患者的体格检查异常应如何判读？需要安排哪些检查？
5. 下一幕检查中会有什么发现？

情　境　2

1. X线片及 MRI 应如何解读？
2. 血液检查阴性结果有何临床意义？是否可以不做？
3. 还可以进行哪些检查？

情　境　3

1. 膝关节骨关节炎的治疗方法主要有哪些？
2. 根据最新 AASO 指南,关节腔内玻璃酸钠等注射治疗是否有临床获益？
3. 关节镜手术的优势是什么？手术指征有哪些？
4. 关节镜手术的疗效如何？是否可以阻止骨关节炎进展？

情　境　4

1. 膝关节骨关节炎手术方式有哪些？
2. 膝关节置换的适应证是什么？有何风险？
3. 膝关节假体有哪些种类？全膝置换术式有哪些？应该如何选择？
4. 膝关节置换术后预后如何？

情　境　5

1. 针对王女士术后出现的病情变化,应首先考虑何种并发症？根据其病情严重程度应该属于哪一类型？
2. 如果你是当时的值班医生,应该如何紧急处理？安排何种检查以确诊？

情　境　6

1. 肺栓塞的溶栓指征是什么？溶栓方案有哪些？

Note

2. 膝关节置换术后抗凝方案有哪些？各有什么优势？可否用阿司匹林单药抗凝？

3. 抗凝治疗常规疗程是多少？对王女士这样的有栓塞病史的患者疗程是多少？

4. 为避免深静脉血栓形成，可以有哪些预防措施？

二、推荐阅读文献

1. James HB，ST Canale. 坎贝尔骨科学. 第 11 版. 王岩，译. 北京：人民军医出版社，2009

2. Greg A Brown. AAOS Clinical Practice Guideline：Treatment of Osteoarthritis of the Knee：Evidence-Based Guideline，2nd Edition. J Am Acad Orthop Surg，2013，21（9）：577-579

（李万里）

案例4　久　坐　成　疾

一、基于问题的学习

情　境　1

1. 腰痛、下肢疼痛可能见于哪些情况？

2. 需要询问哪些病史以资鉴别？

3. 该患者的症状主要由哪一神经根受累引起？其余神经根受累可能会出现何种症状？

4. 该患者的体格检查异常应如何判读？需要安排哪些检查？

5. 下一情境检查中会有什么发现？

情　境　2

1. X 线片及 MRI 应如何解读？

2. 还可以进行哪些检查？

情　境　3

1. 腰椎间盘突出症的自然病程如何？

2. 腰椎间盘突出症的一般处理原则是什么？

3. 腰椎间盘突出症的保守治疗方案有哪些？

4. 卧床休息的最佳时间是多少？

5. 腰痛缓解后可以进行哪些功能及康复训练？有何作用？

情　境　4

1. 硬膜外激素注射治疗适应证是什么？

2. 硬膜外激素注射治疗并发症有哪些？

3. 硬膜外激素注射过程中透视定位是否有必要？

4. 硬膜外激素注射治疗后，疼痛缓解可以维持多长时间？

情　境　5

1. 马尾综合征的常见病因有哪些？

2. 马尾综合征的典型临床表现是什么？

3. 针对杨女士目前病情，除急诊手术外，还需要哪些治疗？

Note

情　境　6

1. 单纯椎间盘摘除和融合内固定手术各自的适应证是什么？两者各有何优缺点？预后有何差别？

2. 脊柱手术患者是否可用抗凝药物？手术后应注意哪些问题？

3. 如果杨女士术后持续大小便功能障碍，应该作何处理？

4. 杨女士术后左足背仍麻木应该怎么解释？如何跟患者沟通？

5. 对杨女士出院后有哪些建议？

二、推荐阅读文献

1. James HB,ST Canale. 坎贝尔骨科学. 第 11 版. 王岩,译. 北京:人民军医出版社,2009

2. Scott K,Steven WH,John EE,et al. An evidence-based clinical guideline for the diagnosis and treatment of lumbar disc herniation with radiculopathy. The Spine Journal,2014,14(1):180-191

（李万里）

案例 5　青少年的噩梦

一、基于问题的学习

情　境　1

1. 关节肿胀、疼痛、皮温升高可以使你联想到哪些疾病？

2. 这些症状需要询问哪些病史？可能存在的异常检查结果有哪些？

3. 根据这些症状,患者还需要进行哪些进一步的检查？

4. 患者的血、尿常规该如何判读？

情　境　2

1. 检查结果中有哪些指标异常？该如何解释？

2. 该疾病属于哪一种类型？外伤性,代谢性,肿瘤性？

3. 肿瘤标记物检查各项指标的意义？

4. 膝关节 B 超显示膝关节腔内积液,在这种情况下是否可以行关节腔内穿刺检查积液以明确诊断？

5. 膝关节 X 线片存在哪些典型的、特异性的影像学特征？还需要补充哪些检查？

6. 患者可能需要接受的治疗措施有哪些？

情　境　3

1. 肿瘤标记物各项指标所代表的含义？

2. 放射性核素骨扫描检查在骨肿瘤疾病诊断中的意义？请举例说明。

3. 目前常用的活检方式有哪些？请对比列举各自的优缺点。

4. 骨肉瘤的常见类型有哪些？各自具有什么特征？

5. 骨肉瘤应该与哪些疾病相鉴别？鉴别要点是什么？

6. 骨肉瘤最常用的肿瘤分期系统是什么？根据案例中所提供的信息,该患者的分期是什么？

7. 根据该患者的肿瘤分期,医生该制订何种治疗方案？

8. 骨肉瘤保肢术的适应证？

9. 骨肉瘤的病理特征包括哪些？

情　境　4

1. 新辅助化疗指的是什么？其对于骨肉瘤患者的治疗意义体现在哪里？

2. 该患者有哪些治疗方案可供选择？对比说明各方案之间的优缺点。

3. 骨肉瘤常见的化疗方案有哪些？化疗的副作用包括哪些？

4. 人工膝关节置换术（total knee arthroplasty）的优缺点？

二、推荐阅读文献

1. 胥少汀,葛宝丰,徐印坎.实用骨科学.第4版.北京:人民军医出版社,2005

2. 赵定麟,陈德玉,袁文,等.现代骨科手术学.北京:世界图书出版社,2012

3. Ebb D,Meyers P,Grier H,et al. Phase Ⅱ trial of trastuzumab in combination with cytotoxic chemotherapy for treatment of metastatic osteosarcoma with human epidermal growth factor receptor 2 overexpression:a report from the children's oncology group. J Clin Oncol,2012,30(20):2545-2551

4. Daw NC,Neel MD,Rao BN,et al. Frontline treatment of localized osteosarcoma without methotrexate:results of the St. Jude Children's Research Hospital OS99 trial. Cancer,2011,117(12):2770-2778

5. Petrilli AS,de Camargo B,Filho VO,et al. Results of the Brazilian Osteosarcoma Treatment Group Studies Ⅲ and Ⅳ:prognostic factors and impact on survival. J Clin Oncol,2006,24(7):1161-1168

（邵增务）

案例6　脖子上的炸弹

一、基于问题的学习

情　境　1

1. 上肢皮肤感觉障碍可以联想到哪些疾病？

2. 除了骨科颈椎疾病以外,还有什么系统的疾病可以导致局部皮肤感觉障碍？

3. 颈椎疾病导致眩晕、颈肩痛、躯体及下肢感觉及运动障碍等症状的原因是什么？

4. 出现锥体束征（pyramidal sign）的原因是什么？

5. 除了 Hoffman 征以外,还有那些锥体束征？

6. X 线片结果如何判读？

7. 哪些疾病可导致此 X 线片表现？

情　境　2

1. 入院后需要给患者安排哪些检查？

2. 肿瘤标志物的结果如何判读？

3. 尿本周蛋白检查的意义是什么？

4. ECT 结果提示什么？

5. 在下一情境的剧情中会有什么检查或发现？

6. 若 L 女士的病情加重,会出现哪些症状和体征？

情　境　3

1. CT 结果如何判读?

2. MRI 结果如何判读?

3. 安排肺部 CT 的目的是什么?

4. 安排 PET-CT 的目的是什么?

5. L 女士的病情进展迅速,是否应该继续观察,并进行影像学检查?

6. 若不再继续进行影像学检查,应该如何处理?

7. 若继续观察,并进行影像学检查,L 女士还可能出现哪些症状?

情　境　4

1. X 线片结果如何判读?

2. 根据病检结果,可给出什么诊断?

3. 术后何时拆线?

4. 应该给 L 女士继续安排哪些检查或是治疗?

5. 如果你是医生,应该如何与 L 女士的丈夫进行交流?

二、推荐阅读文献

1. 邵增务. 脊柱疾病分类与严重程度评测. 北京:人民卫生出版社,2011

2. American Spinal Injury Association, International Spinal Cord Society. International Standards for Neurological Classification of Spinal Cord Injury. 2011

3. 胥少汀,葛宝丰,徐印坎. 实用骨科学. 第 4 版. 北京:人民军医出版社,2005

(邵增务)

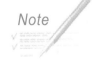

第七章　神经和精神系统疾病

案例1　肢体无力是怎么回事

一、基于问题的学习与分析

情　境　1

1. 四肢进行性乏力,同时伴有感觉不适等一般定位在哪里?
2. 起病前曾出现"感冒"的情况,在定性方面什么类型疾病可能性大?
3. 患者四肢肌力2级,肌张力低,这些症状需要安排哪些检查?
4. 在下一幕的剧情中会有什么检查或发现?

情　境　2

1. 浅表淋巴结未扪及肿大如何解读?
2. 患者安排做风湿免疫学检查,甲状腺功能检查和肿瘤系列检查,医师为什么要安排这些检查?
3. 医生安排脑脊液检查,为什么?
4. 患者的脑脊液压力是否正常? 脑脊液检查后应该注意哪些事项?
5. 在上述结果回报之前,患者可能会接受哪些治疗?

情　境　3

1. 如何解读脑脊液检查结果? 吉兰-巴雷综合征的脑脊液变化特点是什么?
2. 如何解读肌电图检查结果? 神经源性损害说明什么问题?
3. 结合目前的检查结果,患者考虑临床诊断是什么? 需要和哪些疾病进行鉴别诊断?
4. 吉兰-巴雷综合征的治疗方式有哪些?
5. 患者需不需要作神经活检? 神经活检有哪些风险?
6. 患者治疗的效果可能会如何?
7. 在下一幕的剧情中会有什么检查或发现?

情　境　4

1. 张女士采用免疫球蛋白进行冲击治疗,可能会有哪些副作用?
2. 如果治疗效果较好,复查脑脊液检查会有哪些变化?
3. 患者的预后如何,是否今后还会复发?
4. 生活上要注意哪些问题?

二、建议阅读文献

1. 中华医学会神经病学分会神经肌肉病学组,中华医学会神经病学分会肌电图及临床神经电生理学组,中华医学会神经病学分会神经免疫学组. 中国吉兰-巴雷综合征诊治指南. 中华神经科杂志,2010,43(8):583-585

2. Hughes RA, Wijdicks EF, Barohn R, et al. Practice parameter: immunotherapy for Guillain-Barre syndrome: report of the Quality Standards Subcommittee of the American Academy of Neurology.

Neurology,2003,61:736-740

3. Dalakas MC. The use of intravenous immunoglobulin in the treatment of autoimmune neuromuscular diseases:evidence-based indications and safety profile. Pharmacol Ther,2004,102:177-193

4. Van den Bergh PY,Pieret F. Electrodiagnostic criteria for acute and chronic inflammatory demyelinating polyradiculoneuropathy. Muscle Nerve,2004,29:565-574

（闫振文）

案例 2　难以缓解的头痛

一、基于问题的学习与分析

情　境　1

1. 发热并伴有持续性头痛等要考虑什么情况？
2. 头痛的问诊,需要注意哪些问题？
3. 哪些头痛症状需要引起高度重视？
4. 患者的情况需要重点安排哪些必要检查？
5. 患者的幻嗅应该考虑定位在哪里？
6. 在下一情境的剧情中会有什么检查或发现？

情　境　2

1. 患者的头部磁共振检查如何解读？
2. 患者的脑脊液检查结果说明什么？是否考虑是腰椎穿刺引起的损伤结果？
3. 患者为什么要检查风湿免疫学指标？代表什么意义？
4. 患者可能会接受哪些治疗？
5. 目前的检查结果能否解释患者的临床现象？
6. 在下一情境的剧情应做何种检查？

情　境　3

1. 患者的临床诊断考虑是什么？
2. 治疗方式主要是什么？治疗时间多久？
3. 磁共振检查怎么判读？
4. 患者治疗的效果可能会如何？
5. 在下一情境的剧情中会有什么检查或发现？

情　境　4

1. 患者的预后如何？会不会复发？
2. 针对单纯疱疹性病毒脑炎,抗病毒药物主要有哪些？有哪些副作用？
3. 脑脊液检查间隔多长时间做一次？反复做腰椎穿刺有哪些副作用？

二、建议阅读文献

1. Sili U,Kaya A,Mert A,et al. Herpes simplex virus encephalitis:clinical manifestations,diagnosis and outcome in 106 adult patients. J Clin Virol,2014,60(2):112-118

2. Poissy J,Champenois K,Dewilde A,et al. Impact of Herpes simplex virus load and red blood

Note

cells in cerebrospinal fluid upon herpes simplex meningo-encephalitis outcome. BMC Infect Dis,2012, 12:356

3. Schoonman GG,Rath JJ,Wirtz PW,et al. Herpes simplex virus encephalitis without cerebrospinal fluid pleocytosis is not unusual. J Am Geriatr Soc,2012,60(2):377-378

4. Rozenberg F,Deback C,Agut H,et al. Herpes simplex encephalitis:from virus to therapy. Infect Disord Drug Targets,2011,11(3):235-250

5. Livorsi D1,Anderson E,Qureshi S,et al. Brainstem encephalitis:an unusual presentation of herpes simplex virus infection. J Neurol,2010,257(9):1432-1437

（闫振文）

案例 3　令人难忘的眩晕

一、基于问题的学习与分析

情　境　1

1. 突然出现剧烈头晕,构音障碍,饮水呛咳等可以联想到是什么情况?
2. 患者起病前曾经有 2 次较为短暂的头晕,考虑是什么情况?
3. 头晕症状需要询问哪些病史?
4. 剧烈头晕,构音障碍,饮水呛咳等需要安排哪些检查?
5. 头部 CT 检查如何解读?
6. 患者的急诊生化检查该如何判读?
7. 在下一情境的剧情中会有什么检查或发现?

情　境　2

1. 患者入院后查体有哪些异常的临床体征?
2. 如何对患者进行定位和定性分析?
3. 血液学检查项目有哪些异常结果和患者的发病有关联?
4. 神经科医师为什么要安排这些检查?
5. 患者有无做腰椎穿刺进行脑脊液检查的必要?
6. 患者可能会接受哪些治疗? 能否做溶栓治疗?
7. 在下一情境的剧情应做何种检查?

情　境　3

1. 双侧颈动脉 B 超结果如何判读?
2. 颈动脉硬化如何处理?
3. 头部 MRI 扫描结果怎么判读?
4. Wallenberg 综合征的临床表现? 有哪些发生原因?
5. 脑干的不同部位梗死的临床表现是什么?
6. 真假延髓性麻痹的鉴别诊断以及常见于哪些疾病?

情　境　4

1. 急性脑梗死的患者的治疗原则?
2. 急性脑梗死的治疗方式有哪些?

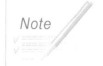

3. 本例脑血管阻塞原因可能是什么?

4. 患者治疗的效果可能会如何?

5. 生活上要注意哪些问题?

二、建议阅读文献

1. Baugh CW, Brown DF, Nadel ES. Horner's syndrome, hoarseness, and unsteady gait. J Emerg Med, 2009, 36(2):176-180

2. Wang YJ, Wang Y, Zhao X, et al. Clopidogrel with aspirin in acute minor stroke or transient ischemic attack. N Engl J Med, 2013, 369(1):11-19

3. Lovett JK, Coull AJ, Rothwell PM. Early risk of recurrence by subtype of ischemic stroke in population-based incidence studies. Neurology, 2004, 62:569-573

4. Wang YL, Wu D, Liao X, et al. Burden of stroke in China. Int J Stroke, 2007, 2:211-213

5. Kleindorfer D, Panagos P, Pancioli A, et al. Incidence and short-term prognosis of transient ischemic attack in a population-based study. Stroke, 2005, 36:720-723

(闫振文)

案例 4 世界的旁观者

一、基于问题的学习

情 境 1

1. 根据小静母亲提供的小静近 3 个月来的行为表现,我们可以考虑哪些疾病?

2. 为了鉴别这些疾病,我们还应了解哪些情况? 做哪些检查?

3. 怎么理解小静失去工作?

4. 面对小静精神状况检查不合作,我们应该如何做?

5. 如何判读心理测验 Scl-90、MMPI 结果?

情 境 2

1. 小静主要的精神病性表现是什么?

2. 具体还应该和哪些疾病做鉴别诊断? 还需要做什么检查?

3. 小静的幻听是真性幻听还是假性幻听?

4. 做"尿三合一、尿吗啡及甲状腺功能"试验检查的目的是什么?

5. 对于小静的治疗,我们应该考虑哪些因素?

情 境 3

1. 精神分裂症与哪些因素有关?

2. 精神分裂症的治疗药物有哪些? 选择一个合适的药物,应该考虑哪些因素?

3. 小静的治疗方案中,除了药物治疗,我们还应该考虑什么?

情 境 4

1. 小静这种情况,是否需要强制住院治疗?

2. 如果小静母亲要求自行带药回家治疗,应交代哪些注意事项?

3. 在小静的整个治疗过程中,我们应该注意什么,怎样才能防止药物不良反应?

4. 该病复发与哪些因素有关,怎样预防?

二、参考文献

1. Guerrero, Anthony, Melissa Piasecki, et al. Problem-based behavioral science and psychiatry. New York: Springer, 2008

2. 沈渔邨. 痴呆和其他脑器质性精神障碍. 精神病学. 第 5 版. 北京:人民卫生出版社, 2009

3. Derogatis LR. SCL-90: Administration, scoring and procedures manual-I for the R (evised) version and other instruments of the psychopathology rating scale series. Baltimore: John Hopkins University, 1977

4. Greene RL. The MMPI-2: An interpretive manual. Boston: Allyn & Bacon, 2000

5. Overall JE, Gorham D R. The Brief Psychiatric Rating Scale (BPRS): recent developments in ascertainment and scaling. Psychopharmacol Bull, 1988, 24 (1): 97-99

6. Shapiro AL, Viñuela E. Molecular weight estimation of polypeptide chains by electrophoresis in SDS-polyacrylamide gels. Biochemical and biophysical research communications, 1967, 28 (5): 815-820

7. Andreasen NC. Scale for the Assessment of Positive Symptons: (SAPS). Iowa City: University of Iowa, 1984

8. Andreasen NC. Scale for the assessment of negative symptoms. Iowa City: University of Iowa, 1983

（刘哲宁）

案例5　膨胀的自我

一、基于问题的学习

情　境　1

1. 根据小宇在门诊的行为表现,我们可以考虑哪些疾病?
2. 为了鉴别这些疾病,我们还应了解哪些情况,做哪些检查?
3. 面对小宇精神状况检查不合作,我们应该如何做?
4. 显然,小宇的心理测验结果不能真实反映病情,没有参考价值,这时治疗关系的建立显得尤为重要。那么,如何有效地建立良好的治疗关系?

情　境　2

1. 小宇主要的临床表现是什么?
2. 具体还应该和哪些疾病做鉴别诊断? 还需要做什么检查?
3. 小宇存在哪些妄想? 以何种妄想突出?
4. 做"尿三合一、尿吗啡及甲状腺功能"试验检查的目的是什么?
5. 对于小宇的治疗,我们应该考虑哪些因素?

情　境　3

1. 躁狂症的遗传因素突出,在发病因素中所占比例大约为多少?
2. 怎么鉴别躁狂症和精神分裂症?
3. 单纯躁狂发作的治疗我们还需要警惕什么问题? 药物选择上怎么择优?
4. 若在躁狂治疗中,小宇突然出现抑郁症状,这时是否优先考虑加用抗抑郁药?

5. 在疾病急性期,家属还应注意哪些问题?

情 境 4

1. 怎么才能让小宇自愿服药,坚持治疗?

2. 在小宇的整个治疗过程中,我们应该注意什么问题? 怎样才能防止药物脱落? 心理治疗是否必要?

3. 该病复发与哪些因素有关? 怎样预防?

二、推荐阅读文献

1. Guerrero, Anthony, Melissa Piasecki, et al. Problem-based behavioral science and psychiatry. New York: Springer, 2008

2. 沈渔邨. 痴呆和其他脑器质性精神障碍. 精神病学. 第5版. 北京: 人民卫生出版社, 2009

3. Greene RL. The MMPI-2: An interpretive manual. Boston: Allyn & Bacon, 2000

4. Overall JE, Gorham DR. The Brief Psychiatric Rating Scale (BPRS): recent developments in ascertainment and scaling. Psychopharmacol Bull, 1988, 24(1): 97-99

5. Colom F, Vieta E, Martinez-Aran A, et al. Spanish version of a scale for the assessment of mania: validity and reliability of the Young Mania Rating Scale. Medicina clínica, 2002, 119(10): 366-371

(刘哲宁)

案例6 黑 色 降 临

一、基于问题的学习

情 境 1

1. 根据小浩在急诊的行为表现,我们首先考虑哪些疾病? 要注意什么问题?

2. 为了鉴别这些疾病,我们还应了解哪些情况? 做哪些检查?

3. 在处理小浩的急性焦虑症状之前,要明确什么问题?

4. 除了给小浩的体格检查,我们还应了解什么病史?

5. 如果急查项目结果都正常,我们首先可以做什么处理缓解小浩急性症状?

情 境 2

1. 小浩主要的临床症状是什么?

2. 具体还应该和哪些疾病做鉴别诊断? 还需要做什么检查?

3. 静推"地西泮"后小浩症状立即缓解,其作用机制是什么?

4. 做"尿三合一、尿吗啡及甲状腺功能"试验检查的目的是什么?

5. 对于小浩的治疗,我们应该考虑哪些因素?

情 境 3

1. 惊恐障碍诊断的标准是什么?

2. 每次惊恐发作大约持续多长时间?

3. 惊恐发作有哪些相关因素? 在小浩病史中有何重要因素?

4. 惊恐发作如何与创伤后应激障碍(PTSD)鉴别?

5. 药物治疗选择上,应该考虑哪些因素?

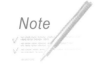

6. 小浩的治疗方案中,除了药物治疗,可采用哪些心理治疗?

情　境　4

1. 小浩这种情况,是否需要住院治疗?
2. 如果小浩仍对检查结果不满意,坚持要做更精密的检查,应该做如何处理和解释?

二、推荐阅读文献

1. Guerrero, Anthony, Melissa Piasecki, et al. Problem-based behavioral science and psychiatry. New York: Springer, 2008

2. 沈渔邨. 痴呆和其他脑器质性精神障碍. 精神病学. 第 5 版. 北京:人民卫生出版社,2009

3. Derogatis LR. SCL-90: Administration, scoring and procedures manual-I for the R (evised) version and other instruments of the psychopathology rating scale series. Baltimore: John Hopkins University, 1977

4. Greene R L. The MMPI-2: An interpretive manual. Boston: Allyn & Bacon, 2000

5. Guy W. ECDEU assessment manual for psychopharmacology. US Department of Health, Education, and Welfare, Public Health Service, Alcohol, Drug Abuse, and Mental Health Administration, National Institute of Mental Health, Psychopharmacology Research Branch, Division of Extramural Research Programs, 1976: 76-338

（刘哲宁）

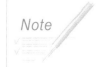

Note

第八章　宿主防御与传染性疾病

案例 1　长治才能久安

一、基于问题的学习

情　境　1

1. 乙肝标志物各项指标代表什么意义？
2. 慢性乙型肝炎的临床表现有哪些？还需要询问哪些病史？
3. 慢性乙型肝炎需要和哪些疾病进行鉴别诊断？
4. 慢性乙型肝炎需要安排哪些常规检查？
5. 肝功能各项检查项目的临床意义是什么？
6. 在下一情境的剧情中会有什么检查或发现？

情　境　2

1. 甲胎蛋白异常的临床意义是什么？
2. 凝血功能的检查对于慢性肝脏疾病的意义是什么？
3. 腹部超声的发现代表什么意义？
4. 慢性乙型肝炎抗病毒治疗的指征是什么？
5. 目前有哪些抗病毒的药物应用于慢性乙型肝炎的治疗？如何选择？

情　境　3

1. 目前有哪些保肝药物应用与临床？每一类保肝药物的作用机制是什么？如何选择这些保肝药物？
2. 甲胎蛋白在治疗前后的变化说明了什么问题？
3. 慢性乙型肝炎抗病毒治疗过程中如何进行随访和长期管理？
4. 慢性乙型肝炎抗病毒治疗过程中发生耐药后如何处理？

情　境　4

1. 甲胎蛋白再次升高的临床意义是什么？
2. CT 扫描怎么判读？
3. 患者发生肝癌的可能原因有哪些？
4. 肝癌要如何诊断？需不需要做肝活检？肝活检有哪些风险？
5. 肝癌患者的治疗手段有哪些？如何选择？
6. 患者治疗的效果可能会如何？
7. 患者手术后是否还需要抗乙肝病毒治疗？

二、推荐阅读文献

1. 中华医学会肝病学分会及感染病学分会.慢性乙型肝炎防治指南(2010 年版).中华肝脏病杂志,2011,19(1):13-24

2. European Association for the Study of the Liver. EASL clnical practice guidelines：management

Note

of chronic hepatitis B. J Hepatol,2009,50(2):227-242

3. Hoofnagle JH. Reactivation of hepatitis B. Hepatology,2009,49(5):156-165

4. 王宇明.肝衰竭诊疗指南解读.中华肝脏病杂志,2007,15(8):633-637

（白　浪）

案例 2　风流的代价

一、基于问题的学习和分析

情　境　1

1. 引起发热的原因有哪些?

2. 为有助于明确诊断,还应该询问哪些病史?

3. 患者住院后,应该为患者安排哪些检查?

4. 在下一情境的剧情中会有什么检查或发现?

情　境　2

1. 规范化采取血培养标本的原则是什么?

2. 除了安排情境 2 中提到的检查,还需要安排哪些检查?

3. 在没有明确病原微生物的时候,经验性抗感染治疗的原则是什么?

4. 患者经过使用抗菌药物治疗,病情没有得到缓解的可能原因有哪些?

情　境　3

1. 有哪些种类的病原微生物感染可以引起这样的胸部影像的改变? 怎么鉴别?

2. 临床微生物标本如何规范化采集?

3. 目前治疗应该怎样调整?

4. 感染科医生在指导临床抗菌药物合理应用中的作用是什么?

5. 为什么感染科医生建议行 HIV 初筛检查?

情　境　4

1. 有哪些途径可以感染 HIV? 患者感染 HIV 的可能途径是什么?

2. HIV 感染的临床表现可能有哪些?

3. HIV 感染是如何进行临床分期? 薛先生应该属于哪一期?

4. HIV/AIDS 的诊断原则以及诊断标准是什么?

情　境　5

1. 目前的 AIDS 的抗病毒治疗药物有哪些? 抗病毒治疗的时机是什么? 如何为患者选择合适的治疗方案?

2. 患者开始抗病毒治疗后有哪些注意事项? 如何进行长期监测和管理?

3. HIV 意外暴露后如何进行评估? 如何正确处理?

二、推荐阅读文献

1. Ford N,Flexner C,Vella S,et al. Optimization and simplification of antiretroviral therapy for adults and childre. Curr Opin HIV AIDS,2013,8(6):591-599

2. Olender S,Wilkin TJ,Taylor BS,et al. Advances in antiretroviral therapy. Top Antivir Med,2012,20(2):61-86

3. Benito N1,Moreno A,Miro JM,et al. Pulmonary infections in HIV-infected patients:an update in the 21st century. Eur Respir J,2012,39(3):730-745

4. Rey D. Post-exposure prophylaxis for HIV infection. Expert Rev Anti Infect Ther,2011,9(4):431-442

（白　浪）

案例3　一 波 三 折

一、基于问题的学习和分析

情　境　1

1. 患者的肝功能各项指标怎么解读？

2. 对于黄疸待诊患者的诊断思路是什么？

3. 这些症状需要询问哪些病史？是否可能有其他异常的理学检查？

4. 患者如要明确诊断,还需要安排哪些检查？

5. 在下一情境的剧情中会有什么检查或发现？

情　境　2

1. 如何解读各型病毒性肝炎标志物的检测？

2. 医生为什么还要为患者安排 TORCH 全套的检查？

3. 医生为什么要为患者安排 B 超的影像学检查？B 超结果提示患者的黄疸有可能是哪一类黄疸？

4. 下一步医生应该给患者安排哪些检查？

5. 在下一情境的剧情中可能会有哪些发现？

情　境　3

1. 自身免疫性肝病相关抗体各指标的临床意义及对自身免疫性肝病的诊断价值？

2. 患者的影像学结果说明什么问题？

3. 胆道梗阻的主要原因有哪些？

4. 各型肿瘤标志物对于肿瘤诊断的价值和临床意义如何？

5. 患者体温升高的原因可能是什么？

6. 医生下一步的诊疗措施应该怎么调整？

情　境　4

1. 患者腹腔淋巴结长大的可能原因有哪些？

2. 肺外结核可能会累及哪些器官？临床表现是什么？如何诊断？

3. 肺外结核的治疗原则,方案的选择以及疗程？

4. 在抗结核治疗中,应该怎样进行随访和长期管理？

5. 目前的结核辅助诊断方法中,包括哪些检查项目？各自的临床意义以及对于结核的诊断价值如何？

二、推荐阅读文献

1. Winger J, Michelfelder A. Diagnostic approach to the patient with jaundice. Prim Care,2011,38 (3):469-482

2. Bang D. The management of tuberculosis: epidemiology, resistance and monitoring. Dan Med Bull,2010,57(11):B4213

3. Garcia-Monco JC. Tuberculosis. Handb Clin Neurol,2014,121:1485-1499

4. Cruz-Knight W,Blake-Gumbs L. Tuberculosis:an overview. Prim Care,2013,40(3):743-756

（白　浪）

案例 4　烦人的大疱

一、基于问题的学习

情　境　1

1. 全身皮肤黏膜反复水疱可以联想到是什么情况？

2. 除了大疱性皮肤病外，还有什么疾病会造成类似症状？

3. 这些症状需要询问哪些病史？是否可能有其他异常的理学检查？

4. 这些症状需要安排哪些检查？

5. 尼氏征阳性有什么临床意义？

6. 为什么会出现臭味呢？

7. 在下一情境的剧情中会有什么检查或发现？

情　境　2

1. 异常的组织病理检查结果应如何解读？

2. 免疫荧光检查结果有什么意义？IgG、IgA、IgM、C3 等各代表什么意义？

3. 这患者是属于何种皮肤病？自身免疫性，药物性，病毒性，遗传性，或是系统疾病的皮肤表现？

4. 皮肤科医师为什么要安排这些检查？

5. 患者可能会接受哪些治疗？

6. 治疗药物可能会出现哪些副作用和不良反应？

7. 在下一情境的剧情应做何种检查？

情　境　3

1. 为什么选用糖皮质激素治疗？如何判断治疗有效？

2. 治疗有效后如何将糖皮质激素减量？治疗过程可能会出现哪些不良反应或副作用？

3. 什么情况下需联合应用免疫抑制剂？常用的免疫抑制剂有哪些？

4. 天疱疮的治疗方式有哪些？在此阶段应如何选择治疗方式？

5. 放射检查结果应如何解读？磁共振检查结果有什么意义？骨密度检查结果如何解读？

6. 股骨头坏死的原因有哪些？股骨头坏死的治疗方式有哪些？应如何选择治疗方式？

7. 马先生可能会出现什么心理问题？需要特别干预吗？

8. 如何评价马太太的选择呢？

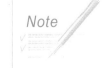

情 境 4

1. 针对马先生目前的病情,还有哪些治疗方式? 该如何选择?

2. 靶向治疗的疗效如何? 会有哪些副作用?

3. 参加临床试验有什么好处? 有没有风险? 要不要付费?

4. 造血干细胞移植治疗的疗效如何? 会有哪些副作用?

5. 生活上要注意哪些问题?

二、推荐阅读文献

1. 曾抗,孙竞,孙乐栋,等.自体外周血干细胞移植治疗难治性天疱疮一例.中华皮肤科杂志,2007,40(1):13-15

2. Bhattacharyya I. Diagnostic discussion. Pemphigus vulgaris (PV). Todays FDA,2013,25(6):46-50

3. Kanwar AJ,Vinay K. Treatment of pemphigus:An Indian perspective. Indian J Dermatol Venereol Leprol,2014,80(4):285-288

4. Committee for Guidelines for the Management of Pemphigus Disease. Japanese guidelines for the management of pemphigus. J Dermatol,2014,41(6):471-486

5. 孙乐栋.自体外周血干细胞移植治疗系统性红斑狼疮概况.皮肤性病诊疗学杂志,2013,20(4):305-306,308

(孙乐栋)

案例 5 除不去的顽疾

一、基于问题的学习

情 境 1

1. 全身鳞屑性红斑可以联想到是什么情况?

2. 除了红斑鳞屑性皮肤病外,还有什么疾病会造成类似症状?

3. 这些症状需要询问哪些病史? 是否可能有其他异常的理学检查?

4. 这些症状需要安排哪些检查?

5. 指甲为什么会出现改变? 需要安排哪些相关检查?

6. 张先生会有心理问题吗? 需要特别的心理干预和护理吗?

7. 在下一情境的剧情中会有什么检查或发现?

情 境 2

1. 异常的组织病理检查结果应如何解读?

2. 真菌相关检查均阴性有什么意义?

3. 不加热血清反应素试验阴性有什么意义?

4. 为什么要检查类风湿因子和 HLA-B$_{27}$?

5. 皮肤科医师为什么要安排这些检查?

6. 这患者是属于何种皮肤病? 自身免疫性,药物性,感染性,遗传性,或是系统疾病的皮肤表现?

7. 患者可能会接受哪些治疗?

8. 治疗药物可能会出现哪些副作用和不良反应？

9. 在下一情境的剧情应做何种检查？

情　境　3

1. 为什么选用静脉滴注甲氨蝶呤治疗？

2. 如何判断治疗有效？

3. 治疗过程可能会出现哪些不良反应或副作用？

4. 还有哪些常用的治疗方法和手段？

5. 应如何选择治疗方式？

6. 患者治疗的效果可能会如何？

7. 放射检查结果应如何解读？

8. 磁共振检查结果有什么意义？

9. 关节型银屑病需要与哪些疾病鉴别？

10. 典型的关节型银屑病有哪些特点？

11. 关节型银屑病应如何治疗？治疗过程中需要注意哪些方面？

12. 生物制剂治疗关节型银屑病有效吗？什么情况下选用呢？

13. 在下一情境的剧情中会有什么检查或发现？

情　境　4

1. 银屑病有哪些治疗方式？哪一种较好？该如何选择？

2. 银屑病可以根治吗？为什么呢？

3. 发生白血病的原因有哪些呢？

4. 如何治疗白血病呢？

5. 有没有什么方法可以同时治疗银屑病和白血病呢？

6. 神医神药真的存在吗？应如何看待神医神药呢？

7. 生活上要注意哪些问题？

8. 该患者给我们哪些经验和教训呢？

二、推荐阅读文献

1. 中华医学会皮肤性病学分会银屑病学组.中国银屑病治疗专家共识(2014年版).中华皮肤科杂志,2014,47(3):213-215

2. Kerdel FA. Diagnosis and treatment of psoriasis. Semin Cutan Med Surg,2014,33(2 Suppl 2):S19

3. Dogra A,Arora AK. Nail psoriasis:the journey so far. Indian J Dermatol,2014,59(4):319-333

4. Adnot-Desanlis L1,Brochot P,Eschard JP,et al. Treatment of psoriasis with biologics:a survey of dermatological and rheumatological practice at Reims University Hospital. Ann Dermatol Venereol,2012,139(5):355-362

5. 孙乐栋,孙竞,曾抗,等.异基因造血干细胞移植治疗顽固性银屑病并发慢性粒细胞白血病1例.临床皮肤科杂志,2011,36(11):733-734

（孙乐栋）

Note

案例 6　无辜的男婴

一、基于问题的学习

情　境　1

1. 会阴部无痛性溃疡可以联想到是什么情况？
2. 除了性传播疾病外,还有什么疾病会造成类似症状？
3. 这些症状需要询问哪些病史？是否可能有其他异常的理学检查？
4. 溃疡分泌物暗视野检查结果如何解读呢？
5. 梅毒血清学检查为什么会是阴性呢？有可能是假阴性吗？为什么呢？
6. 血清 HIV-Ab 阴性有什么临床意义呢？
7. 溃疡分泌物检测单纯疱疹病毒阴性有什么意义？
8. 溃疡分泌物镜检杜克雷嗜血杆菌阴性应如何解读呢？
9. 尿道拭子进行淋病奈瑟菌培养、支原体培养和沙眼衣原体免疫荧光检查均阴性有什么意义呢？
10. 典型的一期梅毒有什么特点呢？
11. 该患者正规治疗方案如何？
12. 如何看待张小姐的性行为呢？什么是正确的性观念？如何树立正确的性观念？
13. 如何预防性病呢？

情　境　2

1. 皮损处暗视野检查结果有什么意义呢？
2. "不加热血清反应素试验阳性,滴度1:64"有什么意义呢？有可能出现假阳性吗？
3. 梅毒螺旋体颗粒凝集试验阳性应如何解读呢？
4. 为什么会出现全身玫瑰色斑疹呢？
5. 浅表淋巴结肿大的原因是什么呢？
6. 需要与哪些疾病鉴别呢？
7. 典型的二期梅毒有什么特点呢？
8. 本病的正规治疗方案是什么呢？
9. 治疗过程中可能会出现哪些副作用和不良反应？
10. 在下一情境的剧情应做何种检查？

情　境　3

1. 为什么要进行头颅 CT 检查呢？
2. 脑脊液相关检查的目的是什么呢？
3. 腹部 B 超和心脏超声检查结果有什么意义呢？
4. 尿妊娠试验阳性有什么意义呢？可能会出现假阳性吗？需要进一步安排相关检查吗？
5. 妊娠期梅毒有什么特点呢？
6. 妊娠期梅毒应如何规范治疗呢？
7. 有什么药物不能用于该患者治疗吗？
8. 为什么妊娠末 3 个月一定要再进行 1 个疗程的治疗？
9. 妊娠期梅毒治疗时应注意观察什么呢？

情　境　4

1. 该男婴出生后 3 周头面、躯干和肢端出现散在斑丘疹,会是湿疹吗? 如果不是,可能是什么病呢?

2. 腹部检查结果应如何解读呢? 该患儿应该安排哪些检查呢?

3. 典型的早期先天梅毒有什么特点呢? 容易出现硬下疳吗?

4. 如何治疗该患儿呢? 治疗过程中可能出现哪些不良反应呢?

5. 该患儿需要长期随访吗? 如需要,应该怎样随访呢? 有没有什么方法可以同时治疗银屑病和白血病呢?

6. 张女士需要接受进一步的检查和治疗? 如需要,应安排哪些检查和如何进一步治疗呢?

二、参考文献

1. Archana BR,Prasad SR,Beena PM,et al. Making serological diagnosis of syphilis more accurate. Indian J Sex Transm Dis,2014,35(1):70-71

2. Morshed MG. Current trend on syphilis diagnosis:issues and challenges. Adv Exp Med Biol,2014,808:51-64

3. Patton ME,Su JR,Nelson R,et al. Primary and secondary syphilis—United States,2005-2013. MMWR Morb Mortal Wkly Rep,2014,63(18):402-406

4. Butterfield R. Syphilis. Pediatr Rev,2014,35(5):212-213

5. 樊尚荣.妊娠合并梅毒的诊断和处理专家共识.中华皮肤科杂志,2012,47(2):158-160

（孙乐栋）

第九章　血液与肿瘤疾病

案例1　壮小伙病倒了

一、基于问题的学习

情　境　1

1. 发热的病因和分类？
2. 发热的分度？临床过程？
3. 贫血的临床表现？
4. 鼻出血的原因和止血方法？

情　境　2

1. 通过病史和化验检查,目前的初步诊断？
2. 引起全血细胞减少的疾病有哪些？
3. 为明确诊断,还需要做哪些检查？
4. 根据目前的诊断,治疗方案是什么？
5. 造血系统疾病合并肺炎的治疗如何选择抗生素？

情　境　3

1. 目前是否可以确诊？确定诊断是什么？
2. 再生障碍性贫血的诊断标准？分型？
3. 再生障碍性贫血的发病机制？
4. 再生障碍性贫血的鉴别诊断？
5. 溶血试验有哪些？意义？

情　境　4

1. 慢性再障的治疗原则？
2. 环孢素 A 治疗再障的机制？治疗的剂量？疗程？起效时间？不良反应？安全血浓度范围？
3. 常用的雄激素的作用机制？副作用？治疗疗程？
4. 肺炎抗生素治疗的疗程？

二、推荐阅读文献

1. Chevillotte J. From the diagnosis to the treatment of aplastic anemia. Rev Infirm,2014,197：18-20

2. Nakao S. Recent issues and prospects of the treatment of aplastic anemia. Rinsho Ketsueki,2014,55(1)：5-11

3. 郝珊珊,邱奕宁,周东风,等.儿童慢性再生障碍性贫血与骨髓异常增生综合征的临床特点比较.中国当代儿科杂志,2011,13(11)：867-869

4. 何广胜.再生障碍性贫血:免疫抑制治疗存在的问题及对策.临床血液学杂志,2014,27

（3）:195-198

5. Marsh JCW,Ball SE,Darbyshire P,et al. Guidelines for the diagnosis and management of acquired aplastic anemia. Br J Haematol,2003,123:782-8011

6. 邵宗鸿. 再生障碍性贫血的研究. 基础医学与临床,2007,27（3）:233-236

7. Teramaura M,Kimura A,Iwase S,et al. Treatment of severe aplastic anemia with antithymocyte globul in and cyclosporin A with or without G-CSF in adults:a multicenter randomized study in Japan. Blood,2007,110:1756-1761

（范圣瑾）

案例 2　一位年轻妈妈的命运

一、基于问题的学习

情　境　1

1. 初步诊断是什么?
2. 扁桃体肿大临床如何分级?
3. 骨关节疼痛、胸骨压痛的意义?
4. 白细胞增高是类白血病反应吗?
5. 发热的病因有哪些?

情　境　2

1. 急性白血病的临床表现?
2. 患者的确定诊断?
3. 急性白血病的 FAB 分型?
4. D 二聚体增高的意义?
5. 高白细胞血症的定义和治疗?

情　境　3

1. 急性髓细胞性白血病的标准诱导化疗方案? IDA 方案的具体内容?
2. 什么是完全缓解?
3. 急性白血病的一般治疗包括哪些?
4. 急性髓细胞白血病的巩固治疗?
5. 造血干细胞移植的类型、适应证?

情　境　4

1. 粒细胞减少和缺乏的定义?
2. 粒系刺激因子（G-CSF）的作用?
3. 患者此次抗感染治疗抗生素选择的依据?
4. 感染中毒性休克的治疗原则?
5. 急性非淋巴细胞白血病的危险度分层? 如何指导治疗?

二、推荐阅读文献

1. Döhner H1,Estey EH,Amadori S,et. al. Diagnosis and management of acute myeloid leukemia

in adults：recommendations from an international expert panel，on behalf of the European Leukemia Net. Blood，2010，115（3）：453-474

2. Devillier R，Harbi S，Fürst S，et. al. Poor outcome with nonmyeloablative conditioning regimen before cord blood transplantation for patients with high-risk acute myeloid leukemia compared with matched related or unrelated donor transplantation. Biol Blood Marrow Transplant，2014，20（10）：1560

3. Dellinger RP，Levy MM，Rhodes A，et. al. Surviving Sepsis Campaign：international guidelines for management of severe sepsis and septic shock，2012. Intensive Care Med，2013，39（2）：165-228

（范圣瑾）

案例3　豌豆上的公主

一、基于问题的学习

情　境　1

1. 患者的出血症状有哪些？
2. 患者的初步诊断是什么？
3. 血小板减少程度分级？
4. 消化道出血的诊断依据？
5. 出血点、瘀斑、血疱的区别？口腔血疱的临床意义？

情　境　2

1. 患者的血小板减少的确定诊断？
2. 消化道出血的治疗？
3. ITP 的急症处理原则？
4. ITP 的诊断依据？
5. ITP 的治疗原则？

情　境　3

1. 免疫球蛋白治疗 ITP 的作用机制？
2. 免疫球蛋白治疗 ITP 的剂量？疗程？疗效？持续时间？
3. 糖皮质激素的副作用有哪些？
4. 新鲜血小板的采集方法？20U 的意义？

情　境　4

1. 无痛胃肠镜检查的适应证和禁忌证？
2. 胃肠镜的肠道准备怎么做？
3. 糖皮质激素应用的绝对禁忌证？
4. 消化道溃疡的治疗？
5. ITP 不用激素治疗有治愈的可能吗？

二、推荐阅读文献

1. Rodeghiero F，Stasi R，Gernsheimer T，et al. Standardization of terminology，definitions and outcome criteria in immune thrombocytopenic purpura of adults and children：report from an international

working group. Blood,2009,113(11):2386-2393

2. Cines DB,Bussel JB,Liebman HA,et al. The ITP syndrome:pathogenic and clinical diversity. Blood,2009,113(26):6511-6521

3. 中华医学会血液学分会血栓与止血组.成人原发性血小板减少症诊治的中国专家共识(修订版).中华医学杂志,2011,32(3):218-219

4. Provan D,Stasi R,Newland AC,et al. international consensus report on the investigation and management of primary immune thrombocytopenia. Blood,2010,115(2):168-186

（范圣瑾）

案例4　不可忽视的疼痛

一、基于问题的学习与分析

情　境　1

1. 临床上进食梗阻有哪些原因？如何从症状上区分或者选择不同的检查？

2. 患者体重减轻可能有什么原因？

3. 分析陆先生的症状,可能有哪些诊断？如何选择优先检查？当前医师选择的两项检查是否合理？

情　境　2

1. 胃镜检查有哪些适应证与禁忌证？如何处理胃镜检查需求与禁忌证之间的矛盾？

2. 胃癌好发于哪些部位？

3. 胃癌的可能病因有哪些？如何预防？

4. 陆先生是否属于早期胃癌？提高早期胃癌诊断的策略有哪些？

5. 在制订治疗方案之前,还需要进行什么检查？

情　境　3

1. 胃壁组织学上的四层结构是什么？超声胃镜下五个胃壁层次与组织学的对应关系如何？

2. 什么是胃癌的 TNM 分期？超声胃镜与 CT 对胃癌的分期诊断各有哪些优缺点？

3. 什么是新辅助化疗？它和姑息性化疗有何不同？

4. 如何观察与评估化疗不良反应与疗效？

情　境　4

1. 根治性胃癌切除术有哪些原则？

2. 胃的区域淋巴结如何划分？如何评估该患者的术后病理诊断？病理诊断报告对临床选择治疗有何指导价值？

3. 超声内镜对胃癌化疗疗效的评估价值如何？

4. 胃癌术后要注意患者哪些情况？

5. 如何根据术前化疗与手术病理为患者选择术后继续化疗方案？

二、推荐阅读文献

1. NCCN clinical practice guidelines in oncology for gastric cancer version 1.2014

2. Cardoso R,Coburn N,Seevaratnam R,et al. A systematic review and meta-analysis of the utility

of EUS for preoperative staging for gastric cancer. Gastric Cancer,2012,15(Suppl 1):S19-S26

3. Hallinan JTPD,Venkatesh SK. Gastric carcinoma:imaging diagnosis,staging and assessment of treatment response. Cancer Imaging,2013,13:212-227

4. Diaz-Nieto R,Orti-Rodríguez R,Winslet M,et al. Post-surgical chemotherapy versus surgery alone for resectable gastric cancer. Cochrane Database Syst Rev,2013,9:CD008415

5. Mezhir JJ,Pillarisetty VG,Shah MA,et al. Randomized clinical trials in gastric cancer. Surg Oncol Clin N Am,2010,19:81-100

（陈世耀）

案例5　挣扎的信念

一、基于问题的学习与分析

情　境　1

1. 大便习惯改变可能的鉴别诊断有哪些？
2. 为明确诊断，你认为哪些检查是需要的？如何选择检查顺序？
3. 如果你是医生，你还会询问宋先生哪些信息？
4. 直肠指检有什么诊断价值？如果有异常改变说明什么？
5. 粪隐血试验的原理是什么？

情　境　2

1. 你认为 PET/CT 检查是否合适？患者的初始治疗合适吗？
2. 肿瘤标志物有何诊断价值？
3. *KRAS* 基因检测的目的是什么？
4. 患者术后如何安排进一步治疗？

情　境　3

1. 肝脏占位还有哪些影像学诊断技术？它们的临床意义如何？
2. 患者姑息一线的化疗方案有哪些选择？
3. 你认为患者术后的化疗方案选择合适吗？
4. 爱必妥的作用机制是什么？
5. 化疗有哪些副作用？如何减轻化疗的不良反应？

情　境　4

1. 你知道以上三个方案有什么不同吗？疗效如何评估？
2. 你知道肠癌肝转移患者还有哪些治疗方案？
3. 肠癌肝转移预后如何？你会为宋先生选择何种进一步处理？决策依据是什么？

二、推荐阅读文献

1. NCCN clinical practice guidelines in oncology for colon cancer version 3. 2014

2. Lykoudis PM,O'Reilly D,Nastos K,et al. Systematic review of surgical management of synchronous colorectal liver metastases. Br J Surg,2014,101:605-612

3. Rossi M,Mallardo V,Rosati I,et al. Virtual colonoscopy and PET/CT for diagnosis and staging

Note

of colorectal cancer. Recenti Prog Med,2013,104:345-349

4. Freeman HJ. Early stage colon cancer. World J Gastroenterol,2013,19:8468-8473

5. McCleary NJ,Dotan E,Browner I. Refining the chemotherapy approach for older patients with colon cancer J Clin Oncol,2014,32:2570-2580

6. Hötker AM,Garcia-Aguilar J,Gollub MJ. Multiparametric MRI of rectal cancer in the assessment of response to therapy:A systematic review. Diseases of the Colon & Rectum,2014,57:790-799

（陈世耀）

案例6　守护乳房

一、基于问题的学习

情　境　1

1. 该患者可能的诊断是什么？需要完善哪些检查以资鉴别？
2. 该名患者的病史询问完整吗？有何补充？

情　境　2

1. 读片(图9-6-1～9-6-7)。
2. 陈女士所做的每一项检查各有何意义？如何评估超声、MRI、钼靶这三种影像学检查？每一个影像学检查都做需要吗？
3. 患者穿刺组织学检查报告完整吗？有哪些补充？
4. 通过以上信息是否可以明确陈女士的诊断，主要依据是什么？如可以，请给出完整的术前诊断。

情　境　3

1. 针对患者的术前检查评估完整吗？是否需要补充检查？
2. 签署知情同意书时同患者及家属谈话主要包括哪些内容？应注意什么？术前谈话与一般肿瘤切除手术有何不同之处？
3. 你认为该名患者的手术治疗方案是否合适？有无替代方案？

情　境　4

1. 该名患者的病理报告完整吗？还需要何种补充？
2. 这名患者术后辅助治疗方案合适吗？如何为患者制订一个长期治疗与随访的计划？
3. 除手术治疗外，患者还可以采取哪些治疗方法？
4. 什么是乳房再造，方法有哪些？哪些患者合适？何时实施更好？
5. 化疗带来的副作用有哪些，如何改善陈女士的情绪和生活质量？
6. 什么是靶向治疗，结合患者情况分析是否适用？

二、推荐阅读文献

1. Gradishar WJ. Breast cancer version 3 2014. J Natl Compr Canc Netw,2014,12(4):542-590
2. Folkerd E,M Dowsett. Sex hormones and breast cancer risk and prognosis. Breast,2013,22 Suppl 2:S38-S43
3. Robertson C,Arcot Ragupathy SK,Boachie C,et al. The clinical effectiveness and cost-effec-

tiveness of different surveillance mammography regimens after the treatment for primary breast cancer：systematic reviews registry database analyses and economic evaluation. Health Technol Assess,2011,15（34）:1-322

4. Kaya B,Serel S. Breast reconstruction. Exp Oncol,2013,35（4）:280-286

5. Orel SG, MD Schnall. MR imaging of the breast for the detection, diagnosis, and staging of breast cancer. Radiology,2001,220（1）:13-30

6. Slamon DJ,Clark GM,Wong SG,et al. Human breast cancer:correlation of relapse and survival with amplification of the HER-2/neu oncogene. Science,1987,235（4785）:177-182

7. Jankowitz RC,KP McGuire,NE Davidson,et al. Optimal systemic therapy for premenopausal women with hormone receptor-positive breast cancer. Breast,2013,22 Suppl 2:S165-S170

（陈世耀）

第十章 女性生殖系统疾病

案例1 体检——重生

一、基于问题的学习

情 境 1

1. 可能是哪些疾病导致了病人患者的这些症状？
2. 情境1中哪些信息在临床中是异常的、需要引起注意的？
3. 如果要作出进一步的判断，你还需要了解病人患者的哪些信息？
4. 为了明确诊断，初步需要做哪些基本的体格检查和辅助检查？

情 境 2

1. 腹水的实验室检查的意义有哪些？
2. 根据目前掌握的病史及实验室检查，你认为目前诊断是什么？其诊断依据是什么？
3. 卵巢良性肿瘤与卵巢恶性肿瘤如何鉴别？
4. 卵巢恶性肿瘤的早期诊断与筛查有哪些手段？
5. 如何有效的与病人患者及家属沟通，告知宋女士罹患恶性肿瘤的可能，并进一步告知其应该进行的治疗方案？

情 境 3

1. 卵巢肿瘤的组织学分类包括哪些内容？
2. 原发性卵巢恶性肿瘤患者如何进行手术病理分期？请写出该患者的术后诊断。
3. 卵巢恶性肿瘤的手术治疗原则包括哪些内容？了解全面分期手术、再分期手术、肿瘤细胞减灭术、中间型肿瘤细胞减灭术，二次探查术、保留生育功能的手术方式的定义及各自适应证。
4. 模拟医患双方术前谈话（包括病情告知、手术方案、备用手术方案、术中可能发生情况、预后等）。

情 境 4

1. 卵巢恶性肿瘤常用化疗药物药理机制分别是什么？
2. 常用化疗药物的副作用有哪些？如何进行预防和治疗？
3. 卵巢恶性肿瘤的随访及监测内容包括哪些？
4. 探讨卵巢癌手术治疗的困扰，包括预防性卵巢切除及保留生育功能的手术的利与弊。
5. 卵巢癌生物治疗的进展有哪些？

二、推荐阅读文献

1. de La Motte Rouge T,Pautier P,Rey A. Prognostic factors in women treated for ovarian yolk sac tumour a retrospective analysis of 84 cases. Eur J Cancer,2011,47（2）:175-182

2. Parkinson CA,Hatcher HM,Earl HM,et al. Multidisciplinary management of malignant ovarian germ cell tumours. Gynecol Oncol,2011,121:625-636

3. Cicin I，Eralp Y，Saip P，et al. Malignant ovarian germ cell tumors：a single—institution experience. Am J Clin Oncol，2009，32：191-196

4. NCCN clinical practice guidelines in oncology，ovarian cancer，including fallopian tube tumor and primary peritoneal cancer. 2013

5. Siegel R，Naishadham D，Jemal A. Cancer statistics，2013. CA Cancer J Clin，2013，63（1）：11-30

（狄　文）

案例 2　小龙虾惹的祸

一、基于问题的学习

情　境　1

1. 可能是哪些疾病导致了患者的这些症状？
2. 如果你是当班的内科医生，你会否想到请妇科医生会诊？依据是什么？
3. 如果要做出进一步的判断，还需要了解患者的哪些信息？
4. 为了明确诊断，妇科医生初步需要做哪些基本的体格检查和辅助检查？

情　境　2

1. 育龄期女性阴道出血的常见原因及鉴别诊断。
2. 这一情境中，哪些临床信息需要引起我们注意？
3. 输卵管妊娠的临床表现包括哪些内容？
4. 输卵管妊娠的诊断和鉴别诊断。
5. 赵咏梅在接受一步步检查的过程中，先是不肯相信，坚信自己只是吃小龙虾后引起的不适，并且自己还放了环，到后来吓得直哭。作为赵咏梅的妇科医生，你如何取得她的信任，并告知病情？

情　境　3

1. 输卵管妊娠的治疗方式及各自的适应证是什么？
2. 模拟医患双方术前谈话，锻炼医患沟通技能。
3. 输卵管妊娠的手术治疗分为几种方式？如何进行选择呢？
4. 从各个角度探讨临床上干扰输卵管妊娠诊断的可能原因？总结从哪些方面入手，减少输卵管妊娠的漏诊、误诊率？

情　境　4

1. 如何预防或者避免异位妊娠的发生？
2. 切除一侧输卵管后，是否术后的妊娠机会就减少一半了呢？
3. 输卵管妊娠患者出院前的宣教及出院后随访时间、内容。
4. 请根据患者的具体情况，为患者制订符合其习惯、经济条件的个体化避孕方案。

二、推荐阅读文献

1. Tay JI，Moore J，Walker JJ. Ectopic pregnancy. BMJ，2000，320（4）：916
2. Newbatt E，Beckles Z，Ullman R，et al. Ectopic pregnancy and miscarriage：summary of NICE

guidance. BMJ,2012,345:e8136

3. Jurkovic D,Wilkinson H. Diagnosis and management of ectopic pregnancy. BMJ,2011,342:d3397

4. Anne E,Damien,Michel C,et al. Survival analysis of fertility after ectopic pregnancy. Fertile Steril,2001,75(3):560

5. Farquhar CM. Ectopic pregnancy. Lancet,2005,366（9485）:583-951

（狄　文）

案例3　恼人的家庭危机

一、基于问题的学习

情　境　1

1. 女性不孕症的诊断和常见原因有哪些?

2. 针对女性不孕症如何开展检查以明确不孕原因?

3. 子宫内膜异位症的临床表现有哪些?

4. 讨论不孕症对家庭、社会的影响。

情　境　2

1. 不孕症相关的实验室检查的临床意义。

2. 基础体温的测量方法及意义。

3. 卵巢肿瘤的临床表现及鉴别诊断。

4. 你现在的初步诊断是什么? 你认为该如何处理?

5. 如果你是张岚的主治医师,你会如何与患者及家属沟通并告知病情呢?

情　境　3

1. 子宫内膜异位症的病因有哪些?

2. 子宫内膜异位症的治疗原则是什么? 你认为该患者的处理合理么?

3. 该患者术后的宣教需要注意哪些方面? 如果你是她的床位医生,出院前你会怎么进行宣教?

4. 子宫内膜异位症的预后怎么样? 预防需要注意哪些方面?

情　境　4

1. 怎样预防子宫内膜异位症的发生?

2. 很多人都说分娩后痛经会好一些甚至痊愈,是真的吗?

3. 如果你是主诊医生,你会如何选择最佳治疗方案?

4. 有什么办法能够帮助张兰尽量避免子宫内膜异位症的再次发生吗?

二、推荐阅读文献

1. 郎景和.关于子宫内膜异位症的再认识及其意义.中国工程杂志,2009,11(10):137-142

2. 中华医学会妇产科学分会子宫内膜异位症协作组.子宫内膜异位症的诊断与治疗规范.中华妇产科杂志,2007,42(9):645-648

3. Adamson GD. Endometriosis classification:an update. Curr Opin Obstet Gynecol,2011,23(4):

213-220

4. Johnson NP, Hummelshoj L. World Endometriosis Society Montpellier Consortium. Consensus on current management of endometriosis. Hum Reprod, 2013, 28(6):1552-1568

5. Ziegler D, Borghese B, Chapron C. Endometriosis and infertility:pathophysiology and management. Lancet, 2010, 376(9742):730-738

（狄　文）

案例4　生命的降临

一、基于问题的学习

情　境　1

1. 李女士的表现可能是什么情况？妊娠早期生理变化有哪些？

2. 李女士还应做哪些常规检查？为什么？

3. 妊娠期药物致畸的影响因素？妊娠期用药原则？

4. 人工流产对生育有何影响？

5. 如果你是产科医生,会给李女士什么样的建议？为什么？

情　境　2

1. 预产期如何推算？

2. 孕期常见症状有哪些？如何处理？

3. 妊娠早期哪些因素可能严重影响胚胎发育？如何避免？妊娠期病毒学检查的意义是什么？

4. 什么情况是妊娠剧吐？如何判定？如何处理？

5. 李女士应进行哪行检查以明确病情？

情　境　3

1. B超在妊娠期诊断中的作用？妊娠期影像学诊断技术的使用原则？

2. 什么是产前筛查？有什么意义？有哪些筛查方法？

3. 胎儿颈项透明层(NT)应在何时测量？如何判读 NT 结果？

4. 妊娠期营养及胎教的意义？如果你是产科医生,如何进行孕期宣教和保健指导？

5. 什么是唐氏筛查？李女士接下来需要做什么检查？

情　境　4

1. 什么是产前诊断？什么是羊膜腔穿刺？其适应证？

2. 如何计数胎动？

3. 分娩方式如何选择？剖宫产有哪些利弊？

4. 出现多量阴道流液可能是什么情况？原因有哪些？

5. 她应该做哪些检查？

情　境　5

1. 胎膜早破如何诊断？对母儿有何影响？

2. 如何进行胎心监护？什么是无应激试验？结果如何判读？

3. 什么是产褥期？产褥期母体有哪些变化？什么是恶露？

4. 应该如何科学地度过产褥期？

5. 产褥期发热的可能原因？李女士的发热是什么引起的？应做什么检查？

情　境　6

1. 什么是产褥病率？什么是产褥感染？

2. 产褥感染的诱因和感染途径？

3. 产褥感染都有哪些临床表现？如何诊断？如何进行鉴别诊断？

4. 产褥感染如何治疗？如何避免？

5. 作为产科医生，你对患者及家属如何进行产褥期宣教和保健指导？

二、推荐阅读文献

1. 谢幸，苟文丽. 妇产科学. 第 8 版. 北京：人民卫生出版社，2013

2. Cunningham FG，Leveno KJ，Bloom SL，et al. Williams Obstetrics. 23rd ed. USA：McGraw-hill Medical Publishing Division，2010

3. 曹泽毅. 中华妇产科学. 北京：人民卫生出版社，2010

4. ACOG PRACTICE BULLETIN NO. 80：Premature Rupture of Membranes. Obstetrics & Gynecology，2007，109（4）：1007-1019

（刘彩霞）

案例 5　一波三折的喜事

一、基于问题的学习

情　境　1

1. 妊娠早期阴道流血的可能原因是什么？金女士是否又发生了流产？

2. 什么是自然流产？什么是习惯性流产？流产分哪几种？

3. 流产应与哪些孕早期阴道流血疾病相鉴别？

4. 还需要询问哪些病史？还应做哪些检查？为什么？

5. 流产的病因有哪些？

情　境　2

1. 什么是抗磷脂抗体？检测它有什么意义？

2. 不同类型的流产都有什么样的临床表现？如何相应处理？

3. 妊娠晚期阴道流血的可能原因？金女士目前的可能诊断是什么？

4. 金女士应进行哪些检查？如何处理？

情　境　3

1. 妊娠晚期阴道流血时阴道检查应注意什么问题？

2. 前置胎盘如何与其他妊娠晚期阴道流血疾病进行鉴别诊断？

3. 前置胎盘病因和分类？

4. 前置胎盘出血原因？发生出血后如何治疗？

5. 妊娠晚期阴道流血是否会增加早产的风险？如果你是产科医生，现在应如何处理？

情　境　4

1. 胎肺成熟标志？如何促胎肺成熟？
2. 前置胎盘终止妊娠的指征和方式？
3. 前置胎盘对母儿的影响？如何预防？
4. 前置胎盘剖宫产术中出血的处理方法？
5. 如果你是产科医生,如何对金女士进行出院前的宣教和生育保健指导？

二、推荐阅读文献

1. 谢幸,苟文丽.妇产科学.第 8 版.北京:人民卫生出版社,2013

2. Cunningham FG,Leveno KJ,Bloom SL,et al. Williams Obstetrics. 23rd ed. USA:McGraw-hill Medical Publishing Division,2010

3. 曹泽毅.中华妇产科学.北京:人民卫生出版社,2010

4. ACOG PRACTICE BULLETIN NO.76:Postpartum Hemorrhage. Obstetrics & Gynecology,2006, 108(4):1039-1048

（刘彩霞）

案例6　幻灭的希望

一、基于问题的学习

情　境　1

1. 通过高女士的病史询问,应该进行哪些检查？会有什么发现？
2. 你对高女士的初步诊断是什么？
3. 具有心脏疾病的妇女是否可以怀孕？早期妊娠时如何处理？
4. 先天性心脏病的种类有哪些？各自病理生理、血流动力学特点是什么？

情　境　2

1. 高女士的检查结果都有哪些异常？对此如何分析？
2. 心脏病孕妇心功能如何分级？高女士属于哪一级？
3. 妊娠期母体心脏血管方面有哪些变化？
4. 室间隔缺损患者合并妊娠后会发生什么样的血流动力学变化？
5. 高女士出现晕厥的原因？

情　境　3

1. 高女士目前的诊断都有哪些？
2. 专家会诊后会给出怎样的意见？
3. 妊娠合并心脏病患者的常见并发症有哪些？如何防治？
4. 妊娠合并心脏病终止妊娠的原则及方法？
5. 如何治疗心力衰竭？

情　境　4

1. 艾森曼格综合征是什么？

Note

2. 妊娠合并心脏病的围产期处理应注意哪些问题？

3. 导致孕产妇死亡的四大原因都有什么？

4. 妊娠期可以进行心脏手术吗？

5. 如果你是产科医生，心脏病患者来进行孕前咨询，你会给出什么样的建议？

二、推荐阅读文献

1. 谢幸，苟文丽. 妇产科学. 第 8 版. 北京：人民卫生出版社，2013

2. Cunningham FG，Leveno KJ，Bloom SL，et al. Williams Obstetrics. 23rd ed. USA：McGraw-hill Medical Publishing Division，2010

3. 曹泽毅. 中华妇产科学. 北京：人民卫生出版社，2010

（刘彩霞）

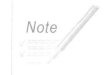

第十一章　儿童健康与生长发育

案例 1　小杰生病了

一、基于问题的学习与分析

情　境　1

1. 患儿有发热、咳嗽等症状,可以联想到的是什么疾病?
2. 发热的机制是什么? 导致发热的疾病有哪些?
3. 如果要作出进一步的判断,还需要询问哪些病史?
4. 需要做哪些辅助检查?
5. 患者的血常规检查和胸片该如何判读?

情　境　2

1. 异常的生化数据如何解读? 患儿有肝功能损害该如何解释?
2. 为什么要安排这些检查?
3. 患儿可能会接受哪些治疗?
4. 如何与患儿家属进行有效的医患沟通,建立和谐的医患关系?
5. 在下一情境的剧情中应进一步做何种检查?

情　境　3

1. 冷凝集试验和肺炎支原体抗体检查代表什么意义?
2. 患儿反复发热的原因是什么?
3. 支原体肺炎的影像学特征是什么?
4. 如何诊断支原体肺炎?
5. 患儿治疗的效果可能会如何?
6. 为什么患儿的病情有好转,但还需要住院一段时间?

情　境　4

1. 为什么要复查胸片和相关实验室检查?
2. 阿奇霉素的疗效如何? 会有哪些副作用?
3. 患儿经治疗后肺炎支原体抗体仍然阳性,该如何向家属解释?
4. 护理方面要注意哪些问题?

二、推荐阅读文献

1. Robert MK,Richard EB,Hal BJ,et al. Nelson Textbook of Pediatrics. 18th ed. Philadelphia: Saunders,2007

2. 欧阳钦. 临床诊断学. 第 2 版. 北京:人民卫生出版社,2010

3. Biondi E,McCulloh R,Alverson B,et al. Treatment of mycoplasma pneumonia:a systematic review. Pediatrics,2014,133(6):1081-1090

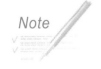
Note

4. Wang K,Gill P,Perera R,et al. Clinical symptoms and signs for the diagnosis of Mycoplasma pneumoniae in children and adolescents with community-acquired pneumonia. Cochrane Database Syst Rev,2012,17:10

（薛海虹）

案例 2　点点为什么这么闹

一、基于问题的学习与分析

情　境　1

1. 患儿有呕吐、阵发性哭吵等症状,可能联想到是什么情况?
2. 呕吐原因及机制。常见导致呕吐的疾病有哪些?
3. 如果要作出进一步的判断,这些症状还需要询问哪些病史?
4. 需要进一步安排哪些检查?
5. 患儿的血常规检查该如何判读?

情　境　2

1. 患儿有反复发热、腹泻、呕吐和便血的原因是什么?
2. 腹部直立位 X 线片如何解读?
3. 医生为什么要安排 B 超检查?
4. 患儿可能会接受哪些治疗?
5. 如何与患儿家属进行医患沟通,建立和谐的医患关系?

情　境　3

1. 肠套叠的影像学特征是什么? 肠套叠该如何诊断?
2. 空气灌肠的适应证和并发症是什么?
3. 空气灌肠手法复位中要注意哪些方面? 空气灌肠手法复位后要注意观察哪些方面?
4. 为什么空气灌肠手法复位后要口服碳片? 为什么空气灌肠后 6 ~ 8 个小时不能吃东西?
5. 为什么要复查大便常规和大便隐血?

情　境　4

1. 为什么患儿会再次出现阵发性哭闹?
2. 如果肠套叠空气灌肠手法复位未成功,可以进一步采用哪些治疗方案?
3. 患儿 3 天内肠套叠两次,该如何向家属解释?
4. 如何护理肠套叠患儿?

二、推荐阅读文献

1. 王果,冯杰雄. 小儿腹部外科学. 第 2 版. 北京:人民卫生出版社,2011
2. Waseem M,Rosenberg HK. Intussusception. Pediatr Emerg Care,2008,24(11):793-800
3. Beres AL,Baird R. An institutional analysis and systematic review with meta-analysis of pneumatic versus hydrostatic reduction for pediatric intussusception. Surgery,2013,154(2):328-334

4. Bekdash B,Marven SS,Sprigg A. Reduction of intussusception:defining a better index of successful non-operative treatment. Pediatr Radiol,2013,43(6):649-656

5. Applegate KE. Intussusception in children:imaging choices. Semin Roentgenol,2008,43(1):15-21

（薛海虹）

案例 3　生日宴后的烦恼

一、基于问题的学习

情　境　1

1. 患儿有呕吐、腹泻、发热等症状,可以联想到是什么情况?
2. 常见导致呕吐腹泻的疾病有哪些?
3. 如果要作出进一步的判断,还需要询问哪些病史?
4. 需要进一步安排哪些检查?
5. 患儿的血常规检查、大便常规和轮状病毒检查该如何判读?

情　境　2

1. 如何观察患儿的腹泻脱水症状?
2. 对腹泻病患儿在体格检查中要注意哪些方面体征?
3. 为什么要做腹部直立位 X 线片检查? 腹部直立位 X 线片如何解读?
4. 是给孩子吃得太多引起腹泻的吗?
5. 如何与患儿家属进行医患沟通?

情　境　3

1. 血气分析和电解质检查如何解读?
2. 小儿常见几种不同病源引起肠炎的临床特点是什么?
3. 临床如何判断脱水程度、性质及酸碱平衡紊乱的标准和方法?
4. 液体疗法的补液原则是什么?
5. 试述腹泻病的治疗原则。

情　境　4

1. 为什么要复查大便和血气分析?
2. 如何判断患儿的脱水症状有无纠正?
3. 如何向家属解释出院带药?
4. 腹泻病患儿在护理方面要注意哪些问题?

二、推荐阅读文献

1. 王卫平. 儿科学. 第 8 版. 北京:人民卫生出版社,2013

2. Nataro JP. Diarrhea among children in developing countries. Adv Exp Med Biol,2013,764:73-80

3. Guarino A,Dupont C,Gorelov AV,et al. The management of acute diarrhea in children in de-

Note

veloped and developing areas：from evidence base to clinical practice. Expert Opin Pharmacother，2012，13（1）：17-26

4. Koletzko S，Osterrieder S. Acute infectious diarrhea in children. Dtsch Arztebl Int，2009，106（33）：539-547

（薛海虹）

案例4　宝宝皮肤发黄了

一、基于问题的学习

情　境　1

1. 新生儿面色黄可以联想到是什么情况？
2. 这些症状需要询问哪些病史？是否可能有其他异常的理学检查？
3. 这些症状需要安排哪些检查？
4. 在下一情境的剧情中会有什么检查或发现？

情　境　2

1. 新生儿血常规检查如何判读？
2. 异常的生化数据如何解读？
3. 该患儿黄疸属于肝前性黄疸？肝性黄疸？肝后性黄疸？
4. 在下一情境的剧情应做何种检查？

情　境　3

1. 新生儿黄疸的鉴别诊断有哪些？
2. ABO 溶血如何诊断？
3. 如何判读 Coombs 试验？
4. 新生儿医生为什么安排这些检查？
5. 为什么要查头颅 MRI？

情　境　4

1. ABO 溶血的治疗方式有哪些？
2. 光疗的疗效如何？
3. 光疗可能有哪些副作用？
4. 静脉免疫球蛋白的疗效如何？会有哪些副作用？
5. 什么情况下需换血治疗？
6. ABO 溶血治疗过程中需注意哪些事情？

二、参考文献

1. 袁学敏，魏胜男，田方. ABO 新生儿溶血病的血清学检查.检验医学与临床，2008，5（17）：1050-1052

2. 李文斌，常立文，容志惠，等.新生儿 ABO 溶血病的早期诊断及治疗.实用儿科临床杂志，2007，22（14）：1055-1056

3. 金汉珍,黄德珉,官希吉.实用新生儿学.第3版.北京:人民卫生出版社,2008

4. 李志华,王瑾,陈超.新生儿血型不合溶血病丙种球蛋白治疗安全性和有效性的 Meta 分析.中华儿科杂志,2010,48(9):656

5. Maisels MJ,Newman TB. Prevention,screening and postnatal management of neonatal hyperbilirubinemia. Stevenson DK,Maisels MJ,Watchko JF. *Care of the jaundiced neonate*. New York:McGraw-Hill,2012

6. Vandborg PK,Hansen BM,Greisen G,et al. Dose-response relationship of phototherapy for hyperbilirubinemia. Pediatrics,2012,130(2):e352-e357

7. Matsuda H,Yoshida M,Wakamatsu H,et al. Fetal intraperitoneal injection of immunoglobulin diminishes alloimmune hemolysis. J Perinatol,2011,31(4):289-292

（陆国平）

案例 5　不可小觑的皮疹

一、基于问题的学习

情　境　1

1. 发热伴皮疹可以联想到哪些疾病?
2. 发热伴抽搐需考虑哪些疾病?
3. 发热伴抽搐,临床上需进行哪些检查?
4. 儿童退热方法有哪些? 常用退热药物有哪些? 用法用量如何?

情　境　2

1. 手足口病典型表现有哪些?
2. 手足口病预后如何? 什么情况下需考虑住院治疗?
3. EV71 是何种病毒? 它有哪些特点?

情　境　3

1. 手足口病分几期? 每期各有什么特点?
2. 重症手足口病为什么会出现心率、血压增快,而四肢湿冷的表现?
3. EV71 感染出现呼吸急促、困难的症状需考虑什么问题? 机械通气策略如何考虑?
4. 最新版心肺复苏指南有哪些特点? 血管活性药物在重症手足口病中如何灵活应用?

情　境　4

1. 临床上脑死亡如何判断?
2. 如何进行临终关怀?

二、推荐参考文献

1. 中华人民共和国卫生部手足口病临床专家组.肠道病毒71型(EV71)感染重症病例临床救治专家共识.中华儿科杂志,2011,49(9):675-677

2. 陆国平,李兴旺,吕勇,等.危重症手足口病(EV71 感染)诊治体会.中国小儿急救医学,2008,15(3):217-220

Note

3. Hsueh C, Jung SM, Shih SR, et al. Acute encephalomyelitis during an outbreak of enterovirus type 71 infection in Taiwan: report of an autopsy case with pathologie, immunofluorescence, and molecular studies. Med Pathol, 2003, 13(11): 1200-1205

4. 邓鹏,杨颖,林健东,等. 手足口病危险因素的 meta 分析. 中华疾病控制杂志, 2013, 17(4): 310-313

5. 王玉辉. 肠道病毒 71 型致重症手足口病的临床分析. 临床急诊杂志, 2014, 15(8): 499-500

(陆国平)

案例 6   爱惊跳的李小宝

一、基于问题的学习

情　境　1

1. 婴儿惊跳、易哭闹可以联想到什么疾病?
2. 这些症状需要询问哪些病史? 是否可能有其他异常的理学检查?
3. 这些症状需要安排哪些检查?
4. 在下一情境的剧情中会有什么检查或发现?

情　境　2

1. 如何解读肝功能、电解质的变化?
2. AKP 为什么会高?
3. 需进一步什么检查明确诊断?

情　境　3

1. X 线片检查的意义在哪里?
2. 为什么要检查血清 25-(OH)D 和血清 1,25-(OH)$_2$D?
3. 维生素 D 缺乏性佝偻病须跟什么疾病鉴别?
4. 为什么要检查头颅 MRI 和脑电图?
5. 惊厥有哪些鉴别诊断?

情　境　4

1. 维生素 D 缺乏性佝偻病的治疗方式?
2. 维生素 D 治疗疗效如何? 过量可能会导致什么后果?
3. 婴儿喂养需注意什么?

二、推荐参考文献

1. 周建烈,陈炜俊. 美国儿科学会预防佝偻病和维生素 D 缺乏 2008 年指南简介. 中华临床营养杂志, 2009, 17(3): 184-186

2. 儿童微量营养素缺乏防治建议. 中华儿科杂志, 2010, 48(7): 502-509

3. 胡亚美. 诸福堂实用儿科学. 第 7 版. 北京: 人民卫生出版社, 2005

4. McKay CP, Portale A. Emerging topics in pediatric bone and mineral disorders 2008. Semin

Note

Nephrol,2009,29(4):370-378

5. Kottamasu SR. Metabolic Bone Diseases. Caffey's Pediatric Diagnostic Imaging. 10th ed. Mosby, Philadelphia,2004:2242-2253

6. Casey CF,Slawson DC,Neal LR. Vitamin D supplementation in infants,children,and adolescents. Am Fam Physician,2010,81(6):745-748

7. Pramyothin P,Holick MF. Vitamin D supplementation:guidelines and evidence for subclinical deficiency. Curr Opin Gastroenterol,2012,28(2):139-150

8. Braegger C,Campoy C,Colomb V,et al. Vitamin D in the healthy European paediatric population. J Pediatr Gastroenterol Nutr,2013,56(6):692-701

（陆国平）

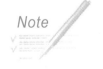

第十二章　中医部分

案例1　谁能理解我的心

一、基于问题的学习

情　境　1

1. 该患者的病史有何特点？如何掌握病史采集的技巧及方法？
2. 引起患者出现的胸闷症状的疾病有哪些？
3. 患者可能得了什么病证？若要确诊、还应与哪些病证相鉴别？
4. 对于胸闷患者应做哪些现代医学检查？临床意义如何？
5. 中医学认为引起胸闷的病因病机有哪些？

情　境　2

1. 上述检查是否正常？检查分别提示哪些问题？还需要做哪些检查？
2. 随着检查进行,你的最后诊断(辨证)是什么？有何依据？

情　境　3

1. 中医诊病有何特点？
2. 在中医学中,小何的致病因素有哪些？如何消除？
3. 胸痹的中医治疗有哪些？你认为该病当属于哪一证型？如何辨证论治？有何依据？
4. 中西医治疗胸痹的特长各是什么？
5. 胸痹的预后怎样？

情　境　4

1. 中西医在预防胸闷的复发上有何差异？
2. 你是否了解中医治未病思想,其优势在于那些方面？日常生活中注意哪些？

二、推荐阅读文献

1. 周仲瑛.中医内科学.第2版.北京:中国中医药出版社,2011:135-141
2. 季绍良.中医诊断学.北京:人民卫生出版社,2002
3. 葛均波,徐永健.内科学.第8版.北京:人民卫生出版社,2013

（马　静）

案例2　我的老腰哎

一、基于问题的学习

情　境　1

1. 从上述情况中你能找到哪些与诊断相关的关键信息？
2. 可能是哪些原因导致了老王这些症状？

3. 你的初步诊断是什么? 若要确诊,还需做哪些检查?
4. 疼痛的部位、性质对于腰痛病证的诊断有何意义? 临床应与哪些病证相鉴别?
5. 中医诊断腰痛有何特点? 腰痛的发病机制有哪些? 与西医有何不同?

情　境　2

1. 以上各项检查有何意义?
2. 西医检查结果都正常该怎么办?

情　境　3

1. 你认为老王得了什么病? 你建议老王去哪个科室就诊?
2. 腰痛的治疗是否可采用中西医结合综合治疗,各取所长?
3. 你了解古人遇到了腰痛的治疗方案吗?

情　境　4

1. 中医是如何诊断腰痛?
2. 中医治疗腰痛的辨证要点、治疗原则是什么?
3. 中医对于腰痛的分型有哪些? 病因和发病机制又如何?
4. 中医治疗腰痛的优势在于哪里?
5. 应如何预防腰痛复发?

二、推荐阅读文献

1. 周仲瑛. 中医内科学. 第 2 版. 北京:中国中医药出版社,2011
2. 季绍良. 中医诊断学. 北京:人民卫生出版社,2002

（马　静）

案例 3　老马伏枥,冬日难熬

一、基于问题的学习

情　境　1

1. 长期慢性咳嗽可能是什么病证?
2. 声音低怯,自汗畏风,面白神疲,气短乏力,甚至动则气短,喘息属什么证?
3. 这些症状的病机是什么?
4. 患者需要进一步做哪些检查?

情　境　2

1. 结合血常规和胸片检查,如何分析患者的病情?
2. 如何根据这患者动则气短、喘息的症状进行鉴别诊断?

情　境　3

结合患者的病情简述辩证论治的原则。

情　境　4

1. 简述咳嗽与喘证的鉴别。

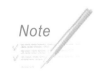

2. 请简述肺气虚的食疗与保健方法。

二、推荐阅读文献

1. 中华医学会呼吸病学分会慢性阻塞性肺疾病学组. 慢性阻塞性肺疾病诊治指南(2007年修订版). 中华内科杂志,2007,46(3):254-261

2. 蒋屏,欧正武,谢静. 玉屏风散治疗肺气虚型咳嗽变异型哮喘32例临床观察. 中医药导报,2010,16(5):43-45

3. 董碧蓉. 慢性阻塞性肺疾病的诊治进展. 现代临床医学. 2007,33(增1):13

（卢远航）

案例4　忍饥耐渴的日子

一、基于问题的学习

情　境　1

1. 长期饮食不调最可能伤及何脏腑,引发相应病证?
2. 结合患者的病情分析其病因病机?
3. 为明确病情与诊断,患者需要进一步做哪些检查?

情　境　2

结合血液生化、血常规和CT片检查,如何鉴别诊断? 与西医何种疾病相联系?

情　境　3

结合患者的病情,分析辩证论治的原则。

情　境　4

请简述胆石症的中医食疗与保健方法。

二、推荐阅读文献

1. 杨雪山,秦微,刘进. 肝胆脾胃湿热证渊源初探. 辽宁中医药大学学报,2009,11(5):15-17

2. 吴智兵. 试论湿热证的治法与治禁. 广州中医药大学学报,2007,24(6):511-513

3. 梅雪峰. 清肝利胆汤治疗120例湿热型慢性胆囊炎患者的临床疗效. 内蒙古中医药,2012,31(18):15

（卢远航）

案例5　我的身体怎么了?

一、基于问题的学习

情　境　1

1. 体格检查是否有必要? 如不危害生命,有无必要将一切检查结果告知患者?
2. 乳腺小叶增生、子宫肌瘤、甲状腺结节分别是怎样的疾病? 现代医学的常规治疗分别有哪些方法? 出现哪些指征方可考虑手术治疗?

3. 现代医学如何解释这些病症同时出现在同一患者身上？中医又是如何加以阐述的？

情　境　2

1. 如何评价养生节目？养生节目对于中医的普及是正面作用，还是负面影响？

2. 现代医疗技术如何与传统中医学的望、闻、问、切结合起来？

3. 中医的问诊技巧有哪些？是否需要按照"十问歌"逐条发问？为何特别重视女性患者的月经状况？

4. 如果你是周医生，你会作出怎样的判断？请说明理由。

情　境　3

1. 请你从中医藏象理论、病因病机的角度，谈谈你是怎么理解"女子以肝为本"的？

2. 什么是"补土派"？其主要观点对临床有何影响？

3. 经络学说如何指导临床治疗？本案例中，出现了足厥阴肝经、足太阴脾经和冲任的相关说法，请结合理论知识，阐明你的观点。并论述你对经络学说的认识。

情　境　4

1. 此次发病和之前发病的病机有何异同？

2. "针刺擅长治疗急性病症，中药擅长治疗慢性病症"，请谈谈你对本观点的看法，并说出你的理由。

3. 针感的有无及其强弱对于治疗有何影响？请结合相关文献进行阐释。

4. 中年女性应该如何调节自身情绪？你有何良好的建议？请结合社会、家庭及自身等方面情况给出建议。

二、推荐阅读文献

1. 灵枢经·经脉. 北京：人民卫生出版社，1997

2. 谢幸，苟文丽. 妇产科学. 北京：人民卫生出版社，2013

3. 吴孟超，吴在德. 黄家驷外科学. 第 7 版. 北京：人民卫生出版社，2008

4. 王永炎，鲁兆麟. 中医内科学. 第 2 版. 北京：人民卫生出版社，2011

5. 朱邦贤. 中医各家学说. 北京：人民卫生出版社，2012

6. 李凌鑫，孟智宏，石学敏. 针刺刺激量影响因素研究进展. 新中医，2012，44（5）：121-123

7. 黄英华，张天生，黄思琴. 患者机能状态对针刺的影响. 针灸临床杂志，2005，21（8）：48

（刘世敏）

案例 6　心慌慌，是何因？

一、基于问题的学习

情　境　1

1. "心慌"是否等同于"窦性心动过速"？两者有何区别和联系？

2. 心内科的常规检查包括哪些？分别有什么临床价值？该患者的实验室检查是否全面？

3. 该患者的可能诊断有哪些？请说明理由。还需要进一步做哪些检查？

情　境　2

1. 中西医分别是如何认识"心悸"的？西医为何要排除甲亢，什么情况下可以给予谷维素治疗？中医什么情况应该从心论治？什么情况下需要从心外(肝、脾、肺、肾)论治？

2. 为什么会有"伏天针灸治疗的效果好"的说法？有无依据？伏天针灸疗效好的病症主要有哪些，有无禁忌证？请结合文献资料加以说明。

3. 如果你是周医生，请给出你的治疗方案，并说明理由。

情　境　3

1. 针刺过程往往涉及患者隐私，请找出病案中周医师维护患者隐私的一些行为，并说说我们还应该在哪些方面进一步加强。

2. 针刺效应指的是什么？古人是如何解释的？而目前的现代医学又是怎样进行解释的？

3. 不同疾病的针刺方案不尽相同，请归纳、讨论临床针刺治疗的一般策略。

情　境　4

1. 防暑降温有哪些方法？不同人群的适合方法各有哪些？

2. "利小便以实大便"是中医提出的除湿方法之一，通过文献检索，总结中医除湿还有哪些方法，并探讨其合理性。

3. "利小便"和"利尿"是不是一回事？二者有何区别？

4. 夏季多发病还有哪些？心脾两虚证患者应如何进行养生预防？

二、推荐阅读文献

1. 葛均波,徐永健.内科学.第8版.北京:人民卫生出版社,2013

2. 王永炎,鲁兆麟.中医内科学.第2版.北京:人民卫生出版社,2011

3. 叶芹.冬病夏治对提高免疫力的临床观察.辽宁中医学院学报,2003,5(2):114-115

4. 石学敏.针灸治疗学.人民卫生出版社,2011

5. 闵友江,程立红.针刺效应影响因素的研究现状及其思考.中国针灸学会经络分会第十二届全国针灸经络学术研讨会论文集,2012

6. 王华富."利小便以实大便"法治疗小儿秋季腹泻30例临床体会.中医临床研究,2012,4(21):95-96

(刘世敏)

中英文名词对照索引

G

K

L

T